Bruno Wolters

Drogen Pfeilgift und Indianermedizin

Arzneipflanzen aus Südamerika

URS FREUND VERLAG

Dieses Buch wurde auf Papier aus 100% Altpapier gedruckt.

Layout und Umschlaggestaltung: Dieter Klein
Satz und Druck: devauzet GmbH, Greifenberg
Printed in Germany
ISBN 3-924733-01-5

Inhaltsverzeichnis

Geleitwort

Mit der Entdeckung Amerikas (1492) und kurz darauf des Seeweges nach Indien (1498) begann das in seiner Auswirkung für die Pharmakognosie so wichtige „Zeitalter der Entdeckungen“. Aus allen Ländern kamen Heil- und Nutzpflanzen und deren Produkte nach Europa. In den folgenden Jahrhunderten bis in unsere Tage haben uns exotische Arzneipflanzen segensreiche neue Medikamente gebracht. Dabei wurden Heilpflanzen entweder unmittelbar verwendet oder aber ihre Wirkstoffe dienten nach Isolierung als Vorbilder (Leitstrukturen) für die chemische Synthese wichtiger Medikamente. Ähnliches gilt für Nutzpflanzen: Wer denkt heute bei einem Gericht aus Kartoffeln und grünen Bohnen mit Ananas zum Nachtisch und der - für einige noch immer unentbehrlichen - Zigarette zum Ausklang noch daran, daß alle diese heute selbstverständlichen Nahrungs- und Genußmittel einst aus Amerika zu uns kamen.

Bruno Wolters hat mit dem vorliegenden Buch die Aufgabe übernommen, uns den Arzneischatz einschließlich wichtiger Nutzpflanzen des südamerikanischen Kontinents nahezubringen. In lebendiger und anekdotenreicher Sprache wird die oft wechselhafte Geschichte der einzelnen Heilpflanzen, ihre volksheilkundliche Verwendung sowie ihre Bedeutung in der modernen europäischen Heilkunde dargestellt. Dem Autor kommt dabei sein breites Wissen und seine große Erfahrung aus langjähriger Lehrtätigkeit am Institut für Pharmazeutische Biologie der Technischen Universität Braunschweig entgegen. Es ist der Wunsch des Autors, daß das Buch vor allem auch von nicht naturwissenschaftlich und medizinisch vorgebildeten Laien zur Hand genommen wird. Ich habe den Eindruck, dies ist ihm gut gelungen, und hoffe mit dem Autor, daß das Buch dazu beitragen möge, Verständnis für die Problematik und Bedeutung der Erfahrungs- und Volksmedizin in der modernen Heilkunde zu wecken.

Thomas Hartmann

Vorwort

Eine ganze Reihe von Arzneipflanzen, die wir direkt als Teedrogen oder in standardisierten Fertigarzneimitteln verwenden, oder deren reine Wirkstoffe wir nutzen, stammen aus dem Arzneischatz der südamerikanischen Indianer. Wir teilen die Weltanschauung der Medizinmänner und Indianerheiler nicht, und auch Völkerkundler können sich nur mit Mühe in deren magische Vorstellungswelt hineindenken; aber in der Indianermedizin steckt eine umfangreiche Erfahrung, die nicht generell, aber in wesentlichen Teilen von der modernen Forschung bestätigt wird.

Dieses Buch behandelt eine Auswahl von Arzneipflanzen aus Südamerika. Einige sind sehr wichtig und aktuell, andere haben ihre große Zeit hinter sich und beanspruchen neben verbliebenen Anwendungen historisches Interesse, manche werden ausschließlich in der Homöopathie genutzt, einige haben ihre Zukunft möglicherweise noch vor sich. Auch Heilpflanzen haben eine Geschichte; deshalb beginnt jedes Kapitel mit Geschichte und Volksmedizin, denen dann eine Beschreibung der Pflanze und Droge, ihrer Wirkstoffe, Wirkungen und heutigen Anwendungen folgen. Außer der Volksmedizin der Indianer wurde auch die der Kreolen und schwarzen Amerikaner miteinbezogen. Eine der besprochenen Pflanzen ist ein in die Volksheilkunde integrierter Neubürger der Flora der Neuen Welt, die Westindische oder Barbados-Aloë. Am Ende des letzten Kapitels gibt es einen kurzen Ausflug in das Tierreich zu den Pfeilgiftfröschen.

Das Buch wendet sich an Laien, die sich über indianische Heilpflanzen und Volksmedizin informieren wollen ebenso wie an Biologen, Apotheker, Mediziner und andere Interessenten. Um den Laien die Lektüre zu erleichtern, wurden Fachbegriffe sparsam gebraucht (abgesehen von den Namen der Naturstoffe und der wissenschaftlichen Nomenklatur der Pflanzen, die aber von der deutschen Benennung begleitet wird); am Schluß sind vorkommende Fachausdrücke in einem Verzeichnis erläutert.

Zum Begriff „Droge“ sei gesagt, daß definitionsgemäß alle aus Pflanzen und Tieren stammenden Rohprodukte für Arzneimittel Drogen sind. Im laschen Sprachgebrauch der Medien werden nur die wenigen suchterzeugenden und mißbrauchten Mittel als „Drogen“

bezeichnet, was den Begriff mißverständlich macht. Also: Außer Cocablättern sind Chinarinde und Pfeilgifte, Bohnenschalen- und Matetee, Maniokstärke und Watte Drogen.

Dieses Buch ist keine Anleitung zur Selbstbehandlung von Krankheiten mit indianischen Heilpflanzen und Drogen. Die volksmedizinische Nutzung und unsere heutigen Kenntnisse werden im Text klar getrennt dargestellt; am Schluß jedes Kapitels, entweder unter „Wirkung“ oder „Verwendung“, wird eine Bewertung der indianischen Anwendungen aus unserer Sicht gegeben. Die Nebenwirkungen und Folgen von Überdosierungen sind in jedem Fall angeführt. Zahlreiche Arzneipflanzen sind giftig, und nur eine sinnvolle Dosierung macht aus einem Gift ein Heilmittel. Wer eine der Pflanzen verwenden möchte, sollte sich an einen Arzt oder Apotheker wenden.

Der Text jedes Kapitels basiert sowohl auf dem Inhalt bei uns gut zugänglicher Bücher und Zeitschriften wie auf dem zahlreicher Bücher aus Südamerika. Bei uns liest man gern Bücher ü b e r Lateinamerika, aber selten solche a u s Chile, Brasilien, Kolumbien oder Mexiko, und manchmal nicht einmal die der Nordamerikanerin Julia F. Morton. Weiterführende Literatur ist im Anhang zusammengestellt, gruppiert nach Gebieten (Indianer, Heilpflanzen und Volksmedizin, Giftpflanzen und Rauschdrogen, Geschichte, Nutzpflanzen, Chemie und Pharmakologie). Dabei wurden nur wenige Originalarbeiten zitiert, denn die Literaturverzeichnisse der Bücher führen zu den allermeisten Zeitschriftenartikeln.

Falls Leser manche Pflanzen vermissen, z.B. Kakao, Kürbis, Königin der Nacht, Passionsblume, Jalapenknollen, Sarsaparille oder Spanischen Pfeffer: Diese werden in einem zweiten Buch über mittel- und nordamerikanische Heilpflanzen behandelt werden, das in einem Jahr erscheinen soll. Eine scharfe Abgrenzung zwischen „Süd“ und „Mittel“-Amerika ist bei Heilpflanzen nicht möglich.

Das Buch ist entstanden auf Initiative von Frau Edith Ronneburg, ALSITAN W.E. Ronneburg GmbH, Greifenberg/Ammersee; ich danke ihr sehr für die Anregung zum Schreiben über dieses Thema. Besonders dankbar bin ich für die Möglichkeit, etwas über Arzneipflanzen ausführlich erzählen zu können, frei vom Druck eines vollgestopften Stundenplans im Unterricht des Hochschulfaches Pharmazie. Frau

Apothekerin Monika Tamme danke ich ebenso herzlich für die Abfassung der Kapitel „Anguaraté“ und „Luffa“.

Die Bilder von Pflanzen sind überwiegend Werken des vorigen Jahrhunderts entnommen, vor allem Köhler´s Medizinal-Pflanzen (Erste internationale pharmaceutische Ausstellung, Wien 1883) sowie aus E. Winkler (Getreue Abbildung aller in den neueren Pharmakopöen aufgenommenen officinellen Gewächse, 6. Aufl., C. B. Polet, Leipzig, o. J.; ca. 1843) und O. C. Berg und C. F. Schmidt (Atlas der officinellen Pflanzen, 2. Aufl., Bd. I – III, Verlag A. Felix, Leipzig, 1893 – 1902); diese schönen und genauen Bilder zeigen zusätzlich zahlreiche Details. Frau Doris Glindemann, Braunschweig, danke ich sehr für die Anfertigung von Dias der meisten alten Bilder. Alle nicht gekennzeichneten Aufnahmen sind vom Autor; die fotografierten Drogen stammen aus der historischen Sammlung des Instituts für Pharmazeutische Biologie der Technischen Universität Braunschweig.

Den Spendern von Farbdiapositiven weiterer Arzneipflanzen bin ich zu großem Dank verpflichtet: Den Herren Prof. Dr. R. Lieberei, Hamburg, Prof. Dr. B. Biehl und Privatdozent, Dr. D. Selmar, Braunschweig, Prof. Dr. C. Ramírez, Valdivia (Chile), Prof. Dr. W. Rauh, Heidelberg, Prof. Dr. H. Wagner, München und Privatdozent Dr. U. Eilert, Braunschweig; Herrn Prof. Dr. D. Mebs, Frankfurt, verdanke ich das Bild eines Pfeilgiftfrosches, des einzigen Tieres im Buch. Herr J. Apel, Elmshorn und Herr D. Frank, Cotton Service Büro, Frankfurt am Main, stellten freundlicherweise weitere Bilder zur Verfügung. Herr Dr. D.Schilling, La Paz (Bolivien), stiftete vor drei Jahrzehnten das Bild der Cocapflückerinnen dem Institut für Pharmazeutische Biologie der TU Braunschweig. Den Herren Prof. Dr. H.Wagner und Prof. Dr. C. Ramírez danke ich außerdem für Sonderdrucke, Herrn Dr. Udo Eilert für die Einsicht in sein Philocarpus-Manuskript und und die kritische Durchsicht der Erläuterung der Fachausdrücke und ganz besonders Herrn Prof. Dr. T. Hartmann für seine große Freundlichkeit, dem Buch ein Geleitwort mit auf den Weg zu geben.

Ich selbst habe bei der Auswertung der Fachliteratur viel gelernt, auch bei Pflanzen, die ich zu kennen glaubte. Ich hoffe, daß die Leser ebenfalls einen Gewinn von der Lektüre haben.

Was wir den „ersten Amerikanern“ verdanken

Die ersten Amerikaner waren Jäger- und Sammlervölker aus Asien, die während einer wärmeren Periode der letzten Eiszeit in die „Neue Welt“ einwanderten. Der Gletscherrückgang öffnete damals einen Korridor zwischen den vereisten nördlichen Rocky Mountains und dem nordostkanadischen Eisschild und gab den Weg von Alaska nach Südosten und Süden frei. Später folgte offenbar noch eine zweite Welle von Einwanderern, wie man aus tiefgreifenden sprachlichen Unterschieden zwischen den Völkergruppen Nordamerikas geschlossen hat.

Es gibt in Amerika archäologische Funde von Resten wildwachsender Pflanzen, die die frühen Indianer gesammelt und als Nahrung verwendet haben. In Mexiko waren es Kürbisse, nach Funden bei Caño del diablo schon vor 14 000 Jahren, und Avocados vor 10 000 Jahren; dann auch Teosinte, eine nahe Verwandte des Mais (aber noch ohne die typischen Maiskolben), und Paprika, beide in den Tehuacan-Höhlen vor 7 200 Jahren.

In Südamerika wurden Wildkartoffeln am indianischen Siedlungsplatz bei Monte Verde in Chile schon vor 13 000 Jahren verzehrt. 10 000 Jahre alt sind Reste von Bataten (Süßkartoffeln) in der Höhle Puna del Chilca in Peru, und später kamen verschiedene Bohnenarten und „Inkaweizen“ (Amaranthus caudatus) hinzu. Seit 9 000 Jahren werden Gefäße aus dem Flaschenkürbis (Lagenaria siceraria) hergestellt, und 7 800 Jahre alt sind die ältesten Funde von Baumwolle.

Schon damals haben Medizinmänner die Pflanzenwelt Amerikas nach Arzneipflanzen durchforscht, wie 13 000 Jahre alte Reste von zerkauten Boldoblättern bei Monte Verde im südlichen Mittelchile zeigen. Im nördlichen Nordamerika fanden die einwandernden Menschen wohl eine Anzahl Heilpflanzen vor, die ihnen von Nordasien her bekannt waren, denn zwischen Nordasien, Nordamerika und Nordeuropa bestehen botanische Gemeinsamkeiten. Zum Beispiel sind Bärentraube und Fieberklee, die auch wir verwenden, rund um die Arktis verbreitet. Aber das südliche Nordamerika, Mittel- und Südamerika haben eine andersartige und viel artenreichere Pflanzenwelt. Der allergrößte Teil der Flora war für die südwärts wandernden Indianer völlig neu.

Es ist erstaunlich, wie gut ihre Medizinmänner diese Pflanzenwelt kennen. Man bedenke, daß in dem relativ kleinen Land Ekuador 13 000 verschiedene Pflanzenarten wachsen, mehr als in ganz Europa, und in Kolumbien gar 50 000 Arten von Blütenpflanzen, ein Fünftel aller bekannten Arten der Welt!

Wir verdanken den Indianern die Kenntnis zahlreicher pflanzlicher Heilmittel, wie Perubalsam, Brechwurzel (Ipecacuanha), Pockholz (Guajak), Papaya, Luffa, Condurangorinde und Anguraté, um nur einige aus Südamerika zu nennen, von denen dieses Buch handelt, und vieler weiterer. Aus Mittelamerika und Mexiko seien als Beispiele die Agave, die Jalapenknolle, die Königin der Nacht und der Kürbissamen genannt, aus Nordamerika die Amerikanische Faulbaumrinde (Cascara sagrada), der Indianische Hanf, der Maiapfel (Podophyllum), die Nachtkerze, die bei uns inzwischen als „Unkraut" eingebürgert ist, die Passionsblume, die Sägepalme (Sabal), der Amerikanische Schneeball, die Senegawurzel, der Sonnenhut (Echinacea), die Traubensilberkerze (Cimicifuga) und die Virginische Zaubernuß (Hamamelis). Fast zweihundert indianische Heilpflanzenarten werden in der Homöopathie verwendet.

Der Aztekenherrscher Motecuhzoma (Montezuma) I. ließ im Jahre 1467 die ersten Arzneipflanzengärten in Amerika anlegen. Im alten Mexiko wie im Inkareich waren die Funktionen des „Medizinmannes" (Schamanen) bereits aufgeteilt in die Berufe des Tempelpriesters, des Arztes und des Kräuterhändlers. In der aztekischen Hauptstadt Tenochtitlan, dem heutigen Mexico City, gab es eine ganze Straße mit Heilkräuterläden.

„Verdanken" wir den Indianern auch Suchtgifte wie das Cocain? Der Umgang mit Rauschdrogen - nahezu alle Indianervölker kennen eine oder mehrere solcher Giftpflanzen - war und ist in intakten Gemeinschaften in der Regel dem Medizinmann vorbehalten oder auf zeremonielle Anlässe und Rituale beschränkt; „Medizin" umfaßt sehr viel mehr als bei uns. Vor der Einführung des „Feuerwassers", der konzentrierten alkoholischen Getränke, durch die Weißen gab es kaum süchtige Indianer. Und ihre eigenen alkoholischen Getränke, Chicha (Maisbier), Kaschirí (Maniokbier), Palmwein und andere, brauten sie ursprünglich nur für besondere Feste. Heute wird Chicha in Brauereien hergestellt und steht täglich zur Verfügung.

Bei den Inkas war ein unbeschränkter Gebrauch von Cocablättern als „heilige" Droge allein den Priestern, Herrschern und Adligen vorbehalten. Beim üblichen Cocakauen mit Kalk und Pflanzenasche wird Cocain zum Teil in Ecgonin umgewandelt, das kein Suchtgift ist, zum Teil unverändert aufgenommen (s. Kapitel „Coca"). Das Volk benutzte die Droge in geringer Dosierung als Arzneimittel, wie heute. Die Postläufer der Inkas und andere schwer arbeitende Menschen haben Coca in einer Dosierung gekaut, in der beide Stoffe als Dopingmittel wirken, wie es heute noch Gewohnheit ist. Lebenslanges Cocakauen ist zwar auch nicht unschädlich, aber tolerierbar.

Die Spanier gaben nach der Eroberung Perus die Benutzung von Cocablättern frei, vor allem, weil die mit Pflanzenasche gekaute Droge die Arbeitsleistung der Indios steigerte. Coca wurde ab 1545 in großer Menge zu den Silberbergwerken von Potosí geschafft und als Dopingmittel an die indianischen Bergarbeiter verkauft, die für die Spanier arbeiten mußten. Mancher Spanier wurde durch den Cocahandel reich, schon damals! Die Verwendung von Cocain als Suchtgift haben uns die Indios nicht vorgemacht; reines Cocain und Injektionsspritzen besaßen sie sowieso nicht.

Ebenso erstaunlich wie die Kenntnis zahlreicher Heilpflanzen in einer artenreichen Flora und wie der reglementierte Umgang mit Rauschdrogen ist die völlig selbständige Erfindung des Acker- und Gartenbaus durch die Indianer, in Peru auch der künstlichen Bewässerung.

Wir verdanken den Indianern Mexikos den Mais, die Tomate und den Kürbis, die dort seit mindestens 5 000 Jahren angebaut werden, Paprika, Vanille und Avocado sowie die Kultur des Kakaobaumes; den Völkern der Kordillerenländer die Kartoffel, die Garten- und die Feuerbohne und die Kulturformen mehrerer Arten von Chilis, die dort wie in Mittelamerika seit Jahrtausenden gezüchtet wurden. Ananas und Erdnuß sind zuerst von Tupí-Guaraní-Stämmen in Brasilien und Paraguay gepflanzt worden, die Sonnenblume von den Pueblovölkern Neumexikos. Die tropischen Stärkepflanzen Maniok, Pfeilwurz und Batate sind gleichfalls indianische Kulturpflanzen, die heute weltweite Bedeutung haben.

Andere Weltwirtschaftspflanzen indianischen Ursprungs sind zwei der vier angebauten Baumwollarten. 5 000 Jahre alte Kulturbaumwolle kennt man aus Mexiko, bis 4 500 Jahre alte Garne und Gewebe aus Peru. Und die Sisalagave ist eine mittelamerikanische Faserpflanze. Beide Tabakarten sind in Peru und Nordwestargentinien zuerst angebaut worden und waren in präkolumbischer Zeit bis zu den Irokesen in Kanada gelangt.

Bei zahlreichen exotischen Obstarten, die es heute auch bei uns zu kaufen gibt oder die zu Obstsaft und Speiseeis verarbeitet werden, wie Guaven und Maracujas, Papayas und Cherimoyas, sind die südamerikanischen Indios zuerst auf den Geschmack gekommen. Sogar Kaugummi (Chicle) ist eine Erfindung der „ersten Amerikaner". Die Paranuß wird allerdings heute noch nur von wildwachsenden Bäumen geerntet.

Ein Teil der erwähnten indianischen Kulturpflanzen sind auch Heilpflanzen, so Kürbis, Gartenbohne, Baumwolle, Ananas, Papaya, Paprika und Chilis.

Schließlich sind unter den Produkten wildwachsender Pflanzen solche, die die Indianer zu technischen Zwecken genutzt haben: Außer Bauhölzern die Kautschukbäume, vor allem Hevea brasiliensis. Aus Kautschuk haben die Indios Bälle und kleine Flaschen gefertigt, und sie habe ihn zum Abdichten ihrer Boote benutzt. Das Wachs von den Wedeln der Carnaubapalme dient bei uns auch als pharmazeutischer Hilfsstoff.

Wir verwenden Wörter aus der Sprache der Azteken, wenn wir Tomaten (tomatl), Schokolade (chocoatl), Kakao (cacao) oder Avocados (ahuacatl) verlangen, aus der Sprache der Aruak, wenn wir Mais (maíz) oder Tabak nennen (tabacos hießen die Zigarren bei den Bewohnern Kubas), aus der der Tupí, wenn wir Ananas (naná) oder Kautschuk (caá-uchú) sagen.

Die „zweiten Amerikaner", die Entdecker, Eroberer und frühen Einwanderer aus Europa haben den Indianern die Leistungen auf dem Gebiet der Pflanzenzüchtung und der Arzneipflanzen schlecht gedankt. Sie haben ihnen das Christentum gepredigt, aber zugleich ihre alte Kultur zerschlagen, ihre Städte und Heiligtümer in Trümmer gelegt, ihre Bilderhandschriften (auch die mit medizinischem Inhalt) verbrannt, ihre Schätze geraubt, sie zu Leibeigenen gemacht und ihnen vielfach auch ihr Land genommen. Mit wenigen Ausnahmen zählen die Indianer, die einstigen Herren des Kontinents, seit 500 Jahren zur Unterschicht in Amerika.

Daß der Indianer Benito Juárez von 1858 - 1872 Staatspräsident Mexikos war, daß die Ketschuasprache zur zweiten Landessprache Perus erklärt worden ist, daß manche Mayas heute Archäologie studieren und sich an der Erforschung ihrer eigenen Kulturgeschichte beteiligen, und daß Rigoberta Menchú, ebenfalls Angehörige des Mayavolkes, 1992 den Friedensnobelpreis erhielt, sind Lichtblicke in den dunklen Zeiten der indianischen Geschichte.

Die heutige Verbreitung der

SÜD- UND MITTEL-AMERIKANISCHEN INDIANER.

Auf Grund der Einteilung nach Sprachgruppen.

Sprachlich isolierte Stämme

(auf der Karte weiß gelassen; von Norden nach Süden.)

Timote	*Mir.-Miranya*
Otomaken	*Juri*
Yaruro	*Tekuna (oder*
Saliva	*Tikuna)*
Guahibo	*Mura*
Piaroa	*Cholones*
Puinave	*Lor.-Lorenzos*
Warau	*Yurakare*
Schiriana	*Chiquitos*
Taruma	*Guato*
Maku	*Bororo*
Paez	*Trumai*
Barbacoa	*Atacameños*
Cayapa	*Chango*
Colorados	*Chonos*
Mocoa	

Eingeklammerte Namen bezeichnen Stämme und Völker, die heute erloschen, wie: (Chimu), (Quito), (Chibcha), oder nur noch in ganz geringen Resten vorhanden sind, wie: (Timote), (Goytaca).

SPRACHGRUPPEN Mittelamerikas:

- *Maya*
- *Voto, Talamanca u.s.w.*
- *Mexikanisch, Pipil u.s.w.*
- *Rama, Guatuso*
- *Xinca, Lenca u.s.w.*
- *Cueva*
- *Sumo, Mesquito*
- *Cuna*
- *Inselkaraibisch (Karib)*
- *Chorotega*

Südamerikas:

- *Karaiben*
- *Aruak*
- *Tupi - Guarani*
- *Ges*
- *Kechua*
- *Aimara*
- *Kechua u. Aimara gemischt*
- *Betoya - Tukano*
- *Pano*
- *Zaparo*
- *Jivaro*
- *Peba*
- *Cahuapana*
- *Tacana*
- *Uitoto*
- *Arhuacos (Chibchas)*
- *Samuku*
- *Guaikuru*
- *Maskoi*
- *Matako*
- *Lule - Vilela*
- *Patagonier (Tehuelche)*
- *Araukaner*
- *Pampas (Puelche)*
- *Yagan*
- *Alakaluf*
- *Buschneger*
- *Karaja*

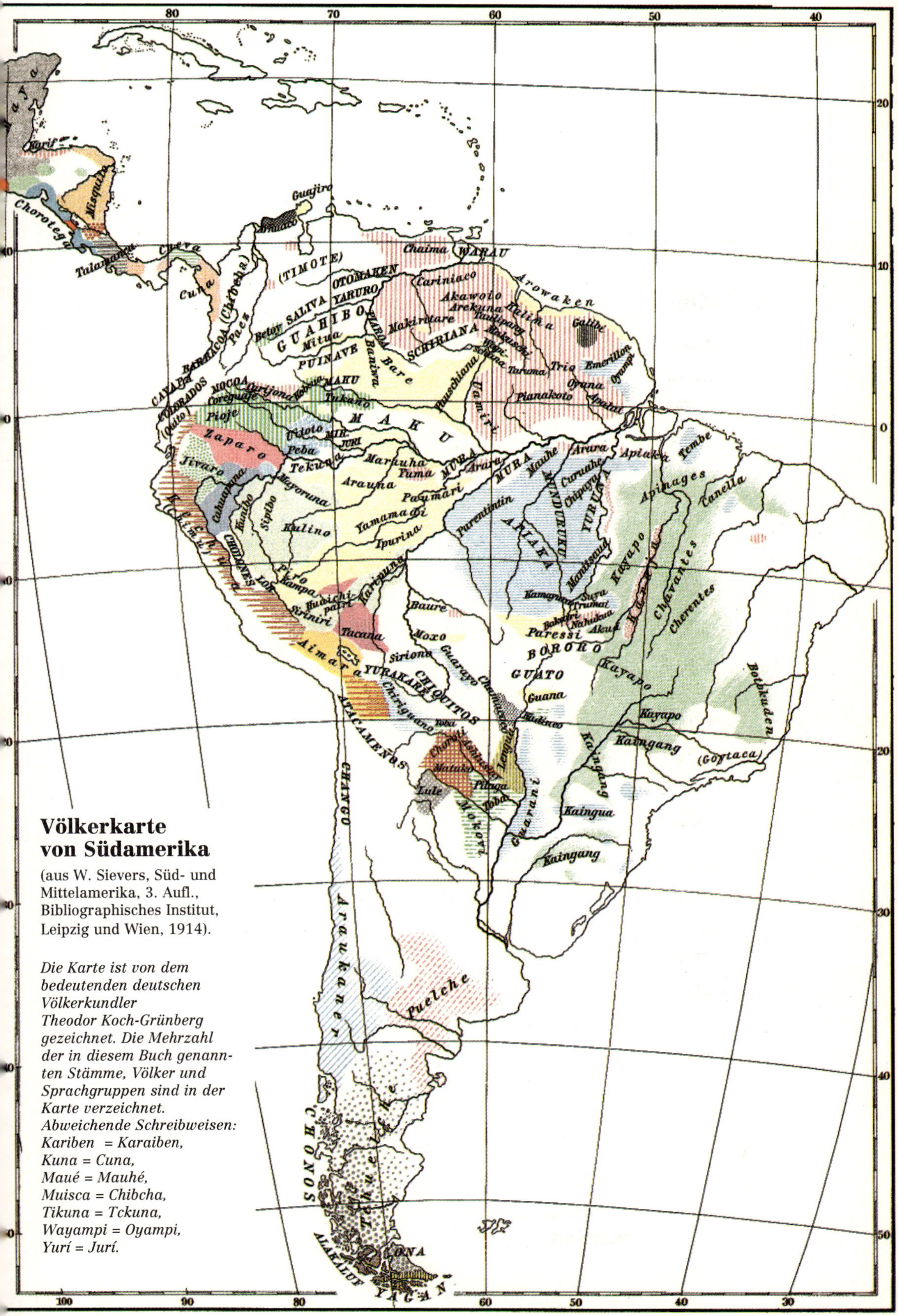

Völkerkarte von Südamerika

(aus W. Sievers, Süd- und Mittelamerika, 3. Aufl., Bibliographisches Institut, Leipzig und Wien, 1914).

Die Karte ist von dem bedeutenden deutschen Völkerkundler Theodor Koch-Grünberg gezeichnet. Die Mehrzahl der in diesem Buch genannten Stämme, Völker und Sprachgruppen sind in der Karte verzeichnet. Abweichende Schreibweisen:
Kariben = Karaiben,
Kuna = Cuna,
Maué = Mauhé,
Muisca = Chibcha,
Tikuna = Tckuna,
Wayampi = Oyampi,
Yurí = Jurí.

Westindische Aloë
Eine maurische Heilpflanze wird in Amerika heimisch

GESCHICHTE

Aloë-Arten dienen seit Jahrtausenden zur Gewinnung ihres eingedickten Saftes, der ebenfalls „Aloë“ genannt wird und hauptsächlich als Abführmittel dient. Die genutzten Arten sind in Afrika einheimisch: nicht nur die südafrikanische Kap-Aloë von Aloe ferox und die ostafrikanische Aloe perryi, sondern auch die westindische oder Barbados-Aloë von A. barbadensis, die eigentlich eine nordafrikanische und evtl. auch arabische Pflanzenart ist.

Schon der griechische Arzt Pedanios Dioskurides empfahl sie im 1. Jahrhundert n. Chr., und auch Plinius kannte sie. Sie wurde im Mittelalter von den Mauren in Andalusien und der Provinz Malaga als Heilpflanze kultiviert. 1492 kam Malaga in spanische Hand, nachdem Granada gefallen war, die letzte maurische Bastion auf der iberischen Halbinsel. König Ferdinand verlieh im Jahre 1497 den Einwohnern der Provinz Malaga ein Privileg zum Anbau der Aloë; die „zabilares“, wie die Pflanzungen hießen (von arabisch çabira = Aloë), bestanden also fort.

Die Eroberung von Granada machte den „Katholischen Königen“, Isabella und Ferdinand, die Ausrüstung der Karavelle „Santa Maria“ für Kolumbus finanziell möglich, der im gleichen Jahr 1492 die westindischen Inseln entdeckte. Schon in den ersten Jahren nach der Entdeckung nahmen die Spanier auch ihre Aloë mit nach Amerika, wie Oviedo y Valdés 1535 berichtet. Und sie wurde nicht nur angepflanzt, sie verwilderte auch bald und bürgerte sich in den trockeneren tropischen und subtropischen Gegenden Amerikas ein. Schon 1573 wuchs sie in Ekuador, 1579 in Venezuela, 1654 erwähnt Bernabé Cobo sie in Peru.

Die Engländer bauten sie seit der Mitte des 17. Jahrhunderts auf der westindischen Insel Barbados an, nach der die Art ihren botanischen Namen bekommen hat, und die Niederländer auf ihren Antilleninseln. Wegen der Ausfuhr über die Insel Curaçao heißt diese Handelsware „Curaçao-Aloë“. Die Kulturen in Spanien und auf Barbados existieren heute nicht mehr, und afrikanische und asiatische Länder bauen diese Aloë-Art nur für den Eigenbedarf an, soweit sie nicht aus Wildbeständen gesammelt wird. Zu uns kommt die westindische Aloë aus Kulturen in Niederländisch-Westindien und Venezuela.

Die westindische Aloë ist aber nicht nur in Amerika eingebürgert, sie ist auch als vielseitige Heilpflanze in die Volksmedizin der Indianer, der schwarzen Amerikaner und der Kreolen integriert, und in Peru sogar in magische Gebräuche der Indios.

ALOË IN VOLKSMEDIZIN UND BRAUCHTUM SÜD- UND MITTELAMERIKAS

In Peru wird der Saft, der beim Abschneiden der Blätter herausläuft und nach der Trocknung die eigentliche Aloë-Droge darstellt, wie in der ganzen Welt als Abführmittel verwendet; darüberhinaus dienen die Blattabkochung als Asthmamittel und allgemeines Gegengift, Blattpulver oder aufgebrühtes Blattmaterial äußerlich zur Behandlung von Geschwüren, angewärmte Stengelscheiben auf die Schläfen gelegt gegen Kopfweh.

Kallawaya-Wanderheiler (Heiler aus der Landschaft Collahuaya oder Kallawaya im Grenzgebiet Boliviens gegen Peru, die augenscheinlich die Tradition der Inkamedizin fortsetzen; vgl. auch Chinarinde und andere Kapitel) empfehlen Aloë vor allem als Hausmittel bei Hauterkrankungen: Frischen Saft direkt auf Hautinfektionen, Verbrennungen und Hautwunden, Saft aus einem leicht erwärmten Blatt auf trockene und rissige Lippen, einen Umschlag aus frischen, geschälten und erwärmten Blättern für die Nacht bei Angina sowie bei Beulen und Geschwülsten der Haut. Auch bei einem gereizten Augenlid wird Schleim aus dem Blatt für die Nacht über das Augenlid gelegt. Als Abführmittel empfehlen die Heiler den Saft der Wurzel zu trinken, warnen aber vernünftigerweise vor dem Gebrauch durch schwangere Frauen (s.u., Wirkungen). Auch bei Zahnschmerzen wird Aloësaft gebraucht (äußerlich).

Peruanische Indianer verwenden Aloëpflanzen auch zu magischen Zwecken. Die stacheligen Pflanzen stehen in ganz Peru im Ruf, den bösen Blick und Verwünschungen abzuwehren, wenn man sie hinter der Tür verkehrt herum aufhängt. Louis Girault berichtet in seinem Buch über die Kallawaya von einer „Taufe" der Aloëpflanzen:

Eine Pflanze wird vorzugsweise am Karfreitag mit Weihwasser begossen, wobei ein Vaterunser gesprochen wird. Man gibt der Pflanze dann den Namen einer bekannten hochgeschätzten Person und bestreut die Aloë mit Weihrauch. Dann nagelt man sie hinter der Tür an, um Krankheit und böses Geschick abzuwehren. Verliert die Aloëpflanze beim Festnageln rötlichen Saft, gilt das als böses Zeichen, und man muß sie sofort wegwerfen und durch eine neue ersetzen. Man kann sie auch im Blumentopf halten, als Versicherung gegen Unglück. Kommt die getaufte Aloëpflanze zum Blühen, so ist das ein gutes Zeichen für alle Hausbewohner; vertrocknet sie, so ist das ein böses Zeichen für einen unabwendbaren Schicksalsschlag.

In Ekuador werden angeschnittene frische Blätter außer bei Hautverletzungen auch bei Sonnenbrand auf die Haut gerieben, ebenso gegen Runzeln und Insektenstiche: Verwendungen, die unserem Aloë-vera-Gel ähnlich sind. Tee aus getrocknetem Aloësaft dient zum Waschen von Wunden und der Augen. In Kolumbien gilt der Saft als Insektenvertreibungsmittel, und Haustiere werden gegen Läuse damit eingerieben. Auch Lepra versucht man damit zu behandeln, Lungenentzündungen mit Blattabkochungen, Koliken mit Zubereitungen aus der Wurzel, und Aloëharz wird als schweißhemmendes Mittel verwendet.

In Handschriften der Maya (Sotuta , El Judío) wird Aloë als kalter oder warmer Umschlag bei Kopfschmerzen empfohlen. Auf Puerto Rico, wo es noch eine Mestizenbevölkerung gibt, gilt Aloë in größerer Dosis als menstruationsfördernd, und Aloësirup als Hustenmittel; eine moderne äußerliche Verwendung ist dort die bei Verbrennungen mit Röntgenstrahlen.

Die schwarzen Amerikaner Westindiens benutzen Aloë zum Teil in ähnlicher Weise wie die Indios. So verwenden sie frisch angeschnittene Blätter als Umschlag auf Hautwunden und bei Kopfweh, Blattee (ggf. mit Rum) bei Lungenentzündung oder äußerlich bei Hautkrankheiten. Auf Trinidad und Tobago wird der frische Blattsaft auch mit Eiweiß geschlagen bei Erkältungen und Asthma verwendet, die Abführwirkung mit dem Einführen von Zäpfchen erreicht, und bei Magengeschwüren Aloë mit Seewasser (!) gegeben. Auf der Insel Marie Galante werden Kinder nicht nur durch Einreiben der Brust der Mutter mit Aloë entwöhnt (wie auch bei den Maya), sondern auch durch

Einreiben ihrer Finger gehindert, an diesen zu nuckeln, denn Aloë schmeckt sehr bitter. Im übrigen ist Aloë in Westindien als menstruationsförderndes Mittel wie auch zur Abtreibung in Gebrauch. Und in Starkbier gegen Gelbsucht.

Die Pflanze

Stammpflanze der westindischen Aloë ist Aloe barbadensis Mill. (syn. A. vera (L.) Burm. f., oder A. vulgaris Lam.), die Barbados-Aloë. Nachdem die Systematiker die Familie der Liliengewächse aufgeteilt haben, wird sie entweder den Asphodelaceae (Affodillgewächsen) oder einer eigenen Familie Aloeaceae (Aloëgewächse) zugeteilt.

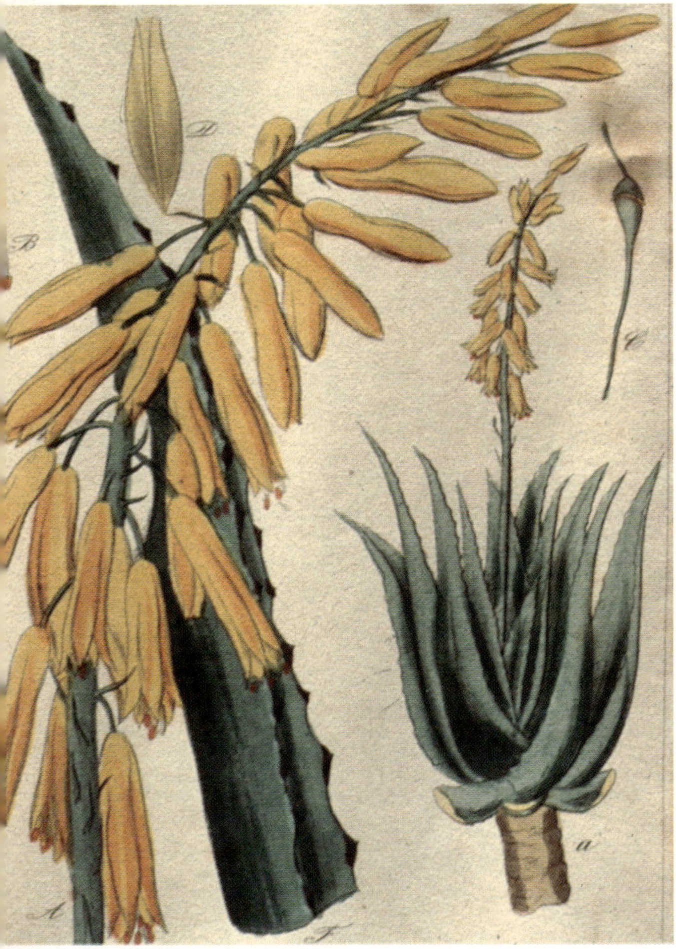

Abb.1 Aloe barbadensis. Rechts ganze Pflanze, links Blatt und Blütenstand. Details: Staubblätter und Frucht links oben, Fruchtknoten mit Griffel rechts oben. Aus Winkler (ca. 1843).

Die Pflanze ist ein ausdauernder Blattsukkulent. Der Stamm unterhalb der Blattrosette wird nur wenige Dezimeter hoch oder er fehlt gänzlich; der Blattschopf besteht aus etwa 20 Blättern (Abb. 1). Die lanzettlichen, dicken, fleischigen Blätter werden 40 - 50 cm lang und an der Basis 6 - 7 cm breit. Sie sind oberseits konkav, unterseits konvex. Der Blattrand ist im Abstand von 1 - 2 cm gezähnt (Abb. 2). Der traubige, nicht selten etwas verzweigte Blütenstand wird 60 - 90 cm hoch, die endständige Blütentraube bis 40 cm lang. Die gelben, 3 cm langen Blüten sitzen in den Achseln weißer Tragblätter. Die Frucht ist eine dreikantige Kapsel mit vielen Samen.

Vorkommen und Kultur

Die ursprüngliche Heimat der Pflanze ist Nordafrika oder der Sudan und Arabien. Heute ist sie kultiviert und/oder verwildert in der Alten Welt auf den Kanarischen Inseln, Kapverden und Madeira, in Nordafrika, Vorderasien und Indien, in der Neuen Welt von Mexiko und Westindien bis Bolivien. In den Handel kommt bei uns der eingedickte Blattsaft aus dem Anbau in Niederländisch-Westindien auf Bonaire und Aruba (Ausfuhr über Curaçao; „Curaçao-Aloë") und in Venezuela („Venezuela-Aloë"), das „Aloë-vera-Gel" aus Kulturen in Florida, Texas, Arizona und Mexiko.

Die Pflanze wird durch Ausläufer und Schößlinge vermehrt. Wenn diese 15 - 17 cm hoch sind, werden sie ausgepflanzt, und sie entwickeln sich in drei Jahren bis zur nutzbaren Größe. Ob sie zur Gewinnung der Aloë-Droge oder des Aloë-Gels verwendet werden, hängt von den Kulturbedingungen ab: In praller Sonne und ohne Bewässerung bleiben die Pflan-

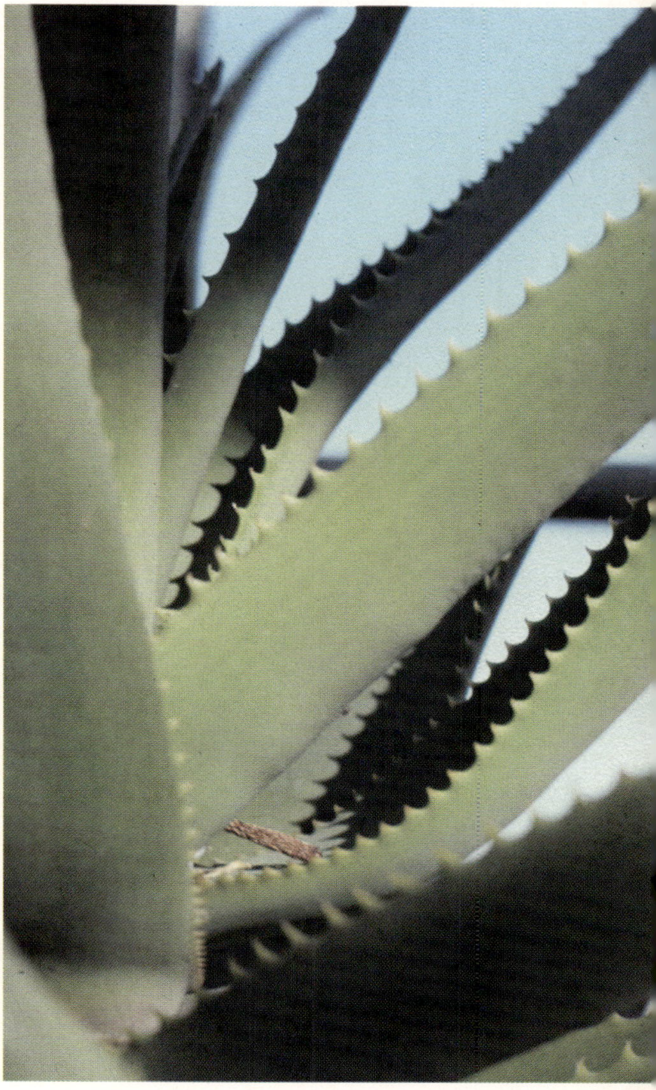

Abb. 2 Blätter von Aloe barbadensis.

zen kleiner, sind aber reich an bitterem Saft für die Gewinnung der Drogee, arm an Schleim. Werden sie teilweise beschattet, in trockenen Jahreszeiten bewässert und außerdem großzügig gedüngt, dann erreichen die Pflanzen ihre maximale Entwicklung mit stark wasserhaltigen Blättern, wenig konzentriertem Saft für die Aloe-Droge, aber viel Schleim zur Gewinnung des Gels.

Die Drogen

Curaçao- und Venezuela-Aloë

Die älteren Blätter (Abb. 2) von mehrjährigen Pflanzen werden maschinell geerntet. Der aus den abgeschnittenen Blättern ausfließende Saft wird aufgefangen, und man läßt ihn durch Sonneneinwirkung oder Eindampfen im Vakuum eintrocknen. Das entstehende Produkt ist teilweise kristallisiert und deshalb undurchsichtig-matt; es ist eine dunkelbraune bis schwarze Masse mit nur schwachem Glanz („Aloë hepatica" oder „Leber-Aloë"; Abb. 3). Das rasche Einengen durch Kochen, wobei die „Aloë lucida" oder „Blanke Aloë" entsteht, und die Sprühtrocknung haben in Westindien kaum Bedeutung (Kap-Aloë aus Südafrika ist meist eine „Aloë lucida"). Aloë, sowohl aus der westindischen wie aus afrikanischen Aloë-Arten, ist Arzneibuchdroge in Deutschland, der Schweiz und Österreich.

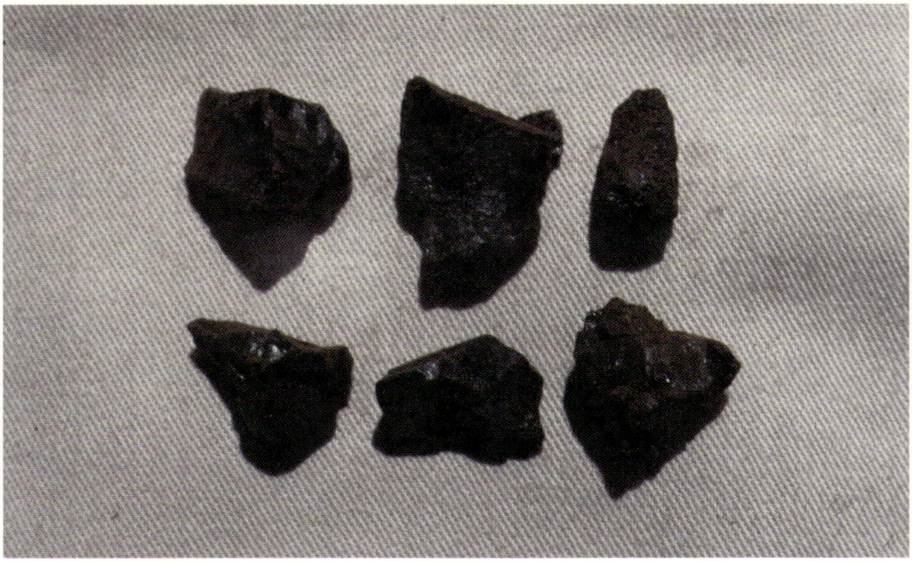

Abb. 3 Curaçao-Aloë. Der eingetrocknete Saft ist als "Aloë hepatica" dunkel und undurchsichtig.

Aloë-vera-Gel

Dieses wird aus Pflanzen mit sehr wenig Blattsaft, aber viel Schleim gewonnen. Man läßt den Saft aus den abgeschnittenen Blättern auslaufen und verwirft ihn; dann „filetiert" man die gereinigten Blätter, indem man die äußeren Blattpartien abschält. Das Gel wird durch Auspressen der inneren Blatteile und nachfolgende Filtration gewonnen, oder durch Homogenisieren und Extraktion mit heißem Wasser oder anderen Lösungsmitteln. Der stark wasserhaltige Schleim wird keimfrei gemacht; Gerinnung und enzymatischer Abbau werden unterbunden. Aloë-Gel ist also Schleim aus dem Blattinneren, der je nach Gewinnungsverfahren noch andere Stoffe enthält.

WIRKSTOFFE, WIRKUNG UND ANWENDUNG VON ALOË

Wirkstoffe

Die aus der Pflanze gewonne Droge enthält Anthracenderivate, vor allem Anthronglykosyle (35 -38 % Aloin A und B und verschiedene Derivate, auch Ester), außerdem Anthrachinonderivate (0,05 - 0,5% Aloe-Emodin); daneben Aloeresine.

Wirkung

Die verschiedenen Anthracenderivate wirken abführend, indem der Wassergehalt des Darms erhöht und die Darmperistaltik angeregt werden. Die Wirkung setzt nach 8 - 12 Stunden ein. Bei Daueranwendung solcher Anthracenderivate (das gilt auch für Faulbaumrinde, Sennesblätter und -früchte, Rhabarberwurzel) bei chronischer Verstopfung besteht Gefahr von Kaliumverlusten und Gewöhnungsgefahr. Dauergebrauch kann zu Muskelschwäche und Störungen der Herzfunktion führen. Bei Schwangerschaft, Menstruation, Darmverschluß, bestimmten anderen Darmerkrankungen, Hämorrhoiden und Nierenerkrankungen sollten solche Drogen nicht verwendet werden; außerdem nicht bei Kindern unter 12 Jahren. Bei Überdosierung kann es zu kolikartigen Bauchschmerzen, Gastritis, selten zu Nierenentzündung kommen. Auch der Sexualtrieb wird erregt.

Verwendung

Als Abführmittel, gering dosiert auch in „Blutreinigungs-“ und stoffwechselfördernden Präparaten. Eine Anwendung als Abführmittel über mehr als 1 - 2 Wochen sollte unter ärztlicher Kontrolle erfolgen. Ernährungsumstellung und Verwendung von Quellstoffpräparaten (z.B. Leinsamen) sind bessere Methoden zur Behandlung anhaltender Verstopfung! Aloë-Extrakte als Bittermittel in der Lebensmittelindustrie sind auf eine Dosis beschränkt, die 20 Milligramm pro Tag entspricht.

WIRKSTOFFE, WIRKUNGEN UND ANWENDUNG VON ALOË-VERA-GELEN

Wirkstoffe

Hauptbestandteil der Gele sind Schleimsubstanzen, Polysaccharide, die aus Mannose sowie weiteren Zuckern (Galaktose, Glucose = Traubenzucker und anderen) aufgebaut sind. Der Gehalt der Gele an Aloin etc. ist unterschiedlich; nach neueren Verfahren gewonnene Gele sind zum Teil frei davon. Geringe Mengen von Eiweiß, Aminosäuren, Sitosterin und Salicylsäure kommen vor, und auch Mineralstoffe. Im übrigen: Gel ist nicht gleich Gel.

Wirkung

Die entzündungshemmende Wirkung soll auf Magnesium-Laktat, dem Enzym Bradykinase und dem Glykoproteid Aloctin A in Gelen beruhen. Im Tierexperiment wurde eine immunstimulierende Wirkung beobachtet, auch eine Förderung der Wundheilung, möglicherweise durch Lektine.

Anwendung

Aloë-vera-Gele werden in Brand- und Wundgelen und Sonnenschutzmitteln verwendet sowie bei Hautentzündungen, Erfrierungen und Akne. Für dieses Anwendungsspektrum gibt es Hinweise in klinischen Untersuchungen. Hauptsächlich werden Aloë-Gele in der Kosmetik benutzt, in Hautcremes, Körperlotionen, Shampoos, Rasiercremes, Seifen, Zahnpasten u.a. In den USA gelten Aloë-Gele fast als Allheilmittel.

Von den Verwendungen der Aloë in der Volksmedizin Amerikas sind die Abführwirkung und die durch Überdosierungen im toxischen Bereich liegende menstruationsfördernde Wirkung sowie die Benutzung als Abtreibungsmittel durch die Anthracendarivate bedingt. Die äußerlichen Anwendungen bei Verbrennungen, rissigen Lippen, Sonnenbrand, Runzeln und evtl. auch Insektenstichen sind durch Aloë-Gel belegbar, die bei Geschwüren vielleicht durch beide Wirkstoffgruppen (Aloë-Emodin wirkt auch antimikrobiell). Zahlreiche weitere Verwendungen sind wohl auf den Ruf der Pflanze als Allheilmittel zurückzuführen, in dem sie bei farbigen Amerikanern steht.

Ananas
Sie stammt nicht aus Hawaii

GESCHICHTE

Auf den Speisekarten unserer Restaurants wird Ananas oft mit Hawaii assoziiert, vom Putenschnitzel „Hawaii“ bis zum Hawaii-Toast. Aber die Ananaspflanze ist in Südamerika als eine der zahlreichen indianischen Kulturpflanzen zuhause. Unklar ist nur, ob sie zuerst zwischen Amazonas und Orinoko oder in Paraguay und Südbrasilien kultiviert wurde, denn in beiden Gegenden gibt es eine Anzahl wildwachsender Ananasarten, von denen Ananas comosus abstammen könnte. Die Anpassung an halbtrockenes Klima scheint vielleicht mehr für Südbrasilien zu sprechen. Der Name ist abgeleitet von „naná“; so nennen die Guaraní die Ananas.

Im Zeitalter der Entdeckungen war Ananas bei vielen Indianervölkern zu finden, von Brasilien und Peru bis Mexiko und Westindien. Am 4. November 1493 boten die Einwohner der Antilleninsel Guadeloupe diese köstliche Frucht Christoph Kolumbus an. Später gelangte eine Ananasfrucht nach Spanien; eine einzige, denn alle anderen verfaulten auf der langen Seereise, und diese eine bekam König Ferdinand, wie Peter Martyr von Anghiera schreibt: „Unser König, der unbesiegte Ferdinand, bekannte, er habe noch eine andere Frucht gegessen, die aus jenen Ländern stammt. Sie war schuppig, kam an Größe, Gestalt und Farbe einer Kokosnuß gleich, an Zartheit aber einer Apfelmelone; an Saft übertraf sie jede andere Gartenfrucht. Sie wächst nicht an einem Baum, sondern an einem Strauch, welcher der Artischocke oder dem Akanthus ähnlich ist. Dieser Frucht spendete der König das höchste Lob.“

Schon Oviedo beschrieb 1526 mehrere Sorten und gab 1535 erstmals eine Abbildung der fruchtenden Pflanze. Bei den spanischen Doradofahrern, die die „goldene Stadt“ Dorado im Orinokogebiet suchten, war Ananas eine der bekanntesten und beliebtesten Früchte. Im 17. Jahrhundert breitete sich der Ananasanbau auch in den Tropenländern der Alten Welt aus. Aber erst im 18. Jahrhundert wurde dieses exotische Obst in Europa Mode. Der Hof Ludwigs XV. erhielt 1730 fünf Ananaspflanzen aus Cayenne, die ab 1733 in den Gewächshäusern von Versailles Früchte produzierten. Ananas wurde ein königliches Geschenk an andere Herrscherhäuser. Hundert Jahre später gab es in europäischen Gewächshäusern Tausende von Ananaspflanzen, und die „Ananastreiberei“ war Mode. Die immer schnelleren Dampfschiffe und die Erfindung der Kühltechnik machten schließlich den Import großer Mengen aus den Tropenländern möglich, und jahrzehntelang war Hawaii das führende Anbauzentrum.

VOLKSMEDIZIN

Brasilianische Indios verwenden den Saft unreifer Ananas als Wurmmittel wie auch bei Bronchitis und Lungenkrankheiten; er gilt aber als gefährlich. In Kolumbien sind unreife Früchte gleichfalls Mittel gegen Wurmbefall, aber auch gegen Amöbenruhr. Im übrigen werden sie in Kolumbien, von Indianerfrauen in Panama und bei den Kariben auf Dominica als Abtreibungsmittel benutzt.

Reife Ananas und ihr Saft dienen in einigen Ländern als Verdauungshilfe, in Venezuela auch bei Seekrankheit, in Kolumbien und Costarica zusätzlich als blähungstreibendes Mittel und bei Verdauungsstörungen; darüberhinaus in Südamerika bei Entzündung von Galle und Leber sowie bei Gelbsucht. Auch die reifen Früchte sind häufig Wurmmittel, so in Paraguay, Venezuela und - nur ihre Schale - in Kolumbien und sie gelten ebenfalls als harntreibend. Auch die Kariben auf Dominica nehmen sie bei Harnstörungen. Kallawaya-Heiler verordnen nur den Saft bei Wurminfektionen.

Die Frucht gilt in Mexiko und Kolumbien als menstruationsfördernd. Mit einer Abkochung aus dem Fruchtmus in Venezuela, dem frischen Saft in Peru, gurgelt man bei Halsentzündungen. In Paraguay wird die Ananas als Gegengift bei Vergiftung mit Maniok genommen; ein mit Anis versetzter Fruchtauszug in Wein soll bei Nierensteinen hilfreich sein, und im übrigen ist Ananas gut bei Fieber und „Hitze“ in Leber, Magen, Nieren und Herz. Kallawaya-Heiler verordnen vergorenen Saft bei Gallensteinen und Tripper.

In Costarica wird Fruchtsaft z.T. äußerlich bei Entzündungen und Ödemen genommen, zur Anregung der Gewebeheilung und zur Auflösung der atmungshemmenden Diphtheriemembran. In Mexiko meint man, daß Ananas „das Blut wiederbelebt“; ansonsten wird sie in Südamerika auch bei Nervenschwäche, Melancholie, Traurigkeit, Gedächtnisschwäche und Dummheit (!) empfohlen. Die zerquetschte Fruchtschale dient in Venezuela als Umschlag auf Prellungen und

Brüchen.

Junge Ananasschosse benutzen Chocó-Indianer in West-Kolumbien in Mitteln zur Heilung von Atemwegserkrankungen bei Kindern. Blattsaft wird von Indios in Panama als Wurm- und Abführmittel verwendet und gilt auch als menstruationsfördernd.

Schwarze Amerikaner in Westindien setzen Ananas und ihren vergorenen Saft bei Harnbeschwerden ein. Auf Trinidad bindet man zerquetschte junge Früchte und Blätter auf Verstauchungen. Auch in Westindien und Surinam benutzt man unreife Früchte und ihren Saft als Abtreibungsmittel. Auf Haiti gilt Ananas als menstruationsfördernd.

Die Pflanze

Ananas comosus (L.) Merr. ist die für den Menschen wichtigste Art der Ananasgewächse (Familie Bromeliaceae), einer Pflanzenfamilie, die fast ausschließlich - mit einer einzigen Ausnahme in Westafrika - in den Tropen und Subtropen Amerikas verbreitet ist. Zu dem Verwandtschaftskreis zählen noch einige weniger bedeutende, Früchte und Fasern liefernde Arten.

Die Ananaspflanze (Abb. 1) ist ein mehrjähriges Kraut mit einem kurzen kräftigen Stengel bis 35 cm Höhe, der eine dichte Folge von 60 - 80 starren, lineal-lanzettlichen, gekrümmten spitzen Blättern trägt, die bis einen Meter lang werden. Die Blätter bilden gemeinsam einen Trichter, der Regenwasser zur Basis der Pflanze lenkt. Die Blätter haben entweder einen stachelig gezähnten Rand oder einen fast glatten. Stachellose und deshalb bequemer abzuerntende Sorten erwähnt schon der Jesuitenpater Cristobal de Acuña 1639 vom unteren Amazonas.

Die Blüten entwickeln sich in einem dichten endständigen Kopf zu 100 bis 200. Sie sind blaupurpurn, grünlich oder weiß und haben sechs zungenförmige Blütenhüllblätter, sechs Staubblätter und einen Fruchtknoten. Sie stehen in den Achseln von roten oder grünen Deckblättern. Der Kopf entwickelt sich nach der Blüte im Laufe von 12 - 14 Monaten zu einem runden, ovalen oder mehr walzenförmigen Fruchtstand, der 15 - 25 cm lang und 10 - 15 cm dick wird. Es werden keine Einzelfrüchte gebildet; das ganze ist ein aus der Sproßachse, den fleischig gewordenen basalen Teilen der Deckblätter und den Beerenfrüchten verwachsener, saftiger Fruchtstand. Die Außenschicht ist rauh durch die vertrockneten Spitzen der Deckblätter und gefeldert durch die Früchte (Abb. 1), im Reifezustand gelb, orangerot, dunkelgrün oder braun gefärbt. Das Fruchtfleisch schmeckt süß und zugleich leicht säuerlich und hat einen intensiven Duft.

Über dem Fruchtstand befindet sich ein Schopf von steifen kurzen Blättern. Seitensprosse entstehen unterhalb des Fruchtstandes (Abb. 1), Ableger an der Basis des Stammes. Aus diesen entwickeln sich Sproßachse und Fruchtstand des nächsten Jahres. Es gibt zahlreiche verschiedene Sorten; die wichtigste ist „Smooth Cayenne“ mit fast stachellosen Blättern und 2,5 kg schweren Fruchtständen. Samenlose Varietäten wurden schon von Indianern kultiviert und vegetativ vermehrt. Primitive Sorten bilden 2 000 - 3 000 harte Samen.

Kultur

Ananas wird heute in allen Tropenländern angebaut. Die Vermehrung erfolgt durch Auspflanzen von Seitensprossen. Die Entwicklungsdauer beträgt bis zu 18 Monaten. Die Hektarerträge liegen unter optimalen Bedingungen bei 35 - 40 Tonnen. Am Äquator ist ein Anbau bis in 1 500 m Höhe möglich; Frost wird nicht vertragen. Die Monokultur macht die Pflanzen anfällig für Schädlinge, die man mit Pestiziden zu kontrollieren versucht. Hauptproduzenten sind China, Thailand, Hawaii, Brasilien, Philippinen, Mexiko, Zaire und die Elfenbeinküste.

Die Droge

Medizinisch verwendet wird bei uns nur das Enzym Bromelain, das aus dem Preßsaft der „Mutterstümpfe“, der abgeernteten Fruchtstandsachsen, extrahiert wird.

Wirkstoffe

Rohbromelain ist ein Gemisch aus fünf sehr ähnlichen Enzymen, hauptsächlich „Stengel-Bromelain“. Gereinigtes Bromelain ist ein zuckerhaltiges Eiweiß.

Blätter enthalten das Steroid Stigmastendiol, die unteren Blätter

Steroide mit östrogener Wirkung. Im Saft des Rhizoms ist eine gegen Ödeme wirksame Substanz vorhanden. Reife Früchte enthalten Vitamin C (20 mg/100 g Frucht), B_1, B_2 und Nicotinamid, 12 - 15 % Rohrzucker, 1 - 5 % Citronensäure und Äpfelsäure, flüchtige Aromastoffe (Ester von organischen Säuren und Alkoholen), Kohlenwasserstoffe wie Undecatrien sowie Sesquiterpene und Ester von Kaffee- und para-Cumarsäure. Ananas enthält auch Serotonin.

Wirkungen

Bromelain ist ein eiweißabbauendes Enzym. Es wirkt außerdem blutgerinnungshemmend sowie im Tierversuch entzündungshemmend und gegen Ödeme. Es erhöht den Serumspiegel gewisser Antibiotika und tötet Spulwürmer ab. Diese Wirkungen wurden auch bei oraler Gabe von Bromelain beobachtet; es ist umstritten, ob dann das intakte Wirkstoffmolekül aufgenommen wird. Als Nebenwirkungen treten gelegentlich Magenbeschwerden oder Durchfall auf. Fälle von Allergie sind selten. Bei Blutungsneigung und Schwangerschaft darf Bromelain nicht gegeben werden.

Serotonin bewirkt Kontraktionen der glatten Muskulatur, auch der Gebärmutter, ist aber oral nur schwach wirksam. Den östrogenen Steroiden steht in den Blättern Stigmastendiol gegenüber, das im Tierversuch fruchtbarkeitsmindernd und abtreibend wirkt. Unreife Früchte sind giftig.

Verwendung

Bromelain ist in Fertigpräparaten bei Verdauungsbeschwerden durch Erkrankungen der Bauchspeicheldrüse, die deren Enzymproduktion herabsetzen, von Nutzen. Ob eine innerliche Behandlung zur Förderung der Wundheilung bei Schwellungszuständen nach Verletzungen und Operationen wirklich sinnvoll ist, ist nicht gesichert. Bromelain wird auch zur Verflüssigung von Gelatine verwendet, um trinkbare Gelatinezubereitungen zur Förderung des Nagelwuchses herzustellen. Wie Papain (s. Kapitel „Papaya“) wird Bromelain, auch in Kombination mit Papain oder Ficin, zum Zartmachen von Fleisch und zum Klären von Bier benutzt. Ananaskleie wird in Schlankheitsmitteln verwendet.

Nicht alle, aber einige wesentliche Verwendungen in der indianischen Volksmedizin werden durch unsere Medizin bestätigt: Ananas als Verdauungshilfe, Wurmmittel, sein Einsatz bei Entzündungen und Ödemen, evtl. auch abschwellend nach Verletzungen. Das Risiko bei Benutzung unreifer Früchte ist zumindest brasilianischen Indianern geläufig.

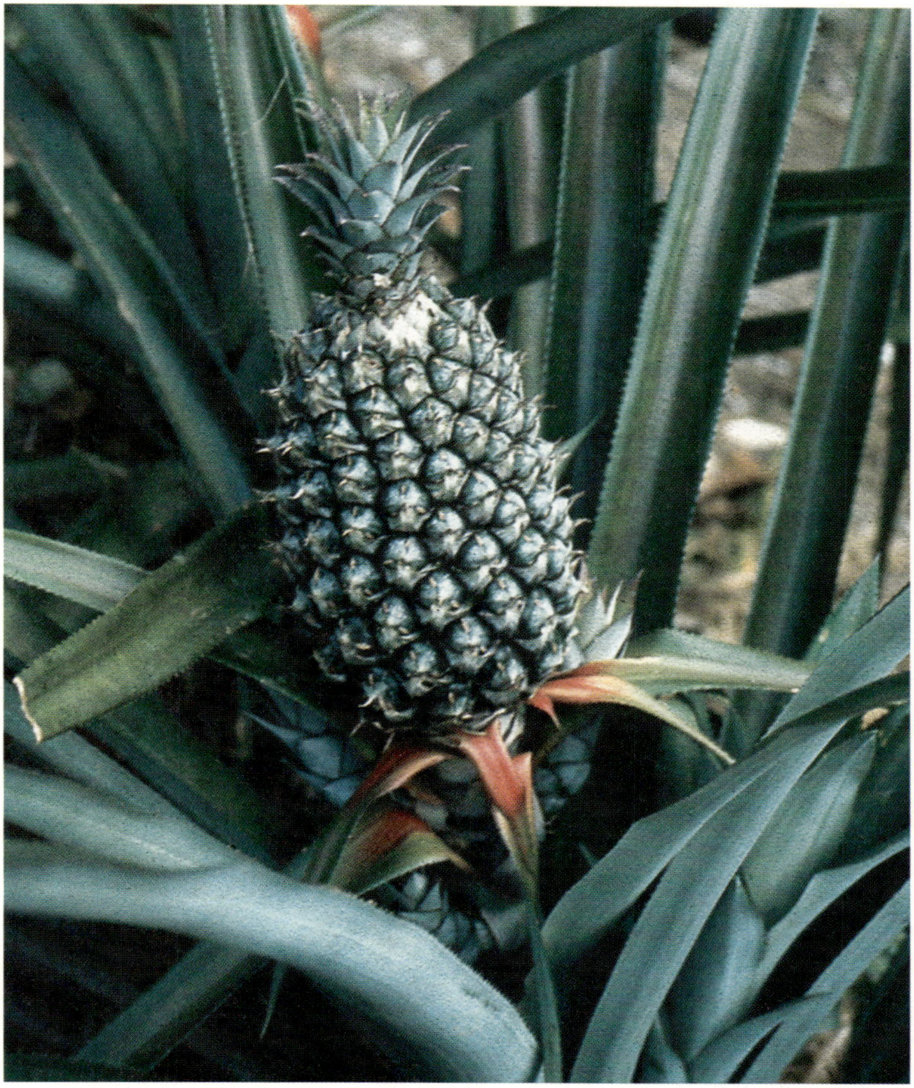

Abb.1 Ananaspflanze mit unreifem Fruchtstand. Dessen Felderung ist durch die Früchte bedingt, die mit den ebenfalls fleischig gewordenen Teilen des Fruchtstandes (Sproßachse, basale Teile der Deckblätter aller Früchte) verwachsen sind; die trockenen Spitzen der Deckblätter schauen heraus. Unter dem Fruchtstand einige rot gefärbte Hochblätter, darunter einige kleinblättrige Seitensprosse, die als Stecklinge benutzt werden können. Foto: Prof. Dr. W. Rauh.

Anguraté
Herzblatt gegen Magenschmerz

GESCHICHTE UND VOLKSMEDIZIN

Das charakteristische herzförmige Blatt (cordifolia) und der berühmte Arzt und Naturforscher Christian Mentzel (1622 - 1701) standen Pate bei der Namensgebung der indianischen Heilpflanze Mentzelia cordifolia Dombey (= Anguraté) durch den französischen Arzt und Botaniker Dombey, der im Auftrag der spanischen Regierung Ende des 18. Jahrhunderts die peruanische Pflanzenwelt erforschte.

Die moderne botanische Erforschung Südamerikas setzte im Zeitalter der Aufklärung ein. Der Botaniker Joseph de Jussieu begleitete die französische Gradmessungs-Expedition, der wir die erste exakte Bestimmung des Erdumfangs am Äquator verdanken, nach Ekuador (1736- 42). Jussieu blieb danach jahrzehntelang im tropischen Südamerika und kehrte 1771 mit einem umfangreichen Herbar heim. Dann folgte die durch den spanischen König Carlos III. veranlaßte „Expedición botanica“ 1778-88, in deren Rahmen Celestino Mutis Neugranada (heute Kolumbien, Venezuela und Ekuador) und Ruiz, Pavón und Dombey die Flora von Peru sowie Chile erforschten (dazu und zum tragischen Schicksal von Dombey s. Kapitel „Ratanhiawurzel“).

Die Pflanze wurde von Nuñez 1895 in der Umgebung von Lima herbarisiert und mit einem handschriftlichen Hinweis auf die volksheilkundliche Anwendung als Magenmittel zur Verhinderung von Magengeschwüren im Berliner Botanikinstitut hinterlegt. Dieser Herbarbeleg stellt den ältesten Hinweis auf die volksheilkundliche Verwendung der Mentzelia cordifolia dar.

Wohl aufgrund der begrenzten geographischen Verbreitung und wegen der geringen „Erntemengen“ blieb die Anwendung als Heilpflanze noch lange Zeit den Hierbatieros und Curaderos auf den Märkten von Cuzco und Lima vorbehalten und erfreute sich großer Beliebtheit im peruanischen Volk. In der Volksheilkunde kommt Mentzelia cordifolia, dort auch „Anguaraté“ oder „anhuaratay“ genannt, als Wurmmittel und gegen Leberentzündungen zum Einsatz. In anderen Berichten findet man Hinweise auf die Anwendung bei

Durchfall, Entzündungen des Urogenitaltraktes oder gegen Steinleiden. Die Kallawaya-Heiler verwenden Abkochungen frischer oder getrockneter Blätter und Blüten gegen Husten, frische oder getrocknete Wurzelstücke als harntreibendes Mittel und gegen Gesichtsflecken.

Bereits Anfang der 50er Jahre wurde eine wissenschaftliche Arbeitsgruppe des Instituto Sanitas soc. Peruana, Lima, auf die in der Bevölkerung bekannte schmerzstillende Wirkung des Teeaufgusses bei Magenreizungen bis hin zu Magengeschwüren aufmerksam und befaßte sich mit der pharmakologischen, toxikologischen, chemischen und klinischen Untersuchung der Pflanze bzw. ihrer Heilwirkung. Sie konnte bemerkenswert rasche Besserung bei den verschiedenen Formen von Bauchschmerzen und Entzündungen im Magen-Darm-Bereich feststellen, ohne daß allerdings die Abheilung von Magengeschwüren röntgenologisch nachgewiesen wurde. Die deshalb durchgeführten Spezialtests weisen eher auf eine Schutzwirkung gegen die Bildung von Magengeschwüren hin.

Durch peruanische Freunde wurde denn auch der bayerische Pianist Emmeran Graf Lerchenfeld, der sich

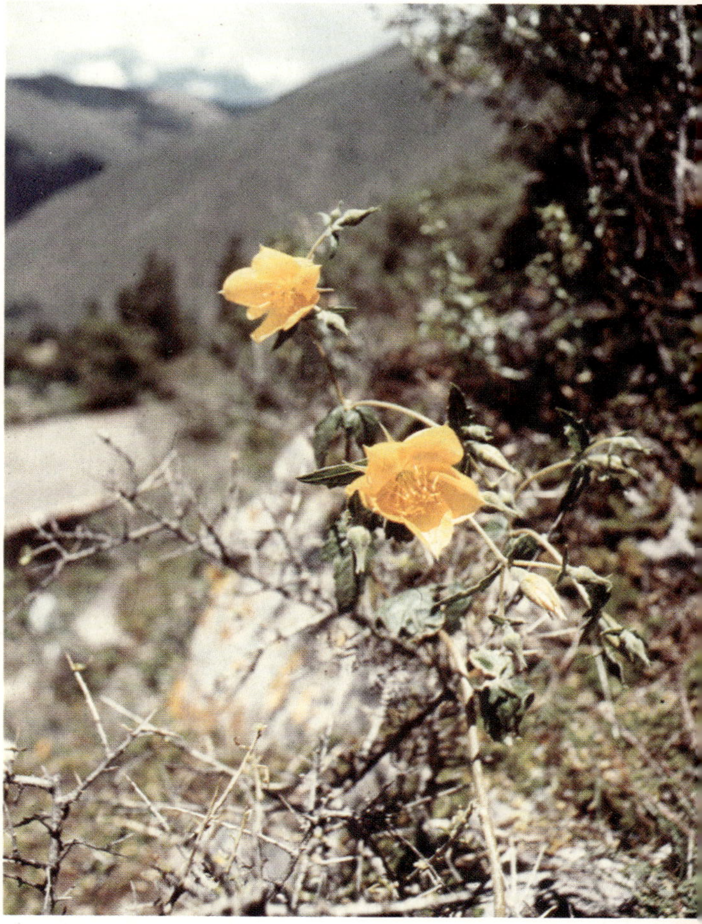

Abb. 1 Anguraté (Mentzelia cordifolia) ist ein Halbstrauch, der in den peruanischen Anden wächst. Wegen der typisch leuchtend orangen oder gelben Blüten sind einige Verwandte aus dieser Pflanzenfamilie auch als Gartenzierstrauch beliebt. (Foto: Alsitan)

wegen seiner Magengeschwüre bereits einer Operation hatte unterziehen müssen, auf diese traditionelle Heilpflanze aufmerksam gemacht und konnte im Selbstversuch derart verblüffende Erfolge feststellen, daß er sich entschloß, deren Verbreitung auch in seiner Heimat zu fördern. Aufgrund seines Berichtes erfolgte kurze Zeit darauf die Einführung des Anguraté Magentees aus Peru durch W.E. Ronneburg in Deutschland im Jahre 1957.

Die Pflanze

Mentzelia cordifolia Dombey ist eine krautige, 30 - 50 cm hohe Pflanze aus der Familie der Loasaceae (Blumennesselgewächse, Brennkräuter oder Brennwinden), die wegen ihrer leuchtenden Blütenfarbe und ihres verwickelten Sproß- und Blütenbaues als Zierpflanzen beliebt sind. Viele ihrer Arten haben unangenehme Brennhaare. Die Mentzelia-Arten gehören mit etwa 60 Arten zur Unterfamilie der Mentzelioideae.

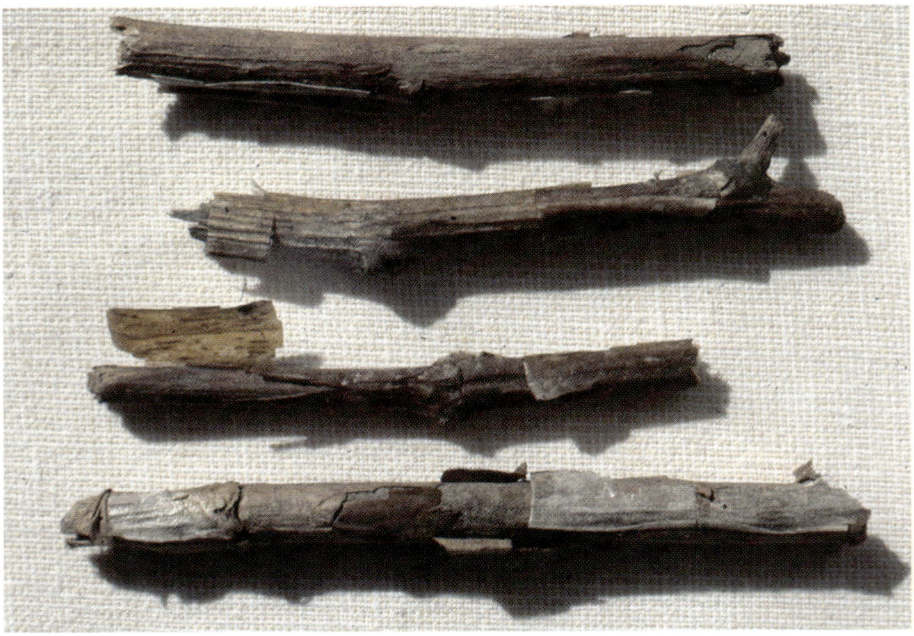

Abb. 2 Getrocknete Sproßachsen von Anguraté (Mentzelia cordifolia Dombey). Das Korkgewebe reißt bei der Trocknung ein und löst sich als papierdünne Schicht ab.

Mentzelia cordifolia hat graue, halbverholzte, stark verzweigte, längsgerippte Stengel, deren Epidermis beim Trocknen abfällt. Von den wechselständigen, kurzgestielten, herzförmigen Blättern hat sie ihren Namen. Die gelblich-weißen bis orangefarbenen Blüten stehen in Trugdolden und sind röhrig, fünfzählig und zwittrig mit doppelter Blütenhülle (Abb.1). Der Kelch besteht aus 5 nicht miteinander verwachsenen, herabgeschlagenen, schmalen und zugespitzten behaarten Kelchblättern. Die Blumenkrone ist zu einer kurzen Röhre verwachsen, die zahlreiche Staubblätter enthält. Der Staubbeutel ist gestreckt und an der Basis befestigt, sich der Länge nach öffnend, mit 2 Theken. Die Staubfäden sind lang und weißlich. Der unterständige Fruchtknoten ist dreieckig, einfächerig mit einer grundständigen Samenanlage. Die Frucht ist eine Kapsel, der Same braun mit weißlichen Rippen und schwarzen Punkten.

Vorkommen

Mentzelia cordifolia, ein halbhoher, gelb-orange blühender Strauch, ist weit verbreitet in trockenen, temperierten Gegenden der westlichen und interandinen Täler Perus. Die obere Grenze der Verbreitung liegt je nach Feuchtigkeitsverhältnissen um 3 000 m (Süd- und Zentralperu) oder 2 000 m (Norden).

Die Droge

Arzneilich verwendet werden die graubraunen Stengel- und Wurzelteile. Die Epidermis fehlt meist oder hängt noch in kleinen Stücken an. Die Stengelteile zeigen häufig schwache Längsrippen und sind halbverholzt (Abb. 2).

Wirkstoffe

Anguraté enthält eine reiche Vielfalt sich ergänzender Pflanzenwirkstoffe, wie Flavonoide, Bitterstoffe (Iridoide), Caffeoyle, Schleimstoffe, Sitosterin, Cumarine, ätherisches Öl und das Spurenelement Selen.

Wirkung

In Deutschland wird Mentzelia cordifolia als „Anguraté Magentee aus Peru“ zur Zubereitung von Arzneitee gegen Magen- und Darm-störungen, Magenschleimhautentzündung, Magen-Darm-Katarrh, nervöse Magenleiden und Verdauungsstörungen, Magenkrampf, Magenübersäuerung, Völlegefühl, Magendrücken und verdorbenen Magen angeboten.

Für Anguraté werden in verschiedenen Studien und Anwendungsbeobachtungen die von den Indios überlieferten Wirkungen vor allem auf den Magen-Darm-Trakt bei verschiedenen Reiz- und Entzündungsvorgängen, Verstopfung und Durchfall sowie ein ausgleichender Effekt auf die Säurestärke des Magensaftes bestätigt. Krampflösende und entzündungshemmende Wirkungen dürften vor allem durch die Flavonoide und das ätherische Öl bedingt sein, während die enthaltenen Iridoide neben entzündungshemmmenden auch die appetit- und sekretionsanregenden Wirkungen der Bitterstoffe vermitteln.

Aus neueren Untersuchungen leiten sich stärkende Einflüsse der Bitterstoffe auf die Schleimhäute und das Immunsystem im Darmbereich ab. Der darüber hinaus enthaltene Schleim kann neben seiner unmittelbaren Schutz- und Barierre-Wirkung auf der Oberfläche der Magen- und Darmwand gegen aggressive Einflüsse auch eine gewisse Auffang- bzw. Pufferleistung entfalten.

Caffeoyle sind ebenfalls als entzündungshemmende und zellschützende Bestandteile einzustufen; die Chlorogensäure kann die Säurebildung im Magen, die Gallenausscheidung und die Darmbewegung stimulieren.

Verwendung

Mentzelia cordifolia wird ausschließlich arzneilich verwendet als Teeaufguß bei verschiedenen Magen-Darm-Beschwerden und volksheilkundlich zur Behandlung entzündlicher Nierenerkrankungen sowie in einer speziellen wässrigen Zubereitung als Wundauflage. In Deutschland ist die Droge nur als Fertigarzneimittel in Form des geschnittenen Tees, im Aufgußbeutel und als Instanttee erhältlich.

Baumwolle
Eine vielseitige Nutzpflanze

ZUR GESCHICHTE DER AMERIKANISCHEN BAUMWOLLE

Als Christoph Kolumbus am 12. Oktober 1492 auf der Bahama-Insel Guanahani landete, begann nach der Besitzergreifungszeremonie am gleichen Tage ein reger Tauschhandel mit den Indianern. „Sie kamen darauf an unsere Schiffe geschwommen, brachten Papageien, Garnknäuel, hölzerne Lanzen und viele andere Dinge, die sie gegen das austauschten, was wir ihnen gaben, wie Glasperlen und kleine Schellen." Die Garnknäuel waren aus Baumwolle; und Kolumbus wunderte sich nicht darüber, denn er glaubte den Seeweg nach Indien gefunden zu haben, und die „Indios", die vermeintlichen Inder, produzierten ja Baumwolle, wie schon Marco Polo berichtet hatte.

Gewundert haben sich die Vererbungsforscher des 20. Jahrhunderts, als sie feststellten, daß die Hälfte der Chromosomen, die das Erbgut enthalten, bei beiden indianischen Kulturbaumwollarten mit denen der in Afrika einheimischen und seit 3 000 v.Chr. im Industal angebauten Baumwollart der Alten Welt, Gossypium herbaceum, identisch ist. In den beiden indianischen Kulturbaumwollarten G. hirsutum und G. barbadense ist das Erbgut von amerikanischer Wildbaumwolle und der afrikanisch-asiatischen Art kombiniert.

Erste Spekulationen gingen dahin, die Phönizier hätten den Atlantik überquert und Baumwollsamen nach Amerika gebracht. Aber die archäologischen Daten sprechen ganz klar dagegen: Der älteste Fund von Kulturbaumwolle in Mexiko ist 5 000 Jahre alt, genau so wie der älteste in Indien; in Peru gibt es Baumwollgarne und -gewebe seit 4 500 Jahren. Neuerdings hat man Anzeichen für Baumwollanbau schon in der mehr als 5 000 Jahre alten Prä-Valdivia-Kultur Ekuadors gefunden.

Die peruanische Baumwolle von Gossypium barbadense, die in Huaca Prieta und Ica gefunden wurde, war nicht weiß, sondern braun, was ein primitives Merkmal ist, das ebenfalls für eine eigene Inkulturnahme durch die Indianer spricht. Auch Juan de Velasco, dessen Geschichte des Königreichs Quito 1789 gedruckt wurde, hat bemerkt: "Die gewöhnlichste und allgemeine Sorte ist weiß. Es gibt andere mit tabakartiger und andere von dunkelvioletter Farbe, ziemlich dunkel; die ist sehr selten." Es gibt diese dunkelfarbigen Sorten heute noch.

Irgendwann in grauer Vorzeit, vielleicht schon im Tertiär, als der Südatlantik schmaler war als heute, müssen Samen der afrikanischen Wildbaumwolle Gossypium herbaceum var. africanum über das Meer nach Südamerika verdriftet sein (mit dem Wind, mit Treibholz?) und die Pflanzen müssen spontan Bastarde mit amerikanischen Wildbaumwollarten gebildet haben, ohne daß G. herbaceum in Amerika als Art erhalten geblieben ist. Und vor gut 5 000 Jahren haben Indianer bemerkt, daß diese Bastarde längere Samenhaare hatten als die anderen Arten, und haben sie in Kultur genommen.

In Südamerika liegen zahlreiche archäologische Funde aus Peru vor: Hohle Kürbisse gefüllt mit Baumwolle, Samen, Garne und Textilien; außer in Huaca Prieta auch im Chicamatal, in Supe, Ancón, Virú, Paracas, Chuquitanta, Pachacamac und Nazca. Die Erhaltungsbedingungen für die Gewebe und ihre Farben waren in den Gräbern in der peruanischen Küstenwüste ausgezeichnet; wir bewundern die altindianischen Textilien heute in den Museen. In Mexiko wurde Gossypium hirsutum angebaut; es gab in jedem der beiden Hochkulturgebiete, Peru und Mexiko, eine eigene Baumwollart. In Nordperu wuchs Baumwolle auf bewässerten Feldern.

Zahlreiche spanische Chronisten haben über die Baumwolle der Indianer berichtet. Auch außerhalb der indianischen Hochkulturen ist der Baumwollanbau verbreitet, auch dort, wo die Menschen nackt gehen und die Baumwolle nicht zu Kleidungsstücken verarbeiten. Die Gegenstände und ihre Verwendungszwecke sind vielfältig. Der Kolumbianer Victor Manuel Patiño hat sie aufgelistet:

1. Entkernte Rohbaumwolle als Dichtungsmaterial, als Schwamm für Balsam, als Füllung für Bälle (Ziel beim Übungsschießen mit Pfeilen), für Wattejacken als Schutz gegen Pfeile, als Kopfschutz, als Matratzenfüllung, als Baumwollringe um den Stamm von Obstbäumen zum Schutz gegen Blattschneiderameisen, als Opfergabe und zu magisch-zeremoniellem Gebrauch, z.B. bei Begräbnissen.

2. Baumwollgarn für Fäden, Seile, Dochte und Netze, als Geld, als Opfergabe und für die Herstellung von Idolen.

3. Baumwollgewebe für Decken, Kleidung und Leichentücher, für

Segel, Hängematten (das deutsche Wort soll übrigens vom indianischen „hamaca“ abgeleitet sein), Bettdecken, Arm- und Wadenbinden, Kopfputz, Kappen für die Sandalen, als Fahnen an Lanzen, für Zelte (auch gegen Moskitos), und - wohl von Weißen abgeschaut - Handtücher.

Die Indianer sind die Erfinder der Hängematte, in der man einigermaßen sicher vor Schlangen und Bodeninsekten schläft, und auch der Urform des Moskitonetzes, denn nach spanischen Berichten konnte man am Rio Magdalena ohne ein für Moskitos dichtes leichtes Indianerzelt für die Nacht nicht leben.

Die indianischen Baumwollarten wurden bereits in den vergangenen Jahrhunderten immer stärker gegenüber den beiden Arten der Alten Welt bevorzugt: Schon um 1600 brachte man Gossypium barbadense nach Afrika, 1786 wurde sie in den Südstaaten der USA angepflanzt (dort bekam sie den Namen „Sea Island Cotton“, weil sie aus Westindien kam) und um 1820 in Ägypten („Mako“). Wegen ihrer Schädlingsanfälligkeit liegt ihr Anteil an der Weltproduktion nur noch bei 15 %; 75 % stammen von G. hirsutum („Upland Cotton“), und die Arten der Alten Welt behaupten sich mit 10 % fast nur noch in Asien. Seit dem 18. Jahrhundert begann die Baumwollindustrie in Europa sich zu entfalten, vor allem in England und der Schweiz.

BAUMWOLLPFLANZEN IN DER VOLKSMEDIZIN

Baumwollpflanzen zählen zu den wichtigsten Heilpflanzen der Indianer. Dabei werden auch Wildbaumwollarten und die aus der Alten Welt eingeführten genutzt, meist aber die beiden einheimischen Kulturbaumwollarten. Verwendet werden vor allem Blätter, Samen, Wurzeln und Stengel, aber auch Blüten und Knospen, selten die Früchte oder gar die Pflanzenasche.

BAUMWOLLBLÄTTER

Blätter finden vor allem äußerliche Anwendung: Als Umschläge bei Geschwüren, so in Brasilien, Paraguay und bei den Maya (dort auch bei Hautkrankheiten), als Umschlag oder aufgebrüht als antiseptische Waschung bei vereiterten Wunden durch die Kallawaya-Heiler in Bolivien und Peru, als blutstillendes Mittel in Paraguay und in Guayana; hier bei den Wayampi und den Tiriyó in Nordbrasilien speziell für die rituellen Hautverletzungen, die die Ehemänner im „Männerkindbett" aushalten müssen (um die bösen Geister von den schwangeren Ehefrauen fernzuhalten und zu täuschen, müssen die Männer Schwangerschaft mimen; eine verblüffende Form ausgleichender Gerechtigkeit !).

Weitere Verwendungen der Blätter sind in Venezuela die als Umschlag bei rheumatischen Schmerzen, in Peru und Yucatan bei Hämorrhoiden, in Peru auch kombiniert mit Hühnerfett bei Neuralgien; und nach der Sotuta-Handschrift der Maya soll ein Blätterbad bei schmerzenden Knochen und Krämpfen gut sein sowie ein erwärmtes Blatt zusammen mit anderen Drogen gegen das Auge gedrückt bei Lidzucken.

Innerlich werden Baumwollblatt-Abkochungen bei Ruhr und Durchfall gegeben (in Brasilien und Paraguay), ein Blattaufguß in Paraguay bei Entzündungen der Bronchien, in Venezuela auch bei Lungenentzündung. Bei den Palikur in Französisch-Guayana sind Blattdekokte ein Mittel gegen Mikrofilarien, Larvenstadien von Fadenwürmern in Blut und Haut, in Surinam gegen hohen Blutdruck.

BAUMWOLLSAMEN

Samen werden mehr innerlich verwendet, als Brei zerstoßener Samen (brasilianisch „mingáu") oder Pulver in Paraguay, Brasilien und Yucatan zur Förderung der Milchsekretion bei Frauen, in Brasilien auch bei Milchkühen; als Tee gegen Ruhr und Durchfall in Brasilien, Yucatan und bei den Huaxteken in Mexiko, dort speziell aus gerösteten Samen bei Kindern angewendet. Nach der Sotuta-Handschrift sollen zerriebene Samen auch bei schmerzhaftem Stuhl- und Harndrang gut sein, in Peru morgens eine Abkochung aus frischen oder gerösteten Samen bei Harnverhaltung, in Brasilien Baumwollsamentee bei Menstruationsstörungen, bei den Huaxteken als Getränk bei Geburten. Das Samenöl dient in Kolumbien als Abführmittel.

Äußerliche Verwendung finden die Samen in Brasilien in Form eines Pflasters mit Samenbrei als erweichendes Mittel bei Abszessen, in Peru bei Zahnvereiterungen und durch die Kallawaya-Heiler mit Vaseline verrieben gegen Hautaufbrüche. In Paraguay wird das Samenöl bei Geschwüren sowie zur Entfernung von Hautflecken verwendet.

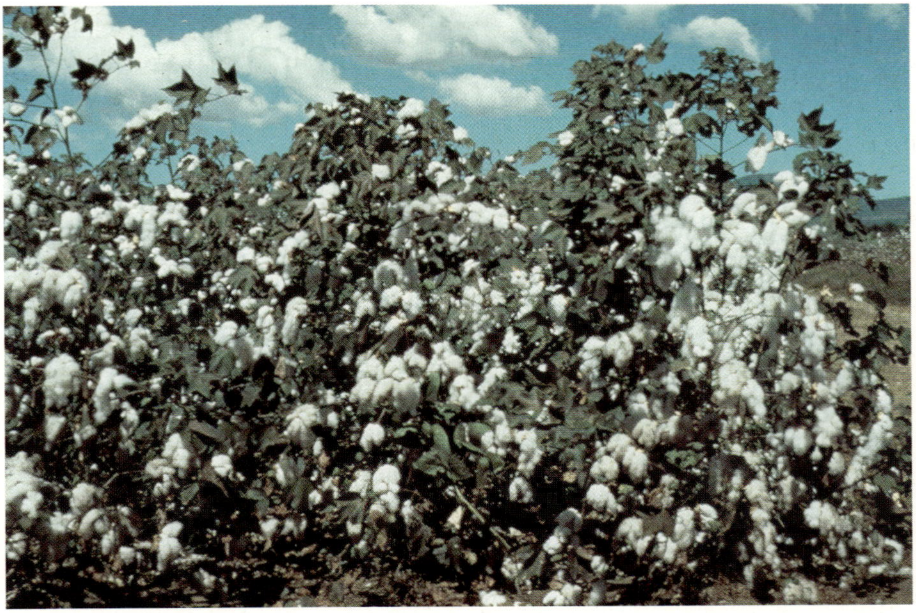

Abb. 1 Baumwollpflanzung in Nikaragua, unmittelbar vor der Ernte. Foto: Cotton Service Büro D. Frank.

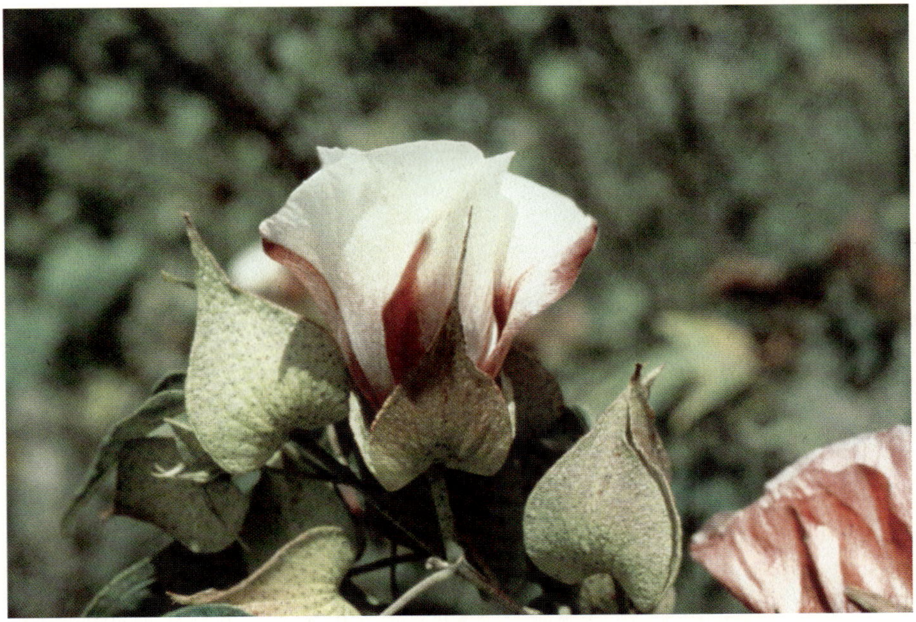

Abb. 2 Blüten einer amerikanischen Wildbaumwolle (Gossypium gossypioides) von den Kleinen Antillen (Guadeloupe). Die großen Außenkelchblätter sind hier glattrandig. Die Verfärbung der Blüten von weiß mit violetten Flecken nach rosa findet auch hier statt. Foto: Cotton Service Büro D. Frankie

BAUMWOLLWURZELN UND -STENGEL

Tees und Abkochungen aus Wurzeln oder Wurzelrinde finden Verwendung als harntreibendes Mittel in Peru, Bolivien und Brasilien, sowohl als menstruationsförderndes wie als Abtreibungsmittel in Paraguay, Brasilien und Mexiko; in Brasilien und Yucatan auch als blutstillendes Mittel bei Gebärmutterblutungen, allerdings nicht bei werdenden Müttern; Rinde dient als blutstillende Droge überhaupt in Paraguay. In Mexiko wird eine Wurzelabkochung bei der Entbindung gegeben, in Yucatan bei Ruhr.

Wurzel- und Stengelrinde finden in Kolumbien als Extrakt oder Tinktur Verwendung, ebenso als menstruationsförderndes Mittel und bei Gebärmutterblutungen wie zur Anregung der Gebärmutterkontraktion bei der Geburt. Huaxteken in Mexiko benutzen Rindenabkochungen bei Rippen- und Brustschmerzen, Harnwegserkrankungen und Durchfall, Stengeldekokte gegen Asthma. Die Maya verabreichen für den gleichen Zweck einen Tee aus jungen Schossen.

Weitere Anwendungen der Stengel sind eine Abkochung gegen Prostataentzündung in Kolumbien, zerkleinerte Schößlinge und Knospen als Gegengift gegen Bisse von Schlangen und Spinnen und Stiche von Skorpionen in Paraguay sowie eine Abkochung beblätterter Stengel bei Unterleibskrämpfen und -schmerzen in Surinam. Pflanzenasche wird in Peru auf Kopfwunden gegeben.

BAUMWOLLBLÜTEN, -KNOSPEN UND -FRÜCHTE

Zerkleinerte Blütenknospen werden bei Ohrenschmerzen in den Gehörgang eingeführt, so in Peru, bei den Wayampi in Guayana und auch bei den Schwarzen auf Trinidad, oder zum gleichen Zweck grüne Früchte im brasilianischen Bundesstaat Piauhy, und Blüten bei den Maya. Bei diesen werden zerkleinerte Blüten äußerlich auch bei „geschwollenem Kopf“ sowie bei „Jungfernfeuer“ benutzt (anscheinend eine Geschlechtskrankheit, bei El Judío so genannt). Im übrigen werden Blüten wie andere Pflanzenorgane als Wundmittel in Paraguay oder gegen Ruhr von Kallawaya-Heilern verwendet. Tee aus trockenen Früchten soll in Piauhy die Nachgeburt erleichtern.

Im Vergleich zu dem sehr breiten Spektrum als Allheilmittel bei Indianern sowie Kreolen in Süd- und Mittelamerika haben die schwarzen Amerikaner der Westindischen Inseln weniger medizinische Verwendungen für Baumwollpflanzen. Die Samen werden ebenfalls als milchsekretionsförderndes Mittel gegeben. Auf Curaçao benutzt man den Saft unreifer Kapseln bei Ohrenschmerzen, eine Blattabkochung bei Magenschmerzen, Durchfall und Blasenreizung, Blätter in Kombination mit Lippia alba als verdünntes Getränk (Dosis!) während der Schwangerschaft. Blättertee wird auf Trinidad und Curaçao bei Fieber, Erkältung und Grippe, mit Blüten auf Jamaika und Trinidad bei den gleichen Bronchialerkrankungen wie auch bei Lungenentzündung angewendet. Auf Kuba nimmt man dafür eine Abkochung von Samen, innerlich oder als Einreibung. Auf der Insel Aruba wird ein Blattaufguß bei Unterleibsstörungen benutzt, getrunken und gleichzeitig als Bad; auch bei Rheuma spielt er bei manchen Schwarzen eine Rolle.

Sklavinnen im US-Staat Südcarolina benutzten seinerzeit Abkochungen aus Baumwollwurzeln als empfängnisverhütendes Mittel und zum Abtreiben. Baumwollwurzelrinde war früher in den USA gebräuchlich als blutstillendes, gefäßverengendes, menstruationsförderndes Mittel und zur Beschleunigung der Entbindung durch Verstärkung der Gebärmutterkontraktionen, wie schon in der südamerikanischen und mexikanischen Volksmedizin.

Die Pflanzen

Die beiden amerikanischen Kulturbaumwollarten, Gossypium barbadense L. und G. hirsutum L., gehören zu den Malvengewächsen (Familie Malvaceae). Es sind ein bis fünf Meter hohe ausdauernde Sträucher (Abb. 1) mit langgestielten Blättern, die drei- bis fünflappig sind und 5 - 15 cm lang werden. Es gibt außer mehrjährigen auch einjährige Sorten.

Die fünfzähligen Blütenkronen sind nach dem Aufblühen zunächst elfenbeinfarben bis gelblich, manchmal am Grund karmesinrot; mit dem Älterwerden wechselt ihre Farbe nach rosa oder purpur (Abb. 2 zeigt das bei einer westindischen Wildbaumwollart). Die

Krone erreicht 6 - 12 cm Durchmesser. Außer dem fünfblättrigen Kelch haben alle Malvengewächse einen Außenkelch, dessen große Blätter hier (Abb. 3) zugespitzte (G. hirsutum) oder pfriemliche (G. barbadense) Zähne haben. Die Blüten haben zahlreiche Staubblätter und entwickeln eine 2 - 2,5 cm große Kapselfrucht. Die Kapsel ist bei G. barbadense eiförmig und spitz, bei G. hirsutum rundlich. Sie ist bei der ersten Art durch Öldrüsen rauh punktiert und enthält in drei bis vier Fruchtfächern je fünf bis acht Samen mit langen Samenhaaren, die bei der Reife der Kapsel herausquellen (Abb. 3). Bei G. hirsutum ist die Kapsel glatt, 3-5-fächrig, und jedes Fach entwickelt 5 - 11 Samen. Bei G. barbadense sind die Samenhaare 30 - 40, maximal 50 mm lang, bei G. hirsutum 25 - 27 mm. Jede Samenschale entwickelt 2 000 - 5 000 Samenhaare !

Beide Kulturarten sind im Unterschied zu denen der Alten Welt und (fast) allen amerikanischen Wildbaumwollarten tetraploid, d.h., sie haben den vierfachen Chromosomensatz anstelle des doppelten der anderen Arten, also 52 statt 26 Chromosomen.

Vorkommen und Kultur

Gossypium barbadense ist im tropischen Südamerika heimisch; G. hirsutum ist mittelamerikanischer Herkunft. Ob es noch Wildformen gibt oder nur verwilderte, ist nicht geklärt. In Kultur genommen wurde G. barbadense nach archäologischen Befunden wohl in Ekuador und Peru (obwohl sie wegen ihres teilweise afrikanischen Erbguts von der Atlantikküste gekommen sein muß), G. hirsutum in Mexiko.

Baumwolle kann im allgemeinen zwischen 37° nördlicher und 28° südlicher Breite angebaut werden. Sie ist sehr frostempfindlich und benötigt 200 frostfreie Tage im Jahr bis zur Ernte. Vermehrt wird sie aus Samen; bei mehrjährigem Anbau werden die Sträucher nach der Ernte stark zurückgeschnitten. G. hirsutum wird weltweit bevorzugt, weil sie für Schädlinge, besonders Kapselkäfer, weniger empfindlich ist.

Die Weltanbaufläche umfaßt 34 Millionen Hektar; die Erträge liegen zwischen 140 und 680 kg Baumwolle pro Hektar. Haupterzeugerländer sind heute China, GUS, USA, Indien, Pakistan, Brasilien, Türkei und Ägypten.

Die Drogen

Geerntet werden die behaarten Samen, in manchen Ländern auch die Wurzelrinde. Bei den Samenhaaren unterscheidet man den Lint, die langen Fasern, die auch versponnen werden, und die kurzen Linters oder die Linterwolle von nur 1 - 3 mm Länge, die zu Polstermaterial, Papier, Schießbaumwolle, Zelluloid u.a. verarbeitet werden. In der Pharmazie ist der langfaserige Lint gereinigt als Verbandwatte Droge des Deutschen, Schweizerischen und Österreichischen Arzneibuchs. Aus den Samen wird Baumwollsaatöl gewonnen.

Wirkstoffe

Samenhaare

Die aus gereinigten, entfetteten, gebleichten und von zu kurzen Fasern befreiten („kardierten") Samenhaaren bestehende Verbandwatte enthält etwa 88 % reine Cellulose, 5 - 9 % Wasser und nur geringe Mengen Fette, Wachse, Eiweiße und Mineralstoffe.

Baumwollsamen

Sie enthalten 20 - 30 % fettes Öl mit den Hauptfettsäuren Linolsäure und Ölsäure sowie Palmitinsäure und nur sehr geringe Mengen anderer Fettsäuren; außerdem 20 - 27 % Proteine mit hohem Glutaminsäureanteil, bis zu 7 % Zucker, das phenolische dimere Sesquiterpen Gossypol in sehr stark je nach Baumwollsorte schwankenden Gehalten (0,1 - 9 %), das nur in den Farbstoffdrüsen der Samen vorkommt; ferner Flavonoide (Glykoside von Quercetin und Kämpferol) und die Basen Betain und Cholin.

Andere Organe

Die Wurzelrinde ist nicht ausreichend analysiert; Wurzeln und Stengel enthalten ebenfalls Gossypol. In den Blättern finden sich kondensierte Gerbstoffe und Linolsäure, in den Blüten Flavonoide, Ölsäure und Linolsäure sowie auch Gossypol, in den Staubbeuteln der Staubblätter große Mengen freie Aminosäuren. In verschiedenen Pflanzenteilen ist etwas ätherisches Öl vorhanden.

Wirkungen

Die Watte aus den Samenhaaren besitzt ein großes Saugvermögen; sie kann 65 % ihres Eigengewichts an Wasser aufnehmen. Sie ist kochfest, naßfest und hautfreundlich. Baumwollsaatöl muß von Gossypol befreit werden, um als Nahrungsmittel verwendbar zu sein. Nur bei intravenöser Gabe können Ölzubereitungen (s. u.) auch dann Nebenwirkungen haben.

Bei Verwendung der Samen können Wirkungen des Gossypols auftreten. Gossypol beeinflußt biochemische Prozesse des Energiestoffwechsels von Zellen. Gossypol wirkt harntreibend, menstruationsfördernd und steigert Gebärmutterkontraktionen; diese Wirkungen sind aber nur schwach. Am deutlichsten ist eine Fruchtbarkeitshemmung beim Mann, die nicht in allen Fällen wieder aufhebbar ist. Weitere toxische Wirkungen sind Magen-Darm-Störungen, Herzschwäche, Lungenödeme, Leberschädigungen, Nierenschäden und Störung des Sauerstoff-Stoffwechsels im Blut. Gossypol hat außerdem eine gewisse antimikrobielle Wirkung .

Anwendungen

Watte dient als saugfähiger Verbandstoff zur Wundversorgung, zum Aufsaugen von Sekreten, zum Aufbringen von Mitteln auf die Haut; sie dient auch zur Herstellung von Mullbinden, von Filtermaterial (z.B. für spezielle Transfusionen), als luftdurchlässiger Verschluß von Mikroorganismen-Kulturen in Laboratorien und anderes mehr.

Baumwollsamenextrakt dient in der Veterinärmedizin als milchbildungsförderndes Mittel bei Kühen. Samenschalen werden als Ballaststoff in Naturkost verwendet. Baumwollsaatöl findet in der Medizin Verwendung zur Salbenherstellung und für Injektionspräparate mit fettlöslichen Medikamenten, in der Kosmetik zur Seifenherstellung, in der Nahrungsmittelindustrie als Speiseöl und - gehärtet - zur Margarineherstellung.

Gossypol ist in China als „Pille für den Mann“ erprobt worden; in der westlichen Welt hat man wegen der Giftigkeit der Substanz und der nicht immer aufhebbaren Wirkung von dieser Anwendung abgesehen. In der indianischen Volksmedizin ist von dieser Wirkung nicht die Rede, sie wäre auch nicht gefragt. Die Mashuaknollen von Tropaeolum tuberosum, die eine ähnliche Wirkung haben (s. Anmerkung im Kapitel „Kapuzinerkresse"), lassen peruanische Indios meist von ihren Frauen verzehren!

Zur Beurteilung der indianischen Anwendungen in der Volksmedizin: Die milchsekretionsfördernde Wirkung der Samen ist gegeben, eine gewisse antibiotische, schwach harntreibende und menstruationsfördernde durch Gossypol auch. Die blutstillende Wirkung und die gegen Durchfall bei den Wurzeln dürfte auf den Gerbstoffen beruhen; die Verwendung als Abtreibungsmittel liegt - wie immer - im toxischen Bereich. Ein Allheilmittel sind Baumwollpflanzen nicht.

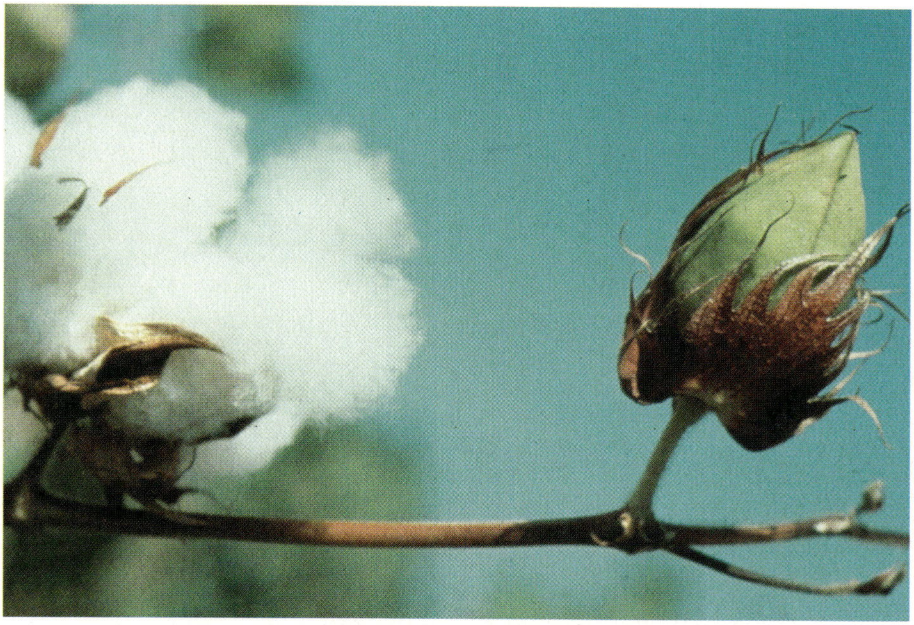

Abb. 3 Geschlossene und geöffnete Fruchtkapsel. Bei dieser Kulturbaumwolle sind die großen Außenkelchblätter pfriemlich gezähnt. Links quellen die Samenhaare aus der geöffneten Kapsel. Foto: Cotton Service Büro D. Frank.

Bitterhölzer - Eine bittere Pflanzenfamilie

Die Bitterholzdrogen stammen von zwei Pflanzenarten, die nach den Herkunftsländern als Surinam-Bitterholz und Jamaika-Bitterholz bezeichnet werden. Sie zählen zur Familie der Bitterholzgewächse (Simaroubaceae). Es ist eine durch die Tropen und Subtropen der Welt verbreitete Pflanzenfamilie; zahlreiche Arten enthalten Bitterstoffe und sind in den Arzneischatz vieler Völker eingegangen. Bei uns werden außer den Bitterhölzern auch Simarouba-Rinden und Cedronsamen verwendet.

GESCHICHTE UND VOLKSMEDIZIN

DER SURINAM-BITTERHOLZBAUM IN DER VOLKSMEDIZIN SÜD- UND MITTELAMERIKAS

Um 1700 benutzten die Bewohner der holländischen Kolonie Surinam in Guayana die Blüten, Blätter, Wurzeln und die Wurzelrinde dieses Baumes oder Strauches als „magenstärkendes" und verdauungsförderndes Mittel. Der Arzt Philipp Fernim, der um 1714 einige Jahre lang dort weilte, hat in einer erst 1769 gedruckten Beschreibung des Landes die Verwendung dieses Bitterholzbaumes als Heilpflanze mitgeteilt.

Unabhängig davon hat Carl von Linné im Jahre 1763 den Surinam-Bitterholzbaum als Quassia amara beschrieben. Dabei hat er die Pflanze dem Negersklaven Quassi zu Ehren benannt, der nach dem Bericht eines Schweden in der Kolonie die Wurzel erstmals bei Fieber einsetzte.

Bei den Kreolen von Cayenne im französischen Teil Guayanas heißt der Baum couachi, eine Bezeichnung, die aus einer Indianersprache abgeleitet ist: Die Palikur, ein Tupí-Volk in Guayana, nennen den Baum „kuáschwan". „kuásch" ist der Nasenbär oder Coati, wie dieser Kleinbär in Südamerika allgemein heißt, und „wan" bedeutet Pflanze. Also „Nasenbärenpflanze", vielleicht so genannt, weil die großen roten Blütenstände an das fuchsrote Fell des Nasenbären erinnern. Möglicherweise war „Quassi" ein Spitzname des schwarzen Heilers, weil er „couachi" bei Fieber verordnete.

Die Palikur stellen aus Rinde und Blättern des Baumes eine sehr bittere Abkochung her, die sie für Bäder zur Bekämpfung verschiedener Hautparasiten benutzen, vor allem, um Agutiläuse zu beseitigen, die außer den Agutis (tropischen Nagetieren) auch Menschen befallen. Von der vorwiegend schwarzen Bevölkerung Surinams wird heutzutage ein Stück Bitterholz in Wasser oder Wermut getaucht, und das Getränk dreimal täglich vorbeugend gegen Fieber genossen; oder es wird ein alkoholischer Quassia-Auszug als Tonikum getrunken.

Der Surinam-Bitterholzbaum ist schon lange als Zierpflanze von Mexiko bis Brasilien verbreitet und ist im Tiefland vielfach verwildert. In Mexiko wird der Aufguß des Holzes außer als Fieber- und Magenmittel auch gegen Darmparasiten gegeben, als Getränk oder Klistier. Indios in Costa Rica nahmen ein Stück Quassiaholz mit auf Reisen und schabten Chips davon ab, wenn sie Fieber bekamen; heute ist das Holz dort auch bei Durchfall in Gebrauch und es steht im Ruf, bei Zuckerkrankheit von Nutzen zu sein. In Panama wird es auch bei Leberstörungen und Schlangenbissen angewendet. In Brasilien benutzt man Tassen aus Quassiaholz und läßt das Wasser zur Teebereitung einige Stunden darin stehen. Und in Mittelamerika versucht man die Wirksamkeit gegen Insekten zu nutzen, indem man Kleiderschränke aus Quassiaholz herstellt, um Kleidung vor Motten zu schützen.

Der Surinam-Bitterholzbaum ist also über seine ursprünglichen Verwendungszwecke in Guayana hinaus zu einem verbreiteten Heilmittel in der lateinamerikanischen Volksmedizin geworden.

DER JAMAIKA-BITTERHOLZBAUM IN DER VOLKSMEDIZIN WESTINDIENS.

Der Jamaika-Bitterholzbaum (Picrasma excelsa) ist in Westindien einheimisch. 1756 wird sein Holz von dem auf Jamaika lebenden Arzt Patrick Brown erwähnt. Damals waren die Indianervölker Westindiens durch eingeschleppte Krankheiten und Sklavenarbeit fast vollständig vernichtet und durch die robusteren Sklaven aus Afrika ersetzt worden. E. Long berichtet in seiner „History of Jamaica“, die Schwarzen benutzten das Bitterholz für Abtreibungen. John Lindley schreibt im Jahre 1794, ein Dr. Drummond verordne das Jamaika-Bitterholz als Antiseptikum, bei Magen- und Eingeweideschwäche, bei hartnäckigen Rückfällen von Sumpffieber, Ruhr und Wassersucht, ausbleibender Periode und bei Pica, einer schweren Krankheit der Schwarzen. (Pica = Schmutzessen; kommt bei Kindern vor, selten bei Erwachsenen und hat Vergiftungen, Bauchkoliken und Verstopfung zur Folge. Man kann vermuten, die Sklavinnen hatten oft nicht genügend Zeit für ihre Kinder).

Heute wird Jamaika-Bitterholz von schwarzen Jamaikanern als Abkochung gegen Fadenwürmer bei Kindern sowie als Bittertonikum zur Appetitanregung und bei Malaria verwendet, auf Kuba außerdem als Fiebermittel und bei Durchfall und Hautkrebs.

DIE BITTERHÖLZER IN DER MEDIZIN EUROPAS

In Europa wurde bis um 1850 außer dem Holz auch die Rinde beider Arten benutzt. Außerdem fanden die Rinden der verwandten Arten Simarouba glauca und S. amara als Bittermittel Verwendung; beide werden heute noch gelegentlich in der Homöopathie gebraucht.

Lignum Quassiae wird 1770 in der Lübecker Arzneitaxe genannt. 1781 erscheint das Holz von Quassia amara im Arzneibuch Preußens, 1784 in der Edinburgher Pharmakopöe, die auch in Bremen galt. Das Württemberger Arzneibuch von 1798 führt dann die Hölzer beider Arten auf. Den Bitterhölzern wurden damals die gleichen Wirkungen wie der Chinarinde zugeschrieben. Es wird auch auf die häufig betrügerische Verfälschung mit dem Giftholz oder Korallensumach (Rhus metopium) aus Florida und Mexiko hingewiesen; dieses Holz wirkt extrem stark abführend. Verfälschungen von Drogen gibt es, seit Geld mit Arzneidrogen verdient wird, und unabsichtliche Verwechslungen kommen sowieso vor.

In England dienten Bitterhölzer seit dem Ende des 18. Jahrhunderts in der Bierbrauerei als Ersatz für Hopfen. Medizinisch wurden Aufgüsse beider Rinden und Hölzer in Europa als Fiebermittel verwendet, gegen Syphilis, als Klistier gegen Spulwürmer und in Form der Tinktur als anregendes Magenmittel. Bis in die ersten Jahrzehnte unseres Jahrhunderts hinein gab es den oben schon genannten Quassiabecher, der seine Bitterstoffe an das Teewasser in ihm abgibt (nach häufiger Benutzung natürlich immer weniger!) und „Bitterkugeln" aus Bitterholz für den gleichen Zweck (Abb. 1).

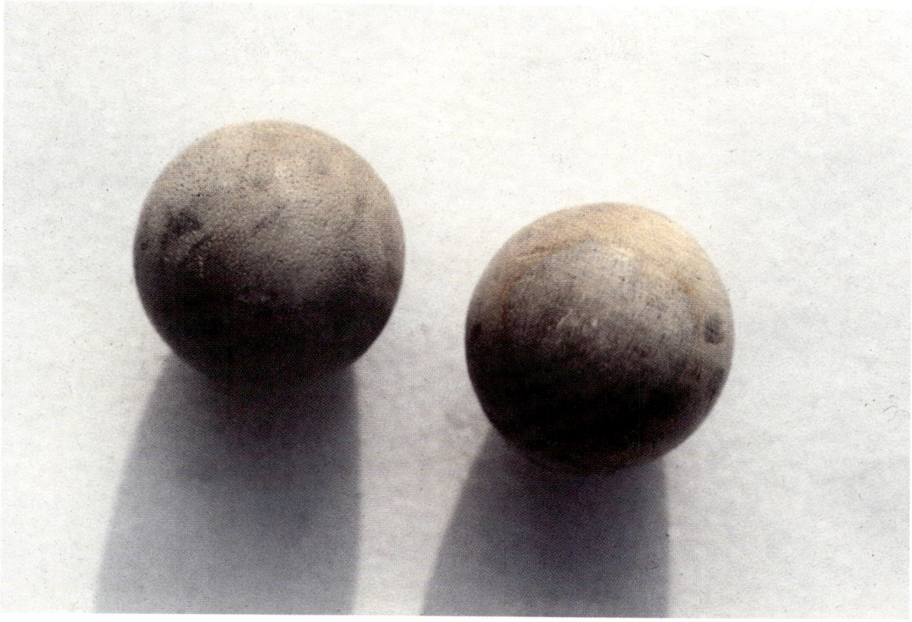

Abb. 1 Mehrere Zentimeter dicke Kugeln aus Bitterholz wurden früher in einer Teetasse aufgebrüht, wobei sie die Bitterstoffe für den Tee abgaben.

Bitterholz war auch Vertilgungsmittel für Fliegen, Läuse und Wanzen, z.B. als Spiritus Quassiae gegen Kopfläuse oder als „Fliegenpapier": Papier mit Zuckerwasser und Quassiaextrakt getränkt, an dem die zuckernaschenden Fliegen dann starben. Daher auch die deutsche Bezeichnung Fliegenholz für Bitterholz.

Zwei schöne Rezepte gibt Georg Friedrich Most in seiner 1843 erschienenen „Encyklopädie der Volksmedizin": Einmal gegen „chronische Magenschwäche, eingewurzelte Gicht, Magen-, Darm- und Blasenverschleimung" einen Quassiawein, bei dem die Droge mit Kalkwasser mazeriert und das Produkt mit Zimtwasser verschnitten wird, und zum zweiten: „Einen sehr schönen magenstärkenden Wein für Hypochondristen, Hysterische, für schwache, blasse, bleichsüchtige, an verhaltenen Regeln leidende Frauenzimmer; den Quassiawein bereitet man so, daß man zwei bis drei Loth geraspelte Quassia, zwei Quentchen Zimt und ein Quentchen Muskatenblüte zwei Tage lang mit einer Flasche Madeira- oder Teneriffawein infundiert und dann durchseihet. Man nimmt davon zwei- bis viermal täglich ein halbes Achtelweinglas voll."

Der Surinam-Bitterholzbaum Quassia amara L. ist ein kleiner Baum oder Strauch von 4 - 6 Metern Höhe. Alle Teile der Pflanze schmecken außerordentlich bitter. Die Blätter bestehen aus je 3 - 5 Fiederblättchen von 5 - 16 cm Länge, die am Scheitel zugespitzt, an der Basis verschmälert sind. Die Mittelrippe des Fiederblattes ist auffallend geflügelt (Abb. 2). Die lanzettlichen Kronblätter der Blüten sind hellrot gefärbt; sie sind meist schraubig umeinander gedreht und 2,5 - 4,5 cm lang. Aus den Blüten ragen 10 Staubblätter heraus. Die Blüten stehen in 10 - 30 cm langen Trauben. Die schwarzen, eiförmigen, einsamigen Früchte sitzen zu fünft an einem Stiel mit einer kleinen roten Anschwellung (Abb. 2). Die Pflanze ist in Guayana, Nordbrasilien und auf Trinidad einheimisch, heute von Brasilien bis Mexiko eingebürgert. Sie ist wegen ihrer roten Blüten als Zierpflanze im tropischen Amerika und in West- und Ostindien angepflanzt.

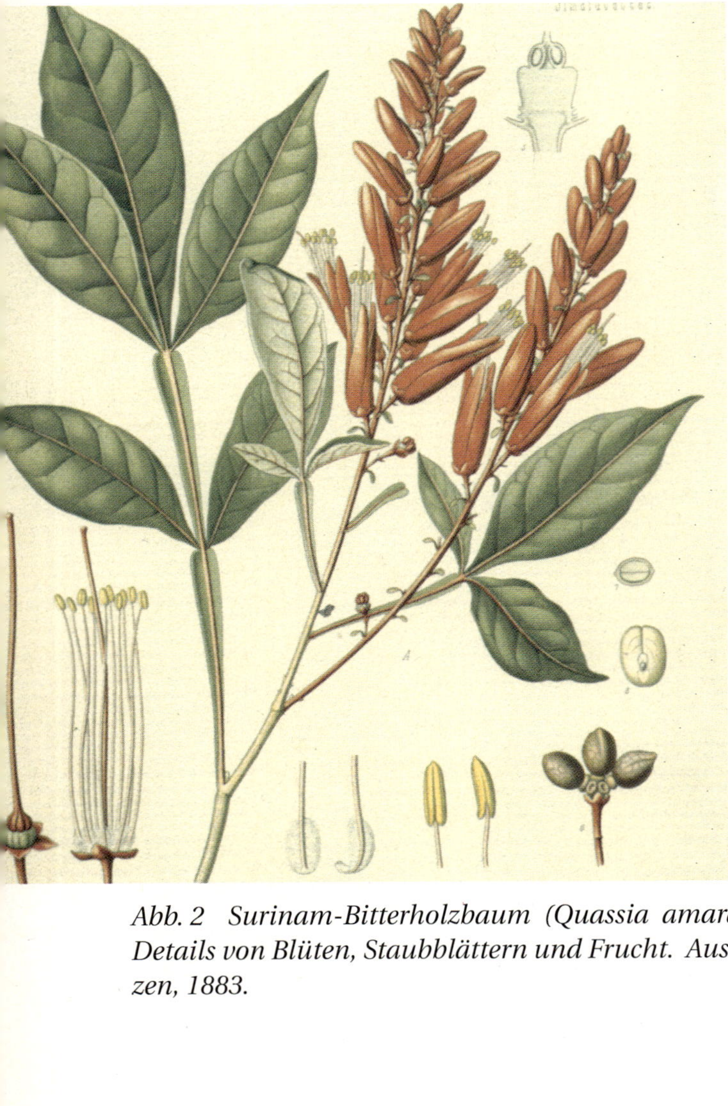

Abb. 2 Surinam-Bitterholzbaum (Quassia amara). Blühender Zweig und Details von Blüten, Staubblättern und Frucht. Aus Köhler's Medizinal-Pflanzen, 1883.

Der Jamaika-Bitterholzbaum Picrasma excelsa (Sw.) Planch. (Abb. 3) wird 6 - 25 Meter hoch, hat eine gefurchte graue Rinde und Fiederblätter mit 9 - 13 Fiedern, die 5 - 13 cm lang sind. Die kleinen gelbgrünen wohlriechenden Blüten stehen in rispigen Blütenständen und haben 4 oder 5 Kronblätter. Die Bäume tragen entweder nur männliche oder nur weibliche Blüten, manche aber auch zwittrige. Die blauschwarzen einsamigen Früchte sind sehr klein. Der Baum ist einheimisch auf Jamaika und Haiti, ferner auf Puerto Rico und im nördlichen Venezuela.

Eine weitere Simaroubaceen-Droge stammt von Simaba (Simarouba) cedron Planch., dem Cedronbaum, der von Costa Rica bis Brasilien vorkommt. Hier werden die bitterstoffhaltigen Samen verwendet: In Guayana und Brasilien gegen Schlangenbisse, in Mittelamerika als Tonikum, Magenmittel, bei Husten und Fieber und gegen Bisse aller giftigen Tiere. Die Droge wurde früher in Deutschland und England als Fiebermittel und Gegengift bei Bissen und Stichen von Tieren verwendet. Cedronsamen sind heute Droge des Homöopathischen Arzneibuchs und werden bei Fieber und periodischen Nervenschmerzen verordnet.

Die Drogen

Das ziemlich leichte Surinam-Bitterholz (Abb. 4) ist hellgelb und leicht spaltbar. Es schmeckt stark bitter und ist fast geruchlos. Die Rinde läßt sich von dem bis 10 cm dicken Holzkörper leicht abziehen und ist in der Schnittdroge für Tees nicht

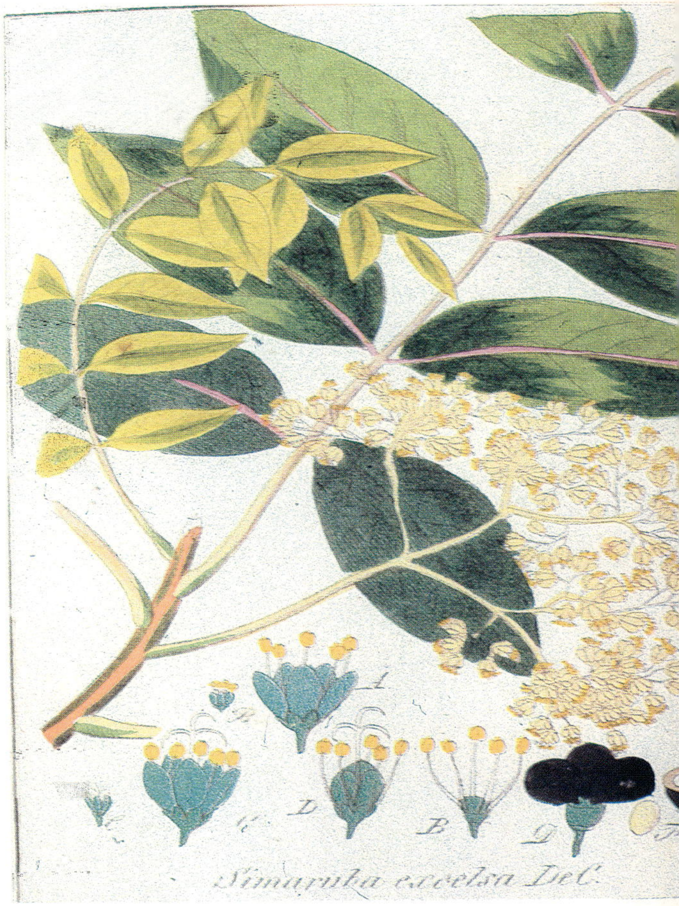

Abb. 3 Jamaika-Bitterholzbaum (Picrasma excelsa). Blühender Zweig und Details von männlichen (A) und zwittrigen (C, D) Blüten; unten rechts Frucht und Same. Aus Winkler (ca. 1843).

enthalten. - Das weißliche bis hellgelbe Jamaika-Bitterholz sieht ähnlich aus (Abb. 5). Die Rinde sitzt an den dicken Stammstücken ziemlich fest, sollte aber in der Teedroge gleichfalls fehlen.

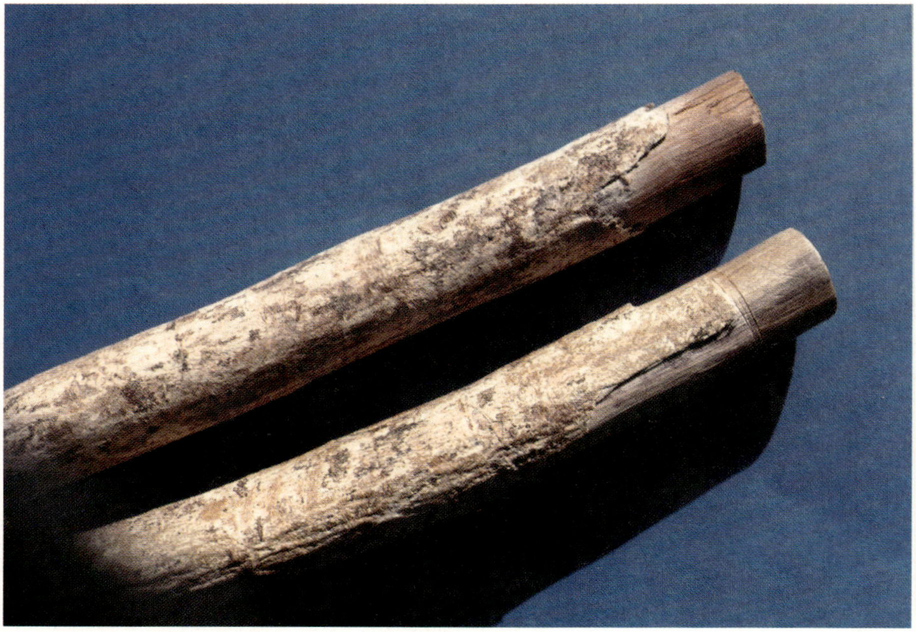

Abb. 4 Surinam-Bitterholz. Mehrere Zentimeter dicke Stücke mit noch weitgehend vorhandener Rinde.

Wirkstoffe

Das Holz beider Drogen enthält 0,05 - 0,26 % Bitterstoffe vom Triterpentyp, vor allem Quassiin und Neoquassiin sowie zahlreiche weitere Quassinoide. Reines Quassiin schmeckt noch in der Verdünnung von 1 : 17 000 000 bitter, ein Rindenauszug noch bei 1 : 40 000 - 50 000. Vor einigen Jahren wurden Canthinonderivate aufgefunden, Alkaloide vom β-Carbolintyp. Außerdem gibt es amöbizide Stoffe und ein stark antibakterielles Benzochinon. Picrasma excelsa enthält im Holz auch das Cumarinderivat Scopoletin sowie Glaucarubinone mit Antitumorwirkung. Unter der hohen Zahl experimentell krebswirkender Stoffe sind aber nur äußerst wenige zur Therapie geeignet, denn die allermeisten sind viel zu giftig. - Beide Drogen enthalten keine Gerbstoffe.

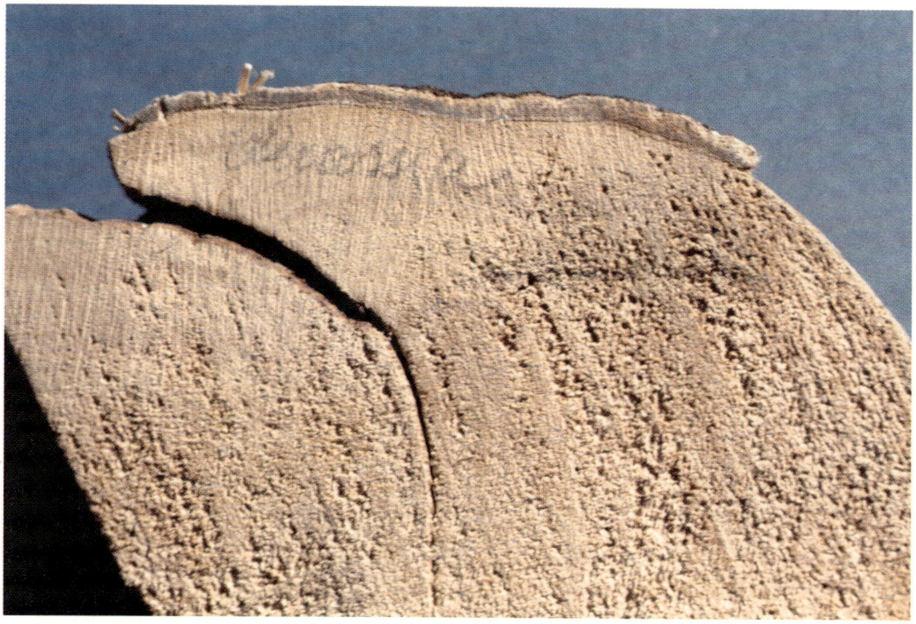

Abb. 5 Jamaika-Bitterholz . Querschnitt eines Baumes, oben noch mit Rinde.

Wirkungen

Bitterstoffe regen die Sekretion des Magensaftes an. Quassiin und seine Derivate verstärken auch die Kontraktionen der Gallenblase, wodurch die Drogen die Ausschüttung des Gallensekrets fördern und damit auch die Fettverdauung verbessern.

Quassiabitterstoffe sollen gegen den Malariaerreger Plasmodium falciparum stärker wirksam sein als das synthetische Chloroquin und werden versuchsweise zur Malariabekämpfung erprobt. Die Wirksamkeit von Inhaltsstoffen gegen Amöben und Bakterien wurde oben schon genannt.

Das Holz wirkt insektizid und wurde seit 1850 in Amerika, seit 1880 in Europa von Gärtnern in Sprays verwendet, heute nicht mehr.

Größere Mengen Bitterholztee reizen die Magenschleimhaut, was zum Erbrechen führen kann. Bei Frauen kann es während der Periode zu Brechreiz und zu Gebärmutterkrämpfen kommen. Für Schwangere darf Bitterholz nicht verordnet werden. Bei intravenöser Gabe ist Quassiin giftig.

Verwendung

Bei uns als Bittermittel zur Appetitanregung, in Form von Tees und in verschiedenen Fertigarzneimitteln; homöopathisch als Tinktur bei Leberzirrhose, Leberschwellung und Wassersucht durch Leberinsuffizienz. Andere frühere Verwendungen gelten heute als überholt. In der Lebens- und Genußmittelindustrie werden Bitterholzextrakte stark verdünnt als Geschmackskomponente in Aperitifs, Likören, Soft Drinks und in England auch in Ale und Bier verwendet.

Die volksmedizinische Anwendung in Amerika zur Förderung der Verdauung (Magen, Leber/Galle) entspricht der bei uns, die Wirkung gegen Malaria und Insekten ist bis zu einem gewissen Grad gegeben. Die Verwendbarkeit bei Krebs ist fraglich (zu toxisch) und bei anderen Leiden wie Zuckerkrankheit, Durchfall, Schlangenbissen, Fieber - außer bei bestimmten Infektionen – nicht belegt.

Boldo – Heilpflanze seit 13 000 Jahren

GESCHICHTE UND VOLKSMEDIZIN

Seit 1976 wurde bei Monte Verde in der chilenischen Provinz Llanquihue, etwa 170 Kilometer südlich der Universitätsstadt Valdivia, ein alter späteiszeitlicher Siedlungsplatz ausgegraben, der nach der Radiokarbondatierung vor 12 500 bis 13 000 Jahren angelegt wurde. Während sonst in Amerika aus dieser Zeit nur Höhlenfunde vorliegen, war es eine archäologische Sensation, daß hier erstmalig Fundamente von rechteckigen Hütten aufgedeckt wurden; die Hüttengerüste waren aus örtlich vorkommenden Harthölzern gebaut. In den Hütten fand man Steinwerkzeuge, Grillplätze, Pflanzen- und Speisereste. Die Bewohner betrieben Jagd auf Mastodonten (Verwandte der Elefanten, die in Amerika bald darauf ausgestorben sind) und Vorfahren der Lamas. Außerdem sammelten sie eßbare Samen und Früchte. Die gute Erhaltung der organischen Reste ist dem Umstand zu verdanken, daß der Siedlungsplatz bald nach dem Verlassen von einem Torfmoor überwachsen wurde, nachdem der vorbeifließende Bach sein Bett verlegt hatte. Die Ausgrabungen wurden von dem nordamerikanischen Anthropologen Tom Dillehay geleitet; die Pflanzenreste untersuchte Carlos Ramírez, Botaniker an der Universität Valdivia. Inzwischen sind zahlreiche weitere Wissenschaftler an der Arbeit beteiligt.

Besonders erwähnenswert sind zwei Pflanzenfunde: Erstens Reste von Kartoffelschalen, die der chilenischen Wildkartoffel Solanum maglia zugeordnet wurden; diese sind 5 000 Jahre älter als die ältesten Kartoffelfunde in Peru und haben die Diskussion wieder angefacht, ob die Kulturkartoffel (Solanum tuberosum) außer peruanisch-bolivianischen auch chilenische Vorfahren hat. Zweitens Reste von zerkauten Boldoblättern, die auf eine frühe Verwendung dieser Blätter als Arzneimittel schließen lassen. Das Teekochen war offenbar noch nicht erfunden. Das Zerkauen von Pflanzenteilen ist die ursprünglichste Methode, Pflanzeninhaltsstoffe zu sich zu nehmen, ohne das zähe Pflanzenmaterial hinunterschlucken zu müssen (Boldo ist ein Hartlaubgewächs mit lederigen Blättern). Insgesamt sind in den Resten einer etwas abseits gelegenen Hütte Teile von 27 verschiedenen Heilpflanzen aufgefunden worden; anscheinend gab es also eine eigene Medizinhütte.

In der Volksmedizin der Araukaner, der indianischen Bevölkerung im südlichen Mittelchile, und der Chilenen dienen Tees aus Boldoblättern zu verschiedenen Zwecken: Zur Behandlung von Magen-Darm-Störungen, als galletreibendes Mittel und bei Leberentzündungen, außerdem als Beruhigungsmittel und bei Kopfschmerzen. Die Blattaufgüsse wirken auch schwach harntreibend. Außerdem werden sie in Form von Bädern und Umschlägen bei rheumatischen Schmerzen verwendet. In Bolivien behandeln Wanderheiler Entzündungen im Ohr mit Blattpreßsaft und Zahnweh mit Blattdekokt.

Die Rinde des Baumes wird zum Gerben von Leder und zum Gelbfärben von Textilien benutzt. Indianer kennen zahlreiche Naturfarbstoffe.

Vermutlich fanden die Boldoblätter in der 13 000 Jahre alten Indianersiedlung bei Monte Verde schon ähnliche Verwendung wie heute. Die Menschen dieser frühen Einwanderungswelle haben offenbar bereits die Pflanzenwelt Südamerikas nach nützlichen Pflanzen durchforscht.

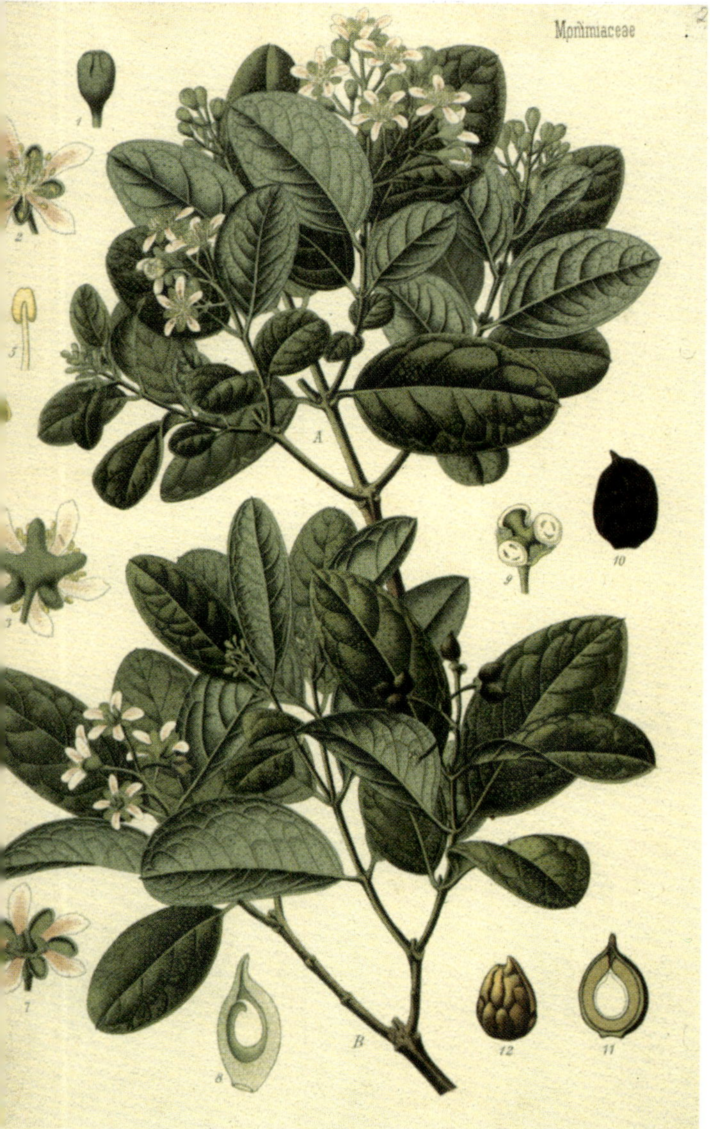

Abb. 1 Boldobaum (Peumus boldus). Oben Zweig eines männlichen Baumes, Blüte und Staubblätter; unten Zweig eines weiblichen Baumes, Blüte, Frucht und Same. Aus Köhler's Medizinal-Pflanzen, 1883.

Die Pflanze

Der Boldobaum, Peumus boldus Mol. aus der Familie Monimiaceae, einer vorwiegend auf der Südhalbkugel der Erde verbreiteten Pflanzenfamilie, ist ein immergrüner, bis zu 15 Meter hoher Baum Mittelchiles. Die Pflanze ist zweihäusig, d.h., es gibt weibliche und männliche Exemplare (wie bei unseren Weidenbäumen). Die einen halben bis einen Zentimeter großen Blüten sind gelblichweiß gefärbt, und in Trauben angeordnet. Die weiblichen Blüten sind etwas kleiner als die männlichen. Die gelblichgrünen Früchte bleiben klein (Abb.1).

Vorkommen

Der Baum ist in tieferen Lagen fast ganz Mittelchiles immer noch häufig, trotz weitgehender Beseitigung der früheren Boldowälder, die zu den charakteristischen Waldtypen Chiles zählten.

Die Blattdroge

Die 3-7 cm langen ovalen Blätter sind mit Höckern bedeckt und drüsig punktiert (Abb.2). Der Blattrand ist nach unten umgeschlagen. Boldoblätter sind Droge im Deutschen Arzneimittelcodex, im Schweizerischen und im Homöopathischen Arzneibuch.

Wirkstoffe

Die Blätter enthalten 0,2 - 0,5 % Alkaloide, vor allem Boldin; dazu 1,0 - 2,6 % ätherisches Öl mit Ascaridol, Cineol (das kommt auch im Eukalyptus vor) und p-Cymol. Dritte Stoffgruppe sind Glykoside von Quercetin, Kämpferol, Rhamnetin und andere Flavonoide.

Wirkung

Boldin steigert die Magensaftsekretion, wirkt galletreibend und krampflösend sowie leicht harntreibend - eine Bestätigung für die Erfahrungsheilkunde der Araukaner und Chilenen. Daueranwendung und Überdosierung von reinem Boldin können zu Vergiftungen führen. Das reine ätherische Öl ist bei uns für die Therapie nicht mehr zugelassen, weil das früher als Wurmmittel verwendete Ascaridol krampferzeugend wirkt. Der Geruch des reinen Boldoöls ist blumig-fruchtig, weshalb es für die Parfümerie Verwendung findet. Ob die Flavonoide an der Wirkung der Droge beteiligt sind, ist noch nicht geklärt (Quercetin soll entzündungswidrig wirken). Während einer Schwangerschaft sollten Boldoblätter nicht verwendet werden, und man sollte bei Daueranwendung vorsichtig sein.

Verwendung

Boldoblätter sind Bestandteil einiger Teepräparate und Arzneimittel für leicht krampfartige Magen-Darm-Störungen und andere Verdauungsbeschwerden, vor allem - und auch in der Homöopathie - der Leber und Galle.

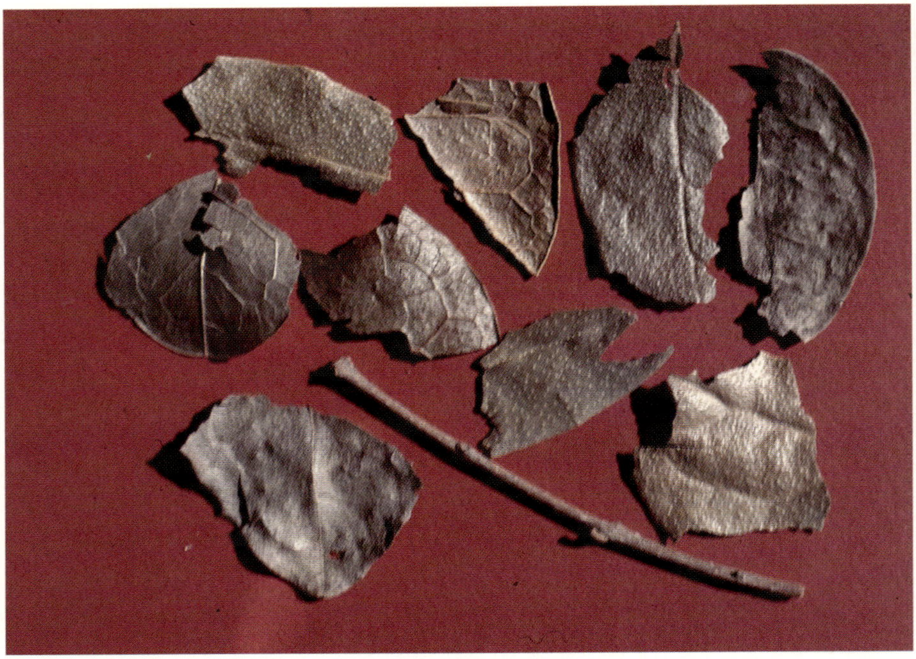

Abb. 2 Boldoblätter, Schnittdroge für Tees. Vgl. Text.

Brechwurzel (Ipecacuanha)
Die Dosis macht das Gift

GESCHICHTE UND VOLKSMEDIZIN

„Ipecaáguéne“ bedeutet in der Sprache der Tupi-Völker „kleines Kraut am Wege, das Erbrechen erregt“, wie der deutsche Botaniker Carl Friedrich von Martius 1825 berichtet hat. Der portugiesische Mönch Manoel Tristaon, der zwischen 1570 und 1600 in Brasilien lebte, hat als erster Weißer von der Pflanze „Igpecaya“ gesprochen, und sein Bericht wurde in dem Buch „His Pilgrimes - a treatise of Brasill, written by a Portugall which had long lived there“ von Purchas in London 1625 veröffentlicht. Aus dem Tupiwort wurde im Portugiesischen „Ipecacuanha“.

Die niederländischen Ärzte Piso und Marcgraf, die ersten wissenschaftlichen Erforscher Brasiliens (Pernambuco war damals zeitweilig niederländische Kolonie), beschrieben 1648 die Pflanze und bildeten sie erstmals ab. Damals war die Brechwurzel in Brasilien in allgemeinem Gebrauch, „durch Brech- und Abführwirkung bestes Gegenmittel für jedes Gift“.

Bei brasilianischen Indianern ist die Ipecacuanhawurzel seit sehr langer Zeit ein Heilmittel für Ruhr, speziell Amöbenruhr. Indianer verwenden Ipecacuanha auch als Brechmittel für Kinder und einen geringer dosierten Tee als Hustenmittel bei Bronchitis. Indianer wissen, daß brechenerregende Drogen in geringer Dosis schleimlösende Wirkung bei Husten haben: Die nordamerikanischen Cherokee verwenden die Wurzel des Wolfsmilchgewächses Euphorbia ipecacuanha genauso für beide Zwecke wie südamerikanische Indios ihre Cephaëlis ipecacuanha.

Das Wissen der Indianer über den medizinischen Wert der Brechwurzel wurde in Europa nur zögernd aufgegriffen. Nachdem Piso und Marcgraf die Pflanze beschrieben hatten, brachte ein niederländischer Arzt sie 1649 erstmals nach Europa. 1672 geriet sie in Verruf, weil der französische Arzt Legras in Paris sie in zu hoher Dosierung verordnete.

Den nächsten Versuch machte der französische Kaufmann Grenier, der im Jahre 1686 150 Pfund Ipecacuanhawurzel importierte. Dr.

Jean-Claude Helvétius verschrieb die von Grenier erhaltene Droge mit Erfolg bei Ruhr (Amöbenruhr ?). Er soll dann auf Plakaten an Straßenecken in Paris für seine Kur geworben haben. Am Hof des französischen Königs hörte man davon und veranlaßte Versuche an Kranken im Hospital, die erfolgreich waren. Daraufhin verlieh der „Sonnenkönig“ Ludwig der XIV. dem cleveren Dr. Helvétius das alleinige Verkaufsrecht für die Brechwurzel. Der Dumme war dabei der Kaufmann Grenier, der erfolglos gegen das Privileg für Helvétius prozessierte.

In Deutschland wurde die Droge erstmals 1710 genannt, als „Radix Ipecacuanhae, fremde Ruhrwurtz“ in der Arzneitaxe von Rothenburg ob der Tauber. Zwischen 1712 und 1731 taucht sie nacheinander auch in den Arzneitaxen von Gera, Mülhausen, Braunschweig-Wolfenbüttel, Regensburg und Goslar auf und im Brandenburgisch-Preußischen Dispensatorium, war also nun in allgemeinem Gebrauch.

Im 18. Jahrhundert erfand der englische Kaperkapitän und Schiffsarzt Dover das „Doversche Pulver“, eine Mixtur aus Brechwurzelpulver, Opium und Brechweinstein, als schweißtreibendes Mittel bei beginnender Grippe. Dieses Doversche Pulver fand 1784 Eingang in die Edinburgher Pharmakopöe und später - bis in unser Jahrhundert hinein - in das Deutsche Arzneibuch. Wer von dieser brisanten Mischung eine brechenerregende Überdosis einnahm, blieb zwar nicht von der Grippe, aber wenigstens vom suchterzeugenden Opium verschont!

Die Pflanze

Die Brechwurzel stammt von Cephaëlis ipecacuanha Rich. aus der Familie der Krappgewächse (Rubiaceae; auch unser Waldmeister gehört dazu). Die nur bis zu 40 cm hohen Pflanzen sind krautig bis strauchig und haben ein unterirdisches Rhizom (Wurzelstock) und Speicherwurzeln. Die immergrünen Laubblätter sind gestielt; die 10 - 20 weißen, glockig-trichterförmigen Blüten stehen in Köpfchen (Abb. 1). Aus den Fruchtknoten entwickeln sich ein- bis zweisamige rote bis fast schwarze Beeren von etwa 7 mm Durchmesser.

Als weitere Pflanze zur Gewinnung der Wurzeldroge wird in Lehrbüchern auch die kolumbianische Cephaëlis acuminata (Bent.) Karst. genannt („Cartagena-Ware“), was neuerdings aber bezweifelt wird.

Die Neuauflage 1992 der „Flora medicinal de Colombia" des kolumbianischen Ethnobotanikers H. García Barriga nennt als Stammpflanze der dort aus Wildbeständen gesammelten Droge ausschließlich Cephaëlis ipecacuanha und erwähnt C. acuminata überhaupt nicht.

Vorkommen und Anbau

Cephaëlis ipecacuanha wächst in Brasilien von São Paulo bis zur Amazonasmündung und von Pernambuco bis Mato Grosso, im bolivianischen Tiefland und in Kolumbien; sie bevorzugt feuchte schattige Wälder. Die Droge wird z.T. immer noch von wildwachsenden Pflanzen gesammelt; ein Sammler schafft 4 bis 13 kg pro Tag.

Angebaut wird sie (mit Beschattung !) in Mato Grosso und Minas Gerais (Brasilien), Bolivien, Panama, Costa Rica und Nicaragua sowie in Indien und Hinterindien. Die Vermehrung wird durch Auspflanzen von Rhizomstücken vorgenommen. Die Ipecacuanha-Ausfuhr Brasiliens beträgt 80 t pro Jahr.

Die Droge

Die unterirdischen Organe von drei- bis vierjährigen Pflanzen

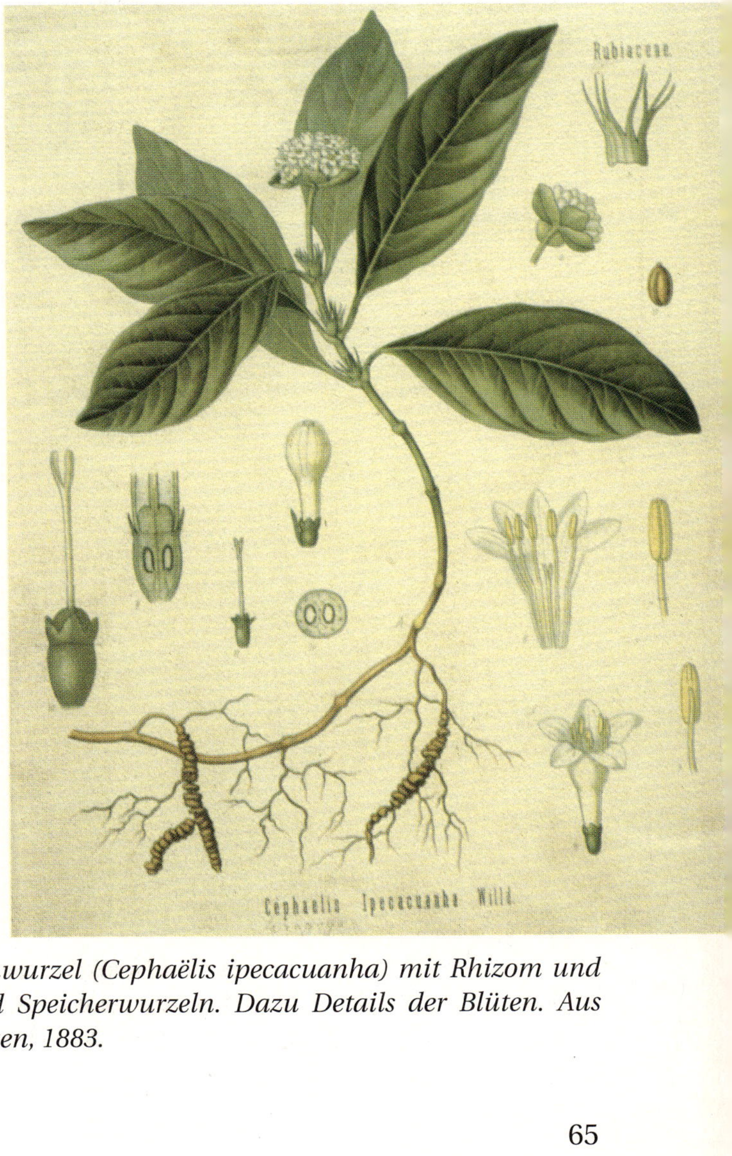

Abb. 1 Pflanze der Brechwurzel (Cephaëlis ipecacuanha) mit Rhizom und Wurzeln; die dicken sind Speicherwurzeln. Dazu Details der Blüten. Aus Köhler's Medizinal-Pflanzen, 1883.

werden bei 100 - 150 °C getrocknet. Die Wurzeln sind teils 2 - 4 mm dick, glatt und längsgerillt wie die Rhizomteile oder es sind 4 - 6 mm dicke wulstige Speicherwurzeln (Abb. 2). Rhizom- und Wurzelteile sind im Wirkstoffgehalt gleichwertig. Die Droge schmeckt kratzend und bitter. Die brasilianische Droge heißt „Mato-Grosso-" oder nach dem Hauptausfuhrhafen „Rio-Ware"; „Nicaragua-", „Panama-" und die kolumbianische „Cartagena-Ware" stammen, wie man jetzt weiß, von der gleichen Pflanzenart.

Ipecacuanhawurzel ist Arzneibuchdroge in Deutschland, Österreich und der Schweiz und ist auch im Homöopathischen Arzneibuch aufgeführt.

Wirkstoffe

Die Droge enthält 1,8 - 4 % Alkaloide; ein Gehalt von mindestens 2% wird für die Droge verlangt. Bei der Rio-Ware stellt Emetin 60-80% der Alkaloidmenge, bei der Cartagena-Ware stehen Emetin und das sehr ähnliche Cephaëlin im Verhältnis 1 : 1; außerdem gibt es bei allen Drogenherkünften noch weitere Alkaloide. Der Name Emetin ist vom griechischen „emesis" = Erbrechen abgeleitet. Emetin wurde schon 1817 von Pelletier und Magendie rein dargestellt; es wird heute aus der Rio-Ware rein gewonnen.

Wirkungen

Brechenerregende Drogen erhöhen, wie schon gesagt, in geringerer Dosis (etwa 1/10 der brechenerregenden) die Schleimbildung in den Bronchien. Dieser Vorgang wird als Reflex von den Magennerven erregt und führt über das Brechzentrum zur Anregung der Sekretion in den Bronchien. Die beiden Alkaloide Emetin und Cephaëlin haben diese Wirkung. Nur die Dosis macht aus dem Hustenmittel ein Brechmittel.

Emetin hat noch eine dritte Wirkung, nämlich gegen Amöbenruhr, eine in warmen Ländern häufige Erkrankung durch Entamoeba histolytica. Das ist ein einzelliger tierischer Parasit, der in das Darmgewebe eindringt. Emetin schädigt die Gewebsformen der Ruhramöben, weniger die Dauerformen. Bei der Behandlung wird Emetin injiziert. Zeitweise war Emetin durch Antibiotica aus der Therapie verdrängt, bis man merkte, daß Antibiotica nicht alle Formen der Amöbenruhr unter Kontrolle halten. Wegen seiner Nebenwirkungen hat Emetin aber nur begrenzte Bedeutung. Das teilsynthetisch hergestellte 2,3-Dehydroemetin ist etwas besser verträglich.

Emetin wird nur langsam aus dem Körper ausgeschieden, deswegen sollte die Droge nicht langfristig verwendet werden: Es besteht Kumulationsgefahr. Überschreitung der normalen Dosis führt zum Brechreiz, auch zu starkem Durchfall, zu Herzschwäche und Atemnot, bei starker Überdosierung zu Krämpfen bis zum Tod. Wer die Droge oder gar das Pulver anfaßt, ohne sich danach die Hände zu waschen, muß mit Reizerscheinungen wie Haut- und Augenentzündungen rechnen. Außerdem gibt es auch Fälle von Ipecacuanha-Allergie, u. U. mit Asthmaanfällen. Droge und Emetin dürfen nicht verwendet werden bei Magen-Darm-Geschwüren und während Schockzuständen. Brechwurzel ist eine stark giftige Droge, die nur in sehr geringer Dosis ein Heilmittel ist.

Unsere Medizin bestätigt generell die Verwendung der Ipecacuanhawurzel durch die Indianer, nur können wir die Droge exakt dosieren und damit Nebenwirkungen weitgehend ausschalten.

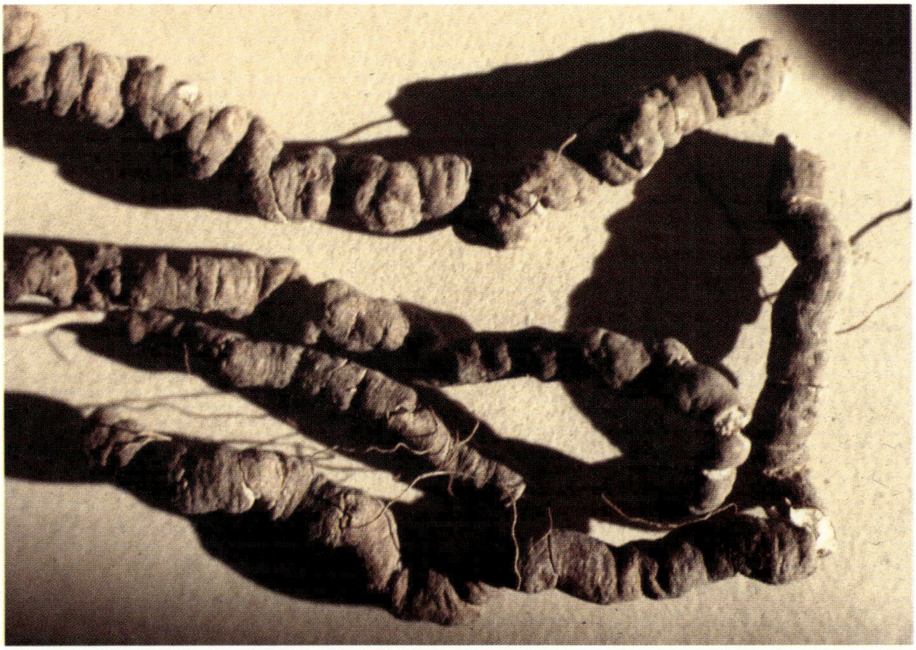

Abb. 2 Ipecacuanha-Wurzeln. Das Bild zeigt die dickeren wulstigen Speicherwurzeln, die für die Droge charakteristisch sind.

Verwendung

Als Tee ist Ipecacuanha nicht zu empfehlen, weil wegen der unerwünschten Brechwirkung ein genauer Alkaloidgehalt eingestellt werden muß (50 Milligramm Droge, für Kinder noch viel weniger !). Fertigarzneimittel sind rezeptpflichtig.

Als Tinktur oder Extrakt dient die Droge vor allem zur Erleichterung des Abhustens bei zähem Schleim. Für Kinder ist bei kruppartiger Bronchitis ein Sirup günstiger, ebenso, wenn bei Vergiftungen ein Erbrechen ausgelöst werden soll.

In warmen Ländern wird nicht nur Amöbenruhr mit Emetin behandelt, die Droge findet noch weitere Anwendungen; in Indien bei bestimmten Wurmkrankheiten (Bilharziose, Guineawurm) und Leishmaniose (Orientbeule), in Kolumbien sogar als Ersatz für Mutterkorn. Bei uns besteht dafür keine Zulassung.

Cascarilla
Wolfsmilchgewächs aus der Karibik

GESCHICHTE UND VOLKSMEDIZIN

„Der Amerikaner, der den Kolumbus zuerst entdeckte, machte eine böse Entdeckung". Dieser satirisch-bittere Aphorismus aus den „Sudelbüchern" des Göttinger Gelehrten und Aufklärers Georg Christoph Lichtenberg (1742 - 1799) trifft voll zu auf die Indianer der Bahama-Inseln, die Kolumbus am 12. Oktober 1492 anlief: Kein Indianervolk dort - und keins in ganz Westindien mit Ausnahme einiger Kariben auf der kleinen Antilleninsel Dominica - hat die Auffindung der „Neuen Welt" durch die Europäer überlebt.

Der Kaskarillbaum ist vor allem auf den Bahamas einheimisch. Wir wissen nichts über die Verwendung seiner Rinde durch die damaligen Indianer; nur aus dem heutigen Kolumbien liegen Angaben vor. Die Volksmedizin Westindiens ist hauptsächlich die der als Sklaven dorthin verschleppten Schwarzen und ihrer Nachkommen. Nur auf Puerto Rico gibt es Mestizen mit einer teilweise indianischen Tradition der Volksmedizin.

Von den Schwarzen auf den Bahamas wird ein Tee aus Rinde, Blättern und Zweigen von Cascarilla als anregendes Tonikum und gegen Erkältungen, Fieber und Grippe getrunken, in Westindien allgemein als aromatisches Getränk. Die Volksmedizin der schwarzen Amerikaner ist noch keine 500 Jahre alt. Sicherlich haben sie im tropischen Amerika auf manche Erfahrungen mit ähnlichen afrikanischen Pflanzen zurückgegriffen und vielleicht haben sie manche Kenntnisse der letzten Indianer in Westindien übernommen, trotzdem ist der Umfang ihrer Apotheke beachtlich.

In Kolumbien wird Kaskarillrinde als verdauungsförderndes Magenmittel und gegen Durchfall verwendet, die Blätter auch zur Blutdrucksenkung. Außerdem läßt sich ein schwarzer Farbstoff aus der Rinde gewinnen.

Die nahe verwandte, mehr strauchförmige Art Croton cascarilla gilt bei den Schwarzen von Porte-de-Paix auf Haiti geradezu als Allheilmittel; die Rinde dieser Art wurde früher wohl mehr als die echte von C. eluteria nach Europa importiert. Seit dem 17. Jahrhundert wurde Kaskarillrinde in Europa bei Verdauungsschwäche, Ruhr, Durchfall und Fieber angewendet.

Johann Andreas Stisser, Arzt und Professor an der damaligen Universität Helmstedt, hat als erster die Rindendroge in seinem 1693 erschienenen Werk „Actorum Laboratorii Chemici specimen secundum“ beschrieben. Stisser gehört noch der Übergangszeit zwischen

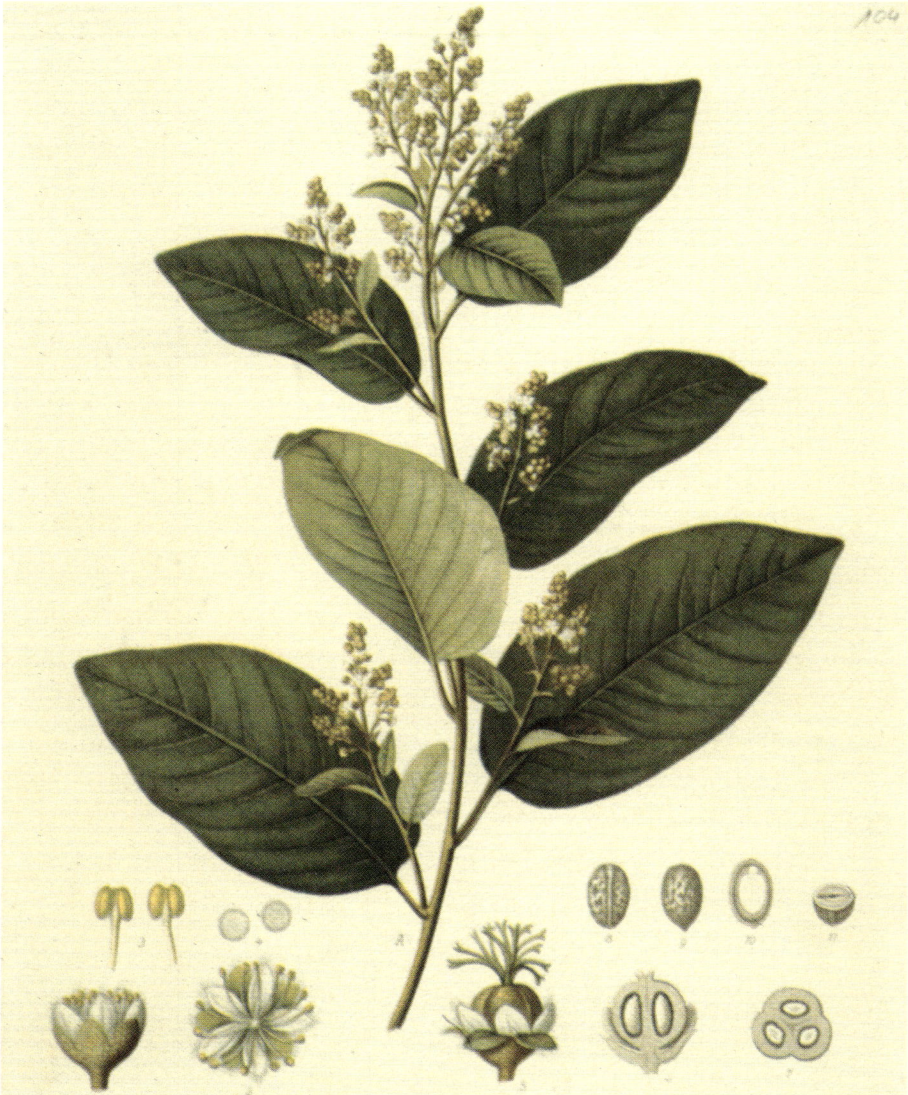

Abb. 1 Blühender Zweig des Kaskarillbaums (Croton eluteria) und Details von männlichen (links) und weiblichen Blüten, Früchten und Samen (rechts unten). Bildtafelsammlung des Instituts für Pharmazeutische Biologie der TU Braunschweig

Alchemie und Chemie an; er hat das Kupferammonsulfat entdeckt, aber auch an die Herstellung von künstlichem Gold geglaubt. Stisser nannte die Rinde „Cortex Eleuterii“ nach der Bahamainsel Eleuthera. Er hatte die Droge aus England erhalten, wo sie damals schon dem Tabak zugesetzt wurde, um ihm einen aromatischen Duft zu geben. Er hat sie als Arzt bei Fieber verordnet.

Bald darauf begann die Verwechslung von „Cortex Eleuterii“ mit der gleichfalls bei Fieber eingesetzten Chinarinde; und weil die Spanier die Chinarinde „cascarilla“ („kleine Rinde“) nannten, ging dieser Name dann auf die Rinden der beiden genannten Croton-Arten über: Cortex Cascarillae. Dafür bekam die Chinarinde den Namen „quinquina“ oder vereinfacht „quina“ von der Rinde des Perubalsambaumes, mit dem sie ebenfalls verwechselt wurde (siehe Kapitel „Perubalsam“). Und die Indianerheiler in Peru nennen die Chinarinde „Quina Cascarilla“. Eine verwirrende Geschichte der Namengebung!

1713 wird „Cortex Chacarillae“ im Dispensatorium Borusso-Brandenburgicum, dem preußischen Arzneibuch, genannt, und von 1872 - 1970 stand die Droge im Deutschen Arzneibuch.

Die Pflanze

Der Kaskarillbaum, Croton eluteria Swartz (Abb. 1) ist ein Wolfsmilchgewächs (Familie Euphorbiaceae). Er erreicht 12 m Höhe, kommt aber auch als 1-3 Meter hoher Strauch vor. Die maximal 20 cm langen, oft aber kürzeren Blätter an den rostfarbenen behaarten Zweigen sind immergrün, eiförmig bis länglich und punktiert; ihre Unterseite ist silbrig behaart. Im traubigen Blütenstand sind die oberen Blüten männlich, die unteren weiblich. Die runde, dreifächrige Kapselfrucht enthält bis 6 mm lange Samen.

Vorkommen

Der Baum bzw. Strauch gedeiht in Trockenwäldern und Gebüschen auf Kalkstein. Er ist auf den Bahama-Inseln besonders häufig und wird hauptsächlich von der dortigen Insel Long Island exportiert. Er kommt ferner auch auf den Großen Antillen sowie auf dem Kontinent von Ekuador bis Mexiko vor.

Droge

Die dunkelbraune dünne Rinde (Abb. 2), deren helles Korkgewebe sich leicht ablöst, riecht moschusartig und schmeckt gewürzhaft, bitter und zusammenziehend.

Wirkstoffe

Die Rinde enthält außer 15 % Harz den Diterpen-Bitterstoff Cascarillin und weitere Bitterstoffe; 1,5 - 3 % ätherisches Öl mit Limonen, p-Cymol, Eugenol (das ist benannt nach der Gewürznelke, die viel davon enthält) und Sesquiterpenen; Gerbstoff und Vanillin.

Wirkung

Durch die Kombination von ätherischem Öl und Bitterstoffen ist die Kaskarillrinde eine aromatische Bitterdroge und regt infolgedessen die Sekretion des Magensaftes an. Das ätherische Öl wirkt auch desinfizierend. Der Gerbstoffgehalt bedingt den zusammenziehenden Beigeschmack und erklärt die volksmedizinische Verwendung gegen Durchfall.

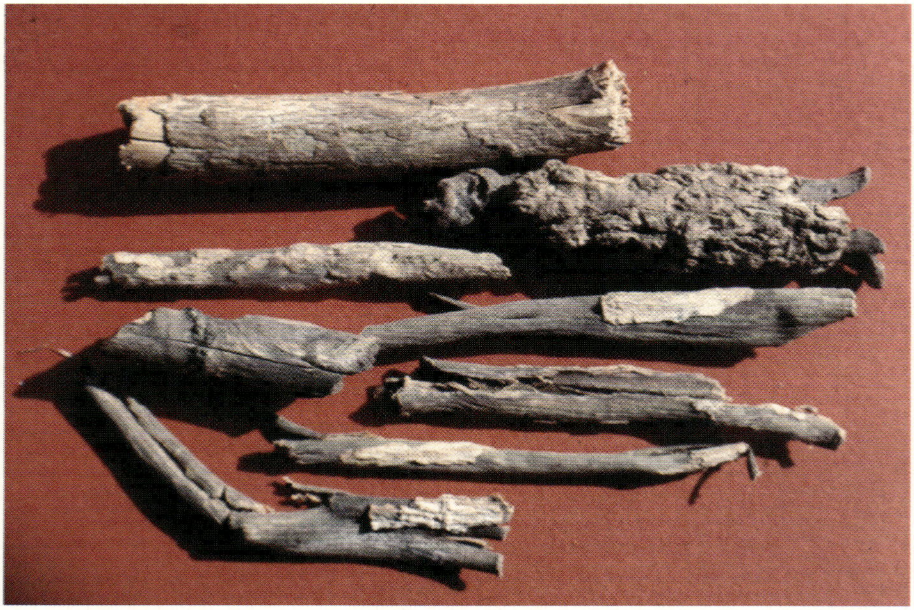

Abb. 2 Zweige (oben links) und Rindendroge (oben rechts ein Stück mit rauher Borke) vom Kaskarillbaum.

Ein Großteil der Anwendungen der Droge durch Kolumbianer und schwarze Amerikaner erscheint objektiv begründet; nur die volksmedizinische Verwendung bei Fieber beruht wohl auf der hergebrachten Meinung, daß bittere Drogen bei Fieber helfen. Eine Überdosierung sollte man vermeiden, denn größere Mengen sind schädlich, auch wenn bei manchen Croton-Arten und anderen Wolfsmilchgewächsen (Ricinus !) die Samen üblicherweise am giftigsten sind.

Verwendung

In der Homöopathie wird die Droge bei Verdauungsstörungen verordnet. Der Hauptteil des Rindenöls geht in die Lebensmittelindustrie für Soft Drinks, Eiskrem, Süßigkeiten, Gebäck und Gewürze und auch in die Likörindustrie. Gewürze und aromatisch-bittere Liköre haben übrigens gleichfalls die Funktion, die Verdauung anzuregen! Ein weiterer Teil des Rindenöls wird orientalischen und männlichen Parfüms zugesetzt, mit der Geruchsnote „würzig - aromatisch - holzig".

Chinarinde
Legenden um das erste Malariamittel

GESCHICHTE

Der geographisch irreführende Name „China"rinde ist abgeleitet von „kina" (spanische Schreibweise „quina"), einem indianischen Wort für Rinde. Der Brüsseler Arzt Chifflet bezeichnete in seinem 1653 erschienenen Werk „Pulvis Febrifugus Orbis Americani ventilatus", der ersten medizinischen Veröffentlichung über die Droge, die Rinde als „China febris", Fieberrinde. In Deutschland ist die Droge erstmals 1663 in der Regensburger Arzneitaxe genannt, als „Cortex China de China, eine fremde Rinde". Berühmt geworden ist die Chinarinde als Heilmittel für Malaria, eine Krankheit, die es noch vor 200 Jahren auch in Deutschland und der Schweiz gab.

Die Entdeckung der Antimalariawirkung ist von Legenden umrankt. Entgegen verbreiteter Meinung liegt keine alte indianische Überlieferung vor, und die Wirkung ist nicht vor 1630 bekannt geworden. Viele Nennungen von „quina-quina" („Rinde der Rinden") beziehen sich auf den Perubalsambaum Myroxylon balsamum (siehe Kapitel Peru- und Tolubalsam), dessen Rinde bis heute diesen Namen trägt und früher manchmal auch bei Fieber verwendet wurde. Der Name „quinquina" oder verkürzt „quina" ist erst seit dem 17. Jahrhundert auch auf die Chinarinde übertragen worden „wegen der Ähnlichkeit der Heilkräfte" (Quinologia von H. Ruiz 1792), was zu Verwechslungen Anlaß gab.

Die Malaria ist erst im 16. Jahrhundert mit den Negersklaven aus Afrika nach Amerika eingeschleppt worden; infolgedessen benötigten und besaßen die Indios vorher gar kein Malariamittel! Nach spanischen Quellen sind Malariafälle in Amerika erstmals 1534 aufgetreten, nachdem die Truppe des Konquistadors Alvarado auf dem Marsch von Guatemala nach Ekuador die Küstengebiete von Honduras und Nikaragua passiert hatte, wo damals bereits 200 Negersklaven zwangsweise angesiedelt waren.

Im Jahre 1638 soll die Gräfin Ana de Chinchón, Gattin des damaligen Vizekönigs von Peru, mit Chinarinde von Malaria geheilt worden sein. Nach der Rückkehr nach Europa soll sie mit diesem Arzneimittel arme Leute in Spanien von Malaria geheilt haben. Diese rührende Geschichte ist ein Märchen, das bis heute gern geglaubt wird. Die Droge wurde „Gräfinpulver“ genannt, und Carl von Linné benannte die Pflanzengattung Cinchona der Gräfin Chinchón zu Ehren. Das erhaltene, sorgfältig geführte Tagebuch ihres Gatten enthält aber keinerlei Notiz über ihre Erkrankung und Heilung, vielmehr litt der Vizekönig selbst unter wiederkehrenden Fieberanfällen, ohne irgendetwas über einen Heilungsversuch mit Chinarinde mitzuteilen. Und seine Gattin ist vor der Rückkehr nach Spanien in Cartagena (Kolumbien) gestorben, kann also die Droge nicht in Spanien an kranke Menschen verteilt haben. Als einzige Verbindung zum Namen Chinchón bleibt die Tatsache, daß die Heilwirkung der Chinarinde während der Amtszeit des Vizekönigs Chinchón (1628 - 1639) entdeckt wurde.

Aber auch die Geschichte über die erstmalige Anwendung der Rinde im Tal von Loxa (heute Loja in Ekuador) ist mit Fragezeichen versehen worden. Im Jahre 1630 heilte der Kazike von Malacotas, einem Dorf bei der Stadt Loxa, einen Jesuitenmissionar mit Chinarinde von Malaria. Der Richter von Loxa, Don Juan Lopez de Canizares, sandte die Rinde dann nach der peruanischen Hauptstadt Lima. So wurde es dem französischen Botaniker Joseph de Jussieu 1739 in Loxa erzählt. Nach anderer Version soll der Richter selbst vom Kaziken geheilt worden sein. In Lima gab es dann nach einem 1633 verfaßten Bericht des Augustinermönches Antonio de la Calancha „wunderbare Wirkungen“ der Rinde. Dagegen stellte Alexander von Humboldt im Jahre 1802 in Loxa (!) fest, daß die Indianerheiler die Chinarinde gar nicht benutzten und sogar eine Scheu vor der für giftig gehaltenen Droge zeigten. Ein „altes Wissen“ um die Heilkraft der Rinde in Loxa kann es demnach nicht gegeben haben. Auch andere Botaniker des 19. Jahrhunderts (Poeppig, Spruce, Markham) stellten in Peru, Bolivien und Ekuador das Gleiche wie Humboldt fest; allenfalls zum Färben von Textilien wurde die Chinarinde in Ekuador benutzt.

Diese Ablehnung der Chinarinde durch indianische Heiler hing mit den Vorstellungen der traditionellen Kallawaya-Medizin in Peru zusammen, nach deren Lehre die Chinarinde als „heiße“, auf den Körper erhitzend wirkende Droge nicht bei „heißen“ Krankheiten wie Fieber und Malaria verwendet werden darf. Nachdem heutige

Kallawaya-Heiler gelernt haben, daß die Wirkung von Chinin auf der Abtötung der Krankheitserreger im Blut beruht und damit eine Fiebersenkung veranlaßt, also „kühlend“ wirkt, gilt Chinarinde heute als „kalte“ Droge, und ihre Anwendung bei Malaria ist nun systemgemäß. Sie wird außerdem von den Heilern für Mundwaschungen und gegen Müdigkeit verwendet.

In Kolumbien wurde „quina“ allerdings im 18. Jahrhundert „von den Eingeborenen verwendet, um die Fieber zu kurieren“ (Santistevan 1753), wobei unter „quina“ dort freilich die untereinander sehr ähnlichen Rinden der drei Rubiaceen-Gattungen Cinchona, Remijia und Ladenbergia verstanden wurden, also auch Rinden chininarmer Arten und Gattungen, die in Europa wegen ihres unzureichenden Wirkstoffgehaltes als Verfälschungen von malaria-wirksamen Cinchona-Arten galten. Eine spezifische Kenntnis der wirksamen Arten war demnach auch in Kolumbien nicht vorhanden.

Ist die Antimalariawirkung der Chinarinde folglich eine Entdeckung von Spaniern, nicht von Indianern? Die in den überlieferten Geschichten vorkommenden Spanier und

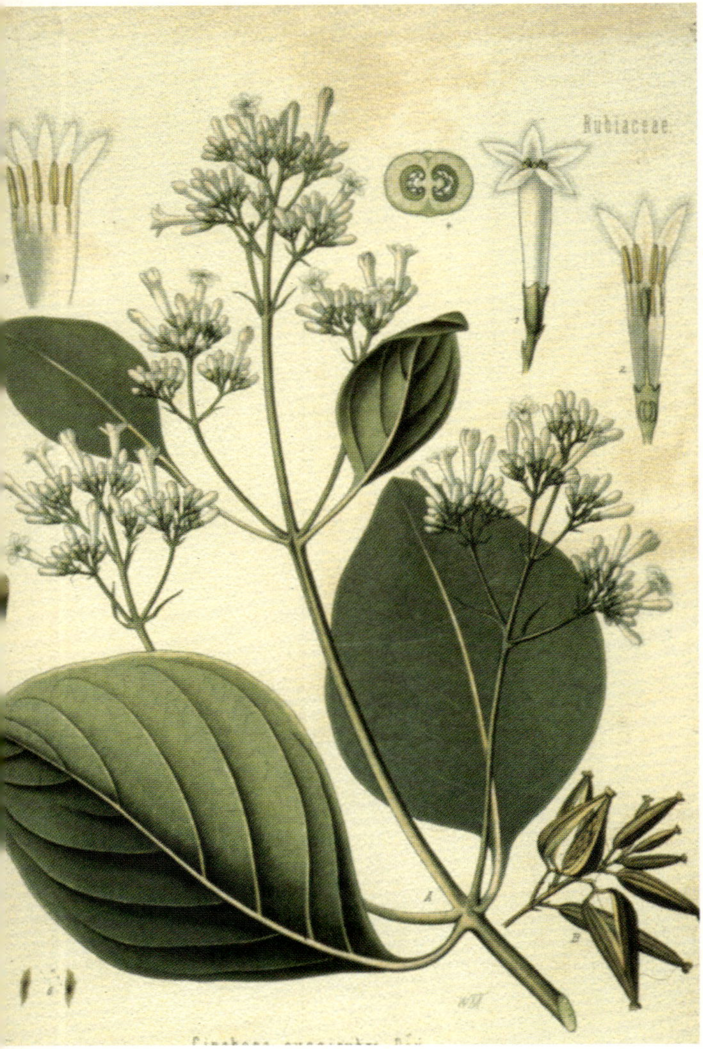

Abb. 1 Cinchona pubescens Vahl (syn. C. succirubra Pavon). Blühender Zweig sowie Details von Blüten und Früchten. Aus Köhler's Medizinal-Pflanzen, 1883.

Spanierinnen waren nur Patienten, nicht Entdecker. Der Kazike von Malacotas wird dagegen als Erstanwender der Droge genannt. Vertraute er mehr der bei den Weißen damals verbreiteten Meinung, daß bittere Drogen gegen Fieber helfen, als der Kallawaya-Tradition, und hat er dann den richtigen Griff getan ?

In Europa wurde die Chinarinde 1635 eingeführt und 1639 wendete eine Anzahl spanischer Ärzte sie an. Ihre Verwendung wurde vor allem vom Jesuitenorden propagiert, der die Droge anfangs aus Geheimhaltungsgründen nur in Pulverform importierte („Jesuitenpulver"). Kurioserweise lehnten radikale Protestanten die Anwendung ab, und der englische Diktator Oliver Cromwell starb an Malaria, weil er nicht mit „Jesuitenpulver" geheilt werden wollte !

Als im 19. Jahrhundert bei steigendem Bedarf die Wildbestände der Bäume durch Raubbau zunehmend dezimiert wurden, sammelten mehrere Botaniker, u.a. Spruce, Markham, Hasskarl und Ledger, Samenmaterial verschiedener Cinchona-Arten in Südamerika für den Plantagenanbau in europäischen Kolonien. Erfolgreich waren Anbauversuche der Niederländer auf Java ab 1852, allerdings zunächst mit relativ chininarmen Arten, und der Engländer ab 1860 auf Ceylon und in Indien. 1867 kamen erstmals Chinarinden aus dem Plantagenanbau in London in den Arzneimittelhandel. Auch eine deutsche Firma besaß Plantagen auf Java: die Braunschweiger Chininfabrik Dr. Buchler & Co..

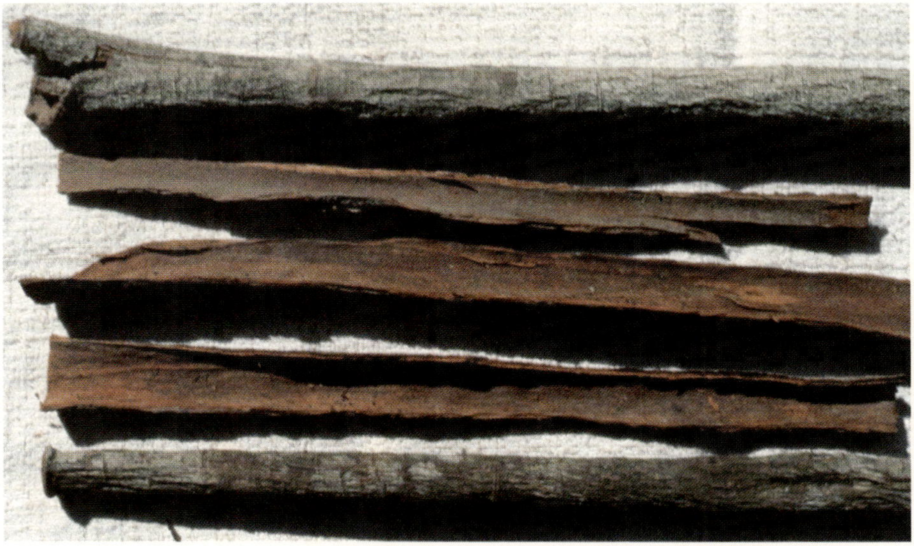

Abb. 2 Rindendroge von Cinchona pubescens Vahl, „Apothekenrinde".

Die Pflanzen

Zwei Arten von Chinarindenbäumen werden genutzt, Cinchona pubescens Vahl (syn. C. succirubra Pavon ex Klotzsch) und C. officinalis L. (syn. C. calisaya Wedd. einschließlich der var. ledgeriana (Moens) Howard), aus der Familie der Krappgewächse (Rubiaceae). Die etwa 8 bis 15, maximal 30 Meter hohen Bäume tragen ungeteilte bis 40 x 25 cm große Blätter und rispenförmige Blütenstände mit 1 bis 2 cm langen röhrenförmigen Blüten. Die Kapselfrüchte enthalten zahlreiche Samen (Abb. 1).

Vorkommen, Anbau

Die Bäume wachsen zerstreut in den Bergwäldern der Kordilleren in Höhen von 800 - 3 350, vorwiegend zwischen 1 400 und 2 400 Metern. C. officinalis kommt von Bolivien bis Kolumbien, C. pubescens von Nordperu bis Costa Rica vor. Seit dem 19. Jahrhundert werden sie in Plantagen angepflanzt vor allem auf Java und Sri Lanka und in Indien, im 20. Jahrhundert auch in Zaire und Vietnam. C. pubescens-Rinde kommt z.T. weiterhin aus Südamerika. Die robustere C. pubescens wird oft als Pfropfunterlage für C. officinalis benutzt. Im Alter von 10 - 12 Jahren haben die Rinden den optimalen Wirkstoffgehalt; sie werden dann beim Ausroden der Bäume abgelöst. Auch Wurzelrinde wird geerntet. Auf einem Hektar werden 9 000 - 16 000 kg trockene Rinde gewonnen.

Drogen

Die „Apothekenrinde“ oder „rote“ Chinarinde stammt von C. pubescens (Abb. 2); diese wird als Arzneidroge verwendet. Zur Gewinnung der reinen Wirkstoffe dient hauptsächlich die „Fabrikrinde“ oder „gelbe“ Chinarinde von C. officinalis (Abb. 3). Die Rinden sind mehrere Millimeter dick. Die Trocknungstemperatur darf 70 °C nicht überschreiten. Bastarde und die Varietät ledgeriana haben die höchsten Wirkstoffgehalte.Chinarinde ist in Deutschland, Österreich und der Schweiz Arzneibuchdroge und auch im Homöopathischen Arzneibuch.

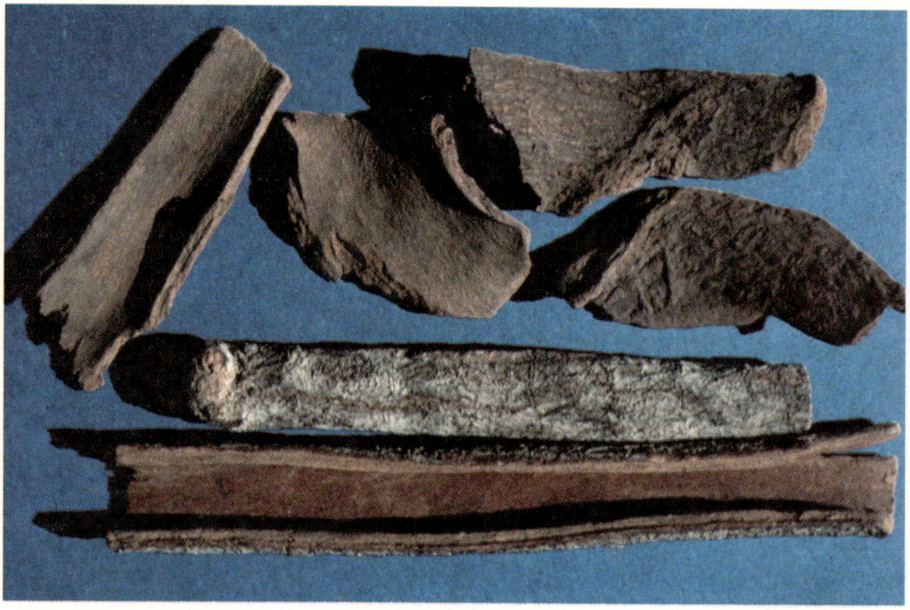

Abb. 3 Oben Stammrinde, unten Wurzelrinde von Cinchona officinalis (syn. C. calisaya). „Fabrikrinde" aus Plantagenanbau auf Java 1882.

Wirkstoffe

1) Alkaloide: Die Rinden der verschiedenen Arten haben unterschiedliche Gehalte an Chinolinalkaloiden: Bei Cinchona officinalis 4 - 8 %, bei ihrer Varietät ledgeriana bis zu 16 %, davon 80 - 90 % Chinin, aber nur wenig Chinidin; bei C. pubescens 5 - 15 %, sowohl Chinin (30 - 60 % der Alkaloidfraktion) wie Cinchonin, Cinchonidin und Chinidin. Weil beide Arten relativ wenig Chinidin produzieren, wird dieses Alkaloid z.T. durch Isomerisierung von Chinin hergestellt. Chinaalkaloide schmecken sehr bitter.

2) Bitterstoffe: C. pubescens verfügt auch über echte Bitterstoffe, und zwar Glykoside der Chinovasäure (Triterpenbitterstoffe).

3) Gerbstoffe: C. pubescens enthält 3 - 5 % Catechingerbstoffe, aus denen bei der Lagerung der Droge „Chinarot" entsteht. Die bei der Alkaloidgewinnung anfallenden Gerbstoffe werden ebenfalls gewonnen (als Tannin).

Verwendung und Wirkung

a) C. pubescens-Rinde:

Sie wird hauptsächlich als Bitterdroge, z. B. als Teeaufguß oder Abkochung zur Förderung der Magensaft- und Speichelsekretion bei Appetitlosigkeit, Blähungen und Völlegefühl verwendet. Sie ist außerdem Bestandteil von Haarwässern. Homöopathisch wird die Rinde außer bei Fieberanfällen und Verdauungsschwäche auch bei akuten Durchfällen, Entzündungen der Atemwege, Blutarmut, Hautausschlägen, Nervenschmerzen u.a. verwendet.

b) Chininarme Rinden:

Sie werden für verdauungsfördernde Tonica, Getränke, Liköre und Gewürze verarbeitet. Eine obere Grenze des Chiningehalts ist vorgeschrieben, um Nebenwirkungen des Chinins bei Dauergebrauch zu vermeiden. Echte Bitterstoffe sind sowieso vorhanden (s. o.).

c) Chinin:

Chinin war lange Zeit das einzige Malariamittel, ist aber seit Jahrzehnten durch Synthetica (Resochin, Chloroquin u.a.) weitgehend ersetzt. Es stößt jedoch wegen zunehmender Resistenz der Erreger gegen die synthetischen Malariamittel auf erneutes Interesse. Chinin unterbindet die Vermehrung der Entwicklungsstadien des Malariaerregers Plasmodium falciparum in den roten Blutkörperchen, und nur dort. Chinin kann auch gegen nächtliche Wadenkrämpfe helfen. 5 % Chinin in Öl kann per Injektion zur Sklerosierung blutender Hämorrhoiden verwendet werden. Chinin wirkt außerdem schwach fiebersenkend und schmerzlindernd; würde es in Grippemitteln ausreichend dosiert, wären aber Nebenwirkungen zu erwarten (s. u.).

d) Chinidin:

Dieses Alkaloid ist ein Herzmittel. 1912 wurde die Wirkung von Chinidin bei Herzrhythmusstörungen entdeckt, auf die etwa 20 - 50% der Patienten positiv ansprechen.

Fertigarzneimittel

In Fertigarzneimitteln wird Chinatinktur, seltener Chinafluidextrakt oder pulverisierter Rindenextrakt verwendet, eingestellt auf einen bestimmten Alkaloidgehalt. Chinin wird in Tabletten als Chininsulfat oder -hydrochlorid gegeben, wegen der Bitterkeit manchmal auch in Kapseln oder Sirup. Auch das Herzmittel Chinidin wird gewöhnlich als Sulfat in Tabletten verabreicht. In der Homöopathie finden Tinktur, Tabletten, Streukügelchen oder Verreibungen Anwendung.

Nebenwirkungen

Es können Überempfindlichkeiten und Allergien gegen Chinin und Chinidin auftreten. Bei Daueranwendung oder Überdosierung kann es zu Übelkeit, Brechdurchfall, Kopfschmerzen, Hör- und Sehstörungen, Verwirrtheitszuständen sowie zu akuter hämolytischer Anämie („Schwarzwasserfieber"), selten zu erhöhter Blutungsneigung kommen. Chinaalkaloide sind toxisch für den Embryo und sollten bei Schwangerschaft und in der Stillzeit sowie auch bei Magen- und Darmgeschwüren nicht verordnet werden, ebenso nicht für Säuglinge und Kleinkinder. Die Nebenwirkungen werden als „Cinchonismus" zusammengefaßt; sie können bei empfindlichen Personen schon bei therapeutischer Dosis auftreten.

Coca
Heilpflanze - Schmerzmittel - Suchtgift

GESCHICHTE UND VOLKSMEDIZIN

Archäologische Funde

Cocablätter werden seit mindestens 5 000 Jahren verwendet. Die Tatsache, daß die beiden Stammpflanzenarten der Droge nur als Kulturpflanzen bekannt sind und nicht wildwachsend vorkommen, spricht für ein hohes Alter dieser Züchtungen. In Ekuador haben Archäologen 5 000 Jahre alte Behälter mit pulverisiertem Kalk gefunden, wie sie auch heute bei Cocakauern in Gebrauch sind. Die ältesten Funde von Cocablättern stammen aus der Umgebung von Lima aus der Zeit von 2500 - 1800 v. Chr., aus den Anden von 1900 - 1750 v. Chr. Diese Blätter waren Grabbeigaben.

Beutel mit Cocablättern, Kalk und Quinoaasche, den Zutaten zum Cocakauen, sind in Gräbern bei Ancón und Paracas im peruanischen Küstenland erhalten, aus der Inkazeit im Tempelzentrum Pachacamac. Nazca und Moche haben vor 1 500 - 2 000 Jahren auf bemalten Gefäßen Personen ihrer Oberschicht als Cocakauer abgebildet und man hat auch goldene und silberne Nachbildungen von Cocablättern gefunden. Aus Kolumbien und Peru kennt man goldene Figuren von Cocakauern.

Die ersten Berichte über Coca

Wenige Jahre nach dem Beginn der Entdeckungsreisen erwähnt zuerst der Mönch Ramon Pané auf der Insel Española (heute Haiti) Cocablätter „bei Begräbnisriten und als Arzneimittel zur Behandlung verschiedener kleinerer Krankheiten“. Amerigo Vespucci - nach dem der neue Kontinent Amerika benannt ist - schreibt 1499, die Indios von Paria in Venezuela kauten ständig Coca mit „Mehl“, und zwar nur die Männer, nicht die Frauen. Und Kolumbus sah diesen Brauch auf seiner vierten Reise in Veragua, einer Landschaft im heutigen Staate Panama, dort aber nur bei Kaziken und Vornehmen. Von den Muisca in Kolumbien wurde berichtet, Cocablätter seien ein Teil des Brautpreises, den der Bräutigam dem künftigen Schwiegervater bezahle. Es gibt noch mehr solche Berichte, die die große Bedeutung der Droge für die Indios in präkolumbischer Zeit zeigen.

Coca im Inkareich

Das Inkareich bestand von etwa 1200 - 1532. Indem seine Herrscher die Bevölkerung der tieferen, wärmeren Täler (der „Yungas“ in Bolivien, der „Montaña“ in Peru) in den östlichen Anden unterwarfen, brachten sie das Hauptanbaugebiet der Cocapflanzen unter ihre Kontrolle. Cocablätter fanden in ihrem Reich drei verschiedene Anwendungen: Erstens galten sie - wohl in höherer Dosierung - als „heilige Droge“, erlaubt nur für Priester, Inkaherrscher und Adlige. Zweitens wurden sie als Dopingmittel für Berufe mit hoher körperlicher Belastung benutzt, und drittens waren sie ein Arzneimittel bei Schmerzen und zahlreichen Krankheiten. In der Sprache des staatstragenden Volkes, der Ketschua, hieß die Droge „Kúkka“.

Der Staatsmythos behauptete, das göttliche Geschenk der Droge sei den Menschen von Manko Kapak, dem Ahnherrn der Inkasippe, übergeben worden; sie sollte „den Betrübten erheitern, dem Müden und Erschöpften neue Kräfte bringen und den Hungrigen sättigen“. Eine andere Überlieferung führt die Gabe auf die Götter zurück: Der Sonnengott Inti befahl der Mama Quillo (Mutter Mond), Coca zu pflanzen, um dem Volk Hunger und Müdigkeit zu nehmen.

Cocablätter waren Opfergabe in den Tempeln und wurden als eine Art Weihrauch der Sonne geopfert oder auch, um Geister und Ahnen günstig zu stimmen. Zu den zeremoniellen Bräuchen gehörte es, „Cocamamas“ (Cocamütter), kleine Idole, in die Erde zu stecken, damit die Cocapflanzen besser wüchsen.

Die Blätter wurden auch zum Wahrsagen benutzt. So wollte man z.B. aus der Art, wie Cocasaft zwischen den Fingern ablief, ein günstiges oder ungünstiges Omen ersehen. Noch heute wirft der Yatiri, der Wahrsager, drei Cocablätter auf den Boden und deutet aus Farbe und Lage der Blätter die Zukunft, sei es für den Geschäftserfolg, die Ehe, oder den Verlauf einer Krankheit. Inkaherrscher gaben Cocablätter als königliches Geschenk an Untergebene. Und die hochgeschätzten Blätter dienten sogar als Zahlungsmittel !

Die Postläufer der Inkas, die als Stafette von einer Station zur nächsten liefen, haben Coca als Dopingmittel gekaut. Ebenso taten es wohl auch andere Menschen, die in der dünnen Hochgebirgsluft schwere Arbeit verrichten mußten, wo die Höhenkrankheit (soroche) auftritt, mit Schwindel, Herzklopfen, Atemnot und Übelkeit. Die Beschränkung dieses Cocagebrauchs auf bestimmte Berufe war im Inkareich allerdings wohl nie voll wirksam.

Bei dieser seit Jahrtausenden üblichen Art der Anwendung, die eine Steigerung der körperlichen Leistungsfähigkeit und Ausdauer bewirkt, wird eine Tagesdosis von etwa 50 Gramm Cocablättern auf drei bis vier Portionen verteilt. Jede Portion wird von Blattstielen und dickeren Blattnerven befreit und mit Kalk oder Pflanzenasche gemischt. Oder aus dieser Zutat wird ein Klumpen geformt (Abb. 1), der dann mit einer Portion Blätter in die Wange gesteckt wird. Der Kalk stammt oft aus pulverisierten Schneckenschalen, die Pflanzenasche aus Maisstengeln, Quinoa (Chenopodium quinoa, einem Gänsefußgewächs, das als Körnerfrucht angebaut wird), oder anderen Pflanzen. Manchmal wird auch angefeuchtetes Blattmaterial in Kalklösung getaucht. Kolumbianische Indios aromatisieren die Mischung mit Pflanzenharz. Der beim Kauen sich grün färbende Speichel wird ausgespuckt; Cocakauer sind deshalb kein schöner Anblick.

Als Beispiel für das Ausmaß der möglichen Leistungssteigerung berichtete der schwedische Völkerkundler Nordenskiöld, daß sein indianischer Begleiter 17 Stunden lang im Dauerlauf bis zu 30 Kilo-

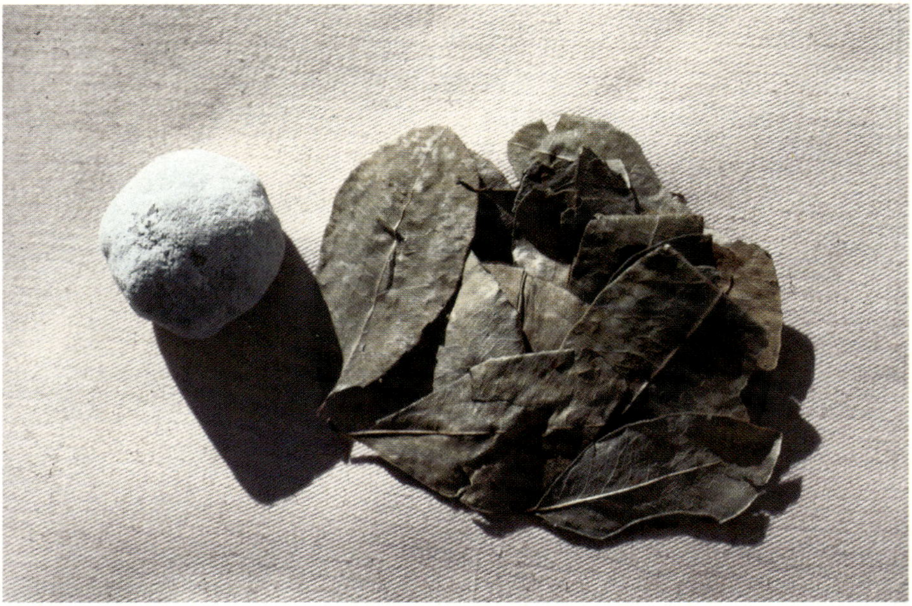

Abb. 1 Cocablätter und ein Klumpen Pflanzenasche von Quinoa, einem Gänsefußgewächs. Beides zusammen wird in die Wange gesteckt und die Blätter werden etwa zwei Stunden lang durchgekaut.

gramm Gepäck durch die Berge schleppte. Zudem nimmt die Droge das Hungergefühl. Eine Kauperiode dauert zwei Stunden, und noch heute werden Entfernungen oft in Kauperioden angegeben.

Über die medizinische Verwendung im Inkareich liegen einige Nachrichten aus der Zeit nach der Eroberung durch die Spanier vor. Garcilaso de la Vega, Sohn einer Inkaprinzessin und eines spanischen Adligen, schreibt 1609:

„Die Coca schützt den Körper vor vielen Krankheiten und unsere Ärzte gebrauchen von ihr hergestelltes Pulver, um die Schwellung von Geschwüren zu hemmen und zu mildern; um Knochenbrüche zu festigen; um die Kälte aus dem Körper herauszuziehen oder sie am Eindringen zu hindern; um verfaulte Geschwüre voll von Würmern zu heilen. Und wenn sie bei den Entzündungen von außen mit so einzigartiger Fähigkeit so große Wohltaten wirkt, hat sie nicht noch mehr Fähigkeit und Macht bei inneren Erkrankungen derer, die sie verzehren ?" Und: „Unter den anderen Vorzügen der Coca sagt man, daß sie gut für die Zähne sei.".

Bernabé Cobo, ein Jesuit des 17. Jahrhunderts, ging zu einem Bader, um sich einen entzündeten Backenzahn ziehen zu lassen, aber der Mann gab ihm Cocablätter zu kauen und die Zahnschmerzen verschwanden und der Zahn wurde wieder gut. Cobo berichtet auch, Cocablätter, mit anderen Kräutern und Honig gekocht, seien gut gegen Magenverstimmung und Übelkeit, und mit Eiweiß und Salz gemischt als Pflaster zur Heilung von Knochenbrüchen. Die Blätter dienten auch als Umschlag zur Behandlung von Hautentzündungen. Außerdem wurde Coca gegen Höhenkrankheit und Asthma verwendet.

Coca in der spanischen Kolonialzeit

Die spanischen Eroberer und die katholische Kirche versuchten in ihrem Kampf gegen das Heidentum und die Inkatradition Coca zu ächten, als „ein unnützes, verderbliches, zum Aberglauben verführendes Ding und Blendwerk des Teufels", wie ein kirchliches Konzil in Lima verfügte. Aber nur in Mittelamerika gelang es, den Cocagebrauch zu beseitigen.

Gerade die Zerstörung der Inkareligion führte zu einer viel stärkeren Verbreitung des Cocakauens mit Kalk oder Pflanzenasche. Denn da die neuen Herren die Arbeitskraft der Indios noch mehr ausnutzten als die Inkas und deshalb an einer erhöhten Leistungsfähigkeit und Ausdauer ihrer Untertanen interessiert waren, förderten sie diese Sitte. Schon 15 Jahre nach der Eroberung Perus war das Cocakauen allgemein üblich, was offenbar auch den Wünschen der Bevölkerung entgegenkam.

Pedro de Ciéza de León, der erste Chronist Perus, notierte schon während seines Aufenthaltes von 1547 - 1551:

„Überall in Peru ist es Sitte, Coca im Mund zu haben, und sie behalten sie vom Morgen bis zum Schlafengehen darin. Als ich die Indianer fragte, warum sie ständig den Mund voll von diesem Zeug haben, erhielt ich die Antwort, die Coca vertreibe den Hunger und verleihe ihnen Kraft." Und: „In den Jahren 1548, 1549 und 1551 war diese Coca in Peru so wertvoll, daß keine Pflanze der Welt Jahr für Jahr einen solchen Gewinn abgeworfen hat, abgesehen von den Gewürzen. In diesen Jahren brachten die „repartimientos" (die den spanischen Adeligen nach der Eroberung Perus zugewiesenen Landesteile) in der Nähe von Cuzco und La Paz zwanzigtausend, vierzigtausend, sechzigtausend, achtzigtausend Pesos Gewinn nur aus den Cocapflanzungen ein. Die Coca wurde nach Potosí zu den Bergwerken geschafft und dort verkauft. Später fing jeder an, Büsche zu pflanzen und die Blätter zu sammeln und so hat Coca heute nicht mehr den gleichen Wert wie früher, aber er ist immer noch beträchtlich. Es gibt Spanier, die diese Coca angekauft und dann auf den indianischen Märkten wieder verkauft haben und dabei steinreich geworden sind." Cocahandel hat also 450 Jahre Tradition !

Über die mit Cocakauen erzielte Arbeitsleistung berichtete Augusto Zárate im Jahre 1555 an den spanischen König: „Die Indios in den Minen können 36 Stunden unter Tage bleiben, ohne zu schlafen und zu essen.". Und auch Inka Garcilaso de la Vega war schon so angepaßt, daß er 1609 über die „Nützlichkeit und Macht" von Coca schrieb: „... und viele Leute, zufrieden mit ihr, arbeiten den ganzen Tag ohne Essen.". Daß heute etwa acht Millionen Indios regelmäßig Coca kauen als Dopingmittel, ist also schon in der spanischen Kolonialzeit durchaus mit Absicht eingeleitet worden.

In der Kolonialzeit verwendeten auch spanische Ärzte Cocablätter zur Behandlung von Krankheiten, und Frauen der spanischen Oberschicht tranken Cocatee als Tonikum und Medizin.

Coca im Leben heutiger Indianer

Coca ist bei den Indios in Peru und Bolivien nach wie vor Bestandteil des täglichen Lebens. In manchen Gebieten Perus kauen auch die Frauen Coca. Cocablätter werden bei der Begrüßung von Freunden und bei Gesprächen genossen, wie bei uns der Kaffee für Besucher, und Bauern tauschen Cocablätter bei einem Vertragsabschluß aus. Coca ist immer noch eine göttliche Pflanze; Kallawayas verwenden sie bei Ritualen für „Mutter Erde". Cocablätter dienen für Weissagungen, wie seinerzeit bei den Inkas, wobei heute eine gewisse Profanierung festzustellen ist: Vorwiegend dienen sie zur Identifizierung von Dieben, die der weissagenden Yatiri aus der Lage der drei Coca-Blätter (s.o.) herausliest.

Cocablätter werden auch bei Festen der katholischen Kirche von Indios geopfert, und mythologisch wird die Entdeckung und die Heiligkeit der Cocapflanze nun der Jungfrau Maria zugeschrieben, die auf der Flucht nach Ägypten unter einem Cocabusch rastete und die Blätter kaute, die sie von Hunger und Durst befreiten.

In Peru und Bolivien empfinden die Indios ihre Art des Cocagebrauchs als „Trost für den Schmerz des Lebens" und als Teil ihrer ethnischen Identität. In ländlichen Gebieten gibt es bei ihnen kein Cocainsuchtproblem, wohl aber in den Slums der Großstädte dieser Länder, wo die Indianer aus ihrer sozialen Umwelt herausgerissen sind.

Bei den Indianern im kolumbianischen Teil Amazoniens bestehen teilweise ähnliche Verhältnisse. Über die Herkunft der Cocapflanze erzählen die Tukano:

„Eine Tochter des Herrn der wilden Tiere war schwanger und lag in Schmerzen. Eine alte Frau hielt ihre Hand, aber sie brach der Schwangeren einen Finger ab und vergrub ihn, und daraus wuchs die erste Cocapflanze." Auch die Caapi-Liane (Banisteriopsis caapi), eine andere Rauschgiftpflanze, entstand auf ähnliche Weise. Nach dem Bericht des nordamerikanischen Ethnobotanikers Richard Evans Schultes wird der Cocastrauch (hier die Varietät Ipadu) im nordwestlichen Amazonasgebiet nur von Männern gepflanzt, weit weg von der Siedlung, und in der Regel nur von Männern geerntet, anders als in den Anden.

Hier werden die Cocablätter in einem großen Mörser gepulvert und zu gleichen Teilen mit fein gesiebter Pflanzenasche von Cecropia- und Pourouma-Arten gemischt. Die Mischung wird aber nicht gekaut, sondern nach dem Einspeicheln in der Backe in kleinen Portionen verschluckt. Die Yukuna-Indianer nehmen pro Tag bis zu einem Pfund dieser Mischung zu sich !

Offensichtlich ist Coca hier nicht nur Dopingmittel für die Jagd und andere Strapazen, sondern auch Nahrungsmittel, denn die Blätter sind reich an Eiweiß, Mineralstoffen und Vitaminen (s. Wirkstoffe). Eine schädliche Wirkung des Cocaessens ist nach Schultes nicht zu erkennen, anders als bei der Art des Cocakauens in den Kordilleren. Die hier kultivierte Varietät (var. ipadu) enthält allerdings nur halb so viel Cocain wie die peruanische Coca.

In den Kordilleren erleichtert der Gebrauch von Coca als Dopingmittel das Leben und Arbeiten in der kalten, monotonen, baumlosen Landschaft des Hochlandes. „Anfangs möchte der coquero (Cocakauer) allein sein. Er antwortet nicht, wenn man ihn anspricht und konzentriert sich, wie er behauptet, auf seine Gedanken, die ihn zahlreich bestürmen." - „Sobald sie sich in diesem Zustand befinden, verrichten sie Handarbeiten rein mechanisch, ohne sich darüber Rechenschaft zu geben. So können sie stundenlang arbeiten, denn „sie sind nicht da", um einen von ihnen wörtlich zu zitieren." (nach Bellanger; s.Teuscher und Lindequist 1987).

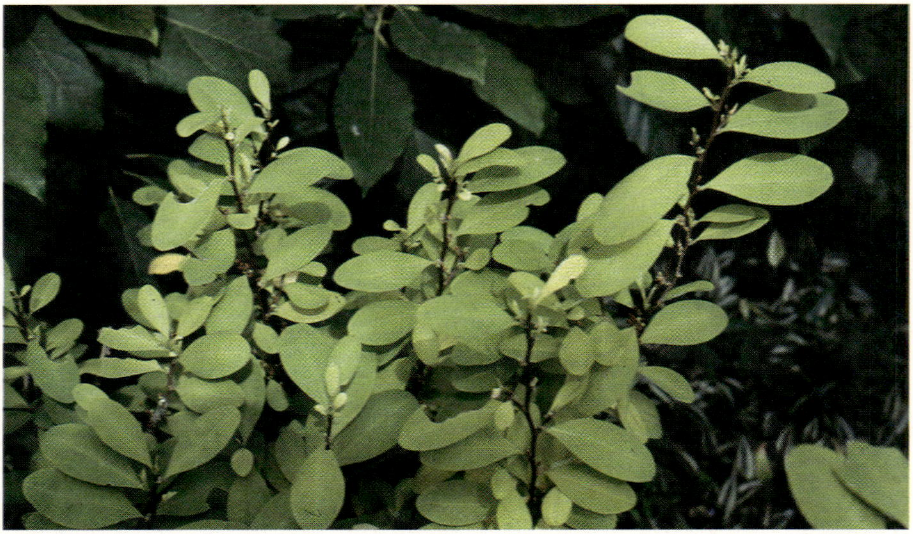

Abb. 2 Ein Cocastrauch (Erythroxylon coca).

Coca in der heutigen Volksmedizin Südamerikas

In der Volksmedizin der Kordillerenländer finden Cocablätter nicht nur bei Indianern als Hausmittel vielfältige Anwendung, und sie sind so populär wie bei uns das Aspirin. Vor allem südamerikanische Arzneipflanzenbücher nennen folgende Verwendungszwecke:

1. Bei Schmerzen; zum Gurgeln bei Halsschmerzen, auch mit Salbei oder Zitrone kombiniert; äußerlich als Auszug in Alkohol oder durchgekaut als Umschlag gegen Schmerzen bei Verstauchungen und Schwellungen, bei Neuralgien und Rheuma, bei Kopf- und Zahnschmerzen, bei Zahnfleischentzündung sowie als Mittel zum Blutstillen.

2. Als Tee bei Erkältungen, als schweißtreibendes Mittel und bei Asthma; bei Grippe und Fieber auch als Einreibung; bei Lungenentzündung Coca in Alkohol mit Zitrone, Rosmarin oder Lamafett. Bei Bronchitis und Asthma werden Cocablätter auch geraucht.

3. Bei verdorbenem Magen Cocablätter zum Kauen; als Tee bei Verdauungsstörungen, Magenschmerzen, Blähungen und Koliken. Kinder bekommen bei Koliken warme Milch mit eingestippten Cocablättern.

4. Bei Höhenkrankheit Cocablätter gekaut, auch bei Ermüdung und Hunger (!).

5. Zur Erleichterung der Geburt als Einreibung von Armen und Beinen; bei Wehen Coca in Chicha (Maisbier) mit Lamafett; nach der Geburt werden Hände und Füße mit Cocablättern und Rosmarin in Likör gewaschen oder es wird Coca gekaut.

Während noch 1977 eine Menge von fünf Gramm Cocablättern als Dosis für einen Tee genannt wurde, scheint man neuerdings vorsichtiger zu werden:

Im chilenischen Heilpflanzenbuch von Hoffmann, Farga, Lastra und Veghazi werden für einen Tee gegen Durchfall, Muskelschmerzen und Rheuma ein bis zwei Blätter 2 - 3 x täglich empfohlen, also eine sehr geringe Dosis. Und für die Linderung von Glieder-, Muskel- und Rheumaschmerzen wird eine Tinktur aus Cocablättern in Alkohol zur Einreibung genannt.

Auch bei den Kallawaya-Wanderheilern in den Anden ist ein solcher Trend zu bemerken: Bei fünf von sechs Anwendungsrichtungen, die der amerikanische Anthropologe Joseph W. Bastien verzeichnet, wird Coca nur äußerlich angewendet. Er nennt:

1. Verdauungsprobleme, Gastritis, Kolik; nur bei diesen eine innerliche Anwendung.

2. Erkältungen, Schüttelfrost, Muskelsteife: Einreibung oder Inhalieren von Dampf eines Aufgusses.

3. Verbrennungen: Cocablätter als Umschlag.

4. Geschwollene und müde Füße: Waschen mit einer Coca-Abkochung.

5. Magen-Darm-Störungen: Coca-Umschlag mit Salz auf den Unterleib legen.

6. Kopfweh: Auflegen von leicht zerkauten Cocablättern.

Ein Teil der Kallawaya-Heiler hat das Cocakauen selbst aufgegeben. Sie besorgen aber eine Verteilung von Cocablättern innerhalb von Peru für den volksmedizinischen Bedarf; und sie holen die Droge nicht mehr per mehrtägigem Fußmarsch aus den Anbaugebieten wie früher, sondern per Flugzeug! Bei verwestlichten Bolivianern ist Cocakauen aus der Mode und wird nur noch bei Höhenkrankheit vorgenommen, oder um in der Öffentlichkeit als „Einheimischer" aufzutreten. Aber Cocatee wird als Tonikum getrunken und es gibt die Droge auch schon als Kaugummi, also in „moderner" Form.

Coca in Europa und Nordamerika

Der spanische Arzt Nicolas Monardes (1493 - 1578) hat im Jahre 1565 und 1574 eine Anzahl Arzneidrogen aus dem spanischen Kolonialreich in Amerika beschrieben: Peru- und Tolubalsam, die Jalapenknolle, Sabadilla, Sarsaparille und Cocablätter. Um 1580 wurden Cocablätter in Spanien als Arzneimittel verwendet, aber danach wurde es lange Zeit still um diese Pflanze. Später weist Nicolas Lémery in seinem „Vollständigen Materialien-Lexikon" auf Cocablätter hin und sein Buch wurde 1721 ins Deutsche übersetzt; aber in keiner damaligen deutschen Arzneitaxe ist Coca nachweisbar.

Kein Geringerer als Jean Baptiste de Lamarck, der sich als erster Gedanken um die Abstammungslehre machte, hat 1786 den Cocastrauch botanisch gültig beschrieben, im Rahmen seines dreizehnbändigen Hauptwerkes. Im 19. Jahrhundert gibt dann der deutsche Botaniker Carl Friedrich von Martius, der auf seinen Forschungsreisen von 1817 - 1820 in Brasilien die Verwendung von Coca bei den Indianern am oberen Amazonas gesehen hatte, folgende Empfehlung:

„... das Mittel verdiente überhaupt in den Arzneischatz aufgenommen zu werden, da es gegen Magenschwäche, davon herrührende Obstruktionen und Koliken, Appetitlosigkeit und Hypochondrie gut wirkt. Es erhält auch die Zähne gut. Vorzüglich Seeleuten und Soldaten in tropischen Klimaten wäre sein Gebrauch anzuempfehlen."

Eine ausführliche Beschreibung der Pflanze und ihrer Verwendung hat dann ein anderer deutscher Botaniker, Eduard Poeppig, nach einer von 1827 - 1832 dauernden Südamerikareise geliefert. Er beschreibt auch negative Wirkungen der Droge wie Unwohlsein und Schlaflosigkeit.

Über positive Wirkungen bei Asthma und „Verschleimung des Unterleibes" konnte man in der „Encyclopädie der medizinisch-pharmazeutischen Naturalien- und Rohwarenkunde" von Eduard Martiny 1854 lesen, aber die Droge wurde in Deutschland wohl immer noch nicht angewendet.

Die Isolierung von „Erythroxylin" gelang dem Apotheker F. Gaedcke 1855 und Albert Niemann 1858, der der Substanz den Namen Cocain gab. 1862 beobachtete Marle erstmalig die örtliche Betäubungswirkung durch Cocain.

Um 1880 setzte dann eine rasche und leider nicht nur medizinische Entwicklung ein. 1884 führte Karl Koller Cocain als lokales Betäubungsmittel in die Therapie ein. Cocainsalbe wurde bei Gesichtsneuralgien, Hämorrhoiden, Ekzem und anderen Hautkrankheiten verwendet. Cocainhaltiger „Vin Mariani" wurde als Schmerzmittel, bei Magenverstimmung, Zahnfleisch- und Mundschleimhautentzündung getrunken, auch von Prominenten wie dem Komponisten Gounod und von Papst Leo XIII. Auch Sigmund Freud begann Cocain 1884 nach einem Selbstversuch in seiner Arztpraxis zu gebrauchen, - bis ein Freund, den er mit Cocain von dessen Morphinsucht heilen wollte, an einer zu hohen Dosis starb.

Inzwischen hatte sich die damalige Getränkeindustrie der Cocadroge bemächtigt. In den USA wurde Coca-Cola in den Handel gebracht, mit cocainhaltigem Extrakt aus Cocablättern und coffeinhaltigem aus der afrikanischen Colanuß (1904 wurde Cocain in den USA für die Lebens- und Genußmittelindustrie verboten; Coca-Cola enthält seitdem nur noch einen cocainfreien Extrakt aus den Blättern). Und in Frankreich z.B. wurde „Coca des Incas, Vin tonique de digestif“ verkauft, also ein verdauungsfördernder Cocawein. Die Reklame dazu lautete: „Wie machen Sie es, meine Liebe, daß Sie so schön bleiben ?“ - „Ich trinke jeden Tag Coca des Incas !“. Coca als Schönheitsmittel mutet uns heute makaber an.

Die erste große Rauschgiftwelle mit Cocain setzte Ende des 19. Jahrhunderts ein, eine zweite in Frankreich zu Beginn des Ersten Weltkrieges. Damals wurde Cocain meist geschnupft. Manche deutschen und französischen Jagdflieger stopften sich Cocain in die Nasenlöcher, bevor sie zum Feindflug aufstiegen, wie im Handbuch der Rauschdrogen zu lesen ist.

In den „goldenen“ Zwanziger Jahren war der Cocagenuß unter Intellektuellen und Künstlern verbreitet, aber auch schon bei Jugendlichen. Vor der Erfindung der Weckamine wurde Cocain gelegentlich als Dopingmittel bei der Tour de France und dem Berliner Sechstagerennen genommen.

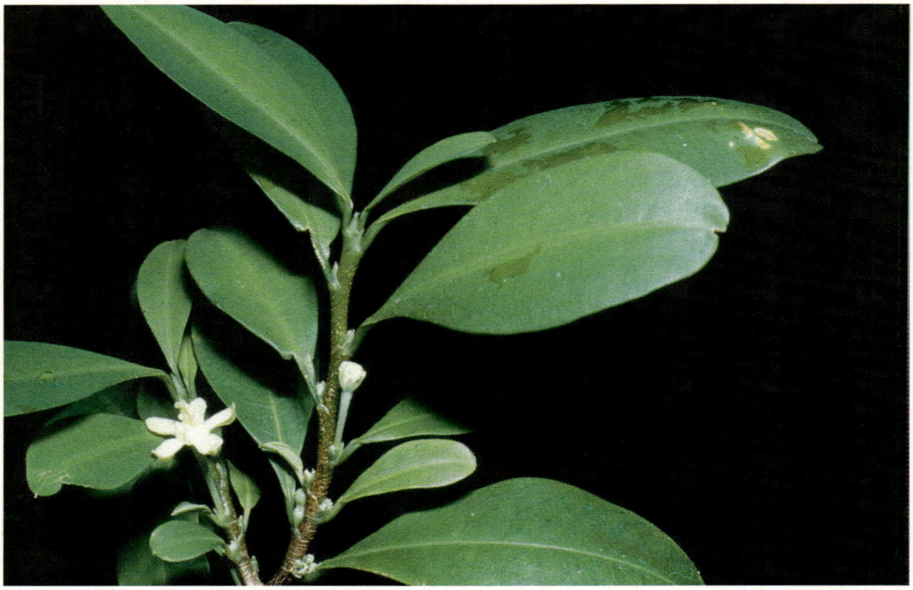

Abb. 3 Blühender Zweig eines Cocastrauchs. Foto: Diasammlung des Instituts für Pharmazeutische Biologie der TU Braunschweig.

In der Literatur ist der Kokainismus z.B. in Romanen von Jean Cocteau oder dem Gedicht „Kokain“ von Gottfried Benn zum Thema geworden. Und Hans Fallada war selbst cocainsüchtig. Der berühmteste Kokainist unter den Romanfiguren war Sherlock Holmes, der als Detektiv mit einer Prise Cocain die besten Einfälle gehabt haben soll; diese Vorstellung seines Erfinders Conan Doyle ist heute nicht mehr nachvollziehbar.

Die sich ausbreitende Cocainsucht führte dazu, daß Cocain als Schmerzmittel nicht mehr per Injektion gegeben wurde, sondern nur noch äußerlich in der Hals-Nasen-Ohren- und Augen-Heilkunde. Und es wurde immer mehr durch besser handhabbare und weniger gefährliche synthetische Schmerzmittel verdrängt. Auf der anderen Seite haben wir heute eine schlimmere Suchtgiftwelle durch Cocain und andere Rauschmittel als je zuvor.

Die Pflanze

Unter den zahlreichen Arten der Gattung Erythroxylon sind zwei Arten mit verschiedenen Varietäten die Stammpflanzen der Cocadroge: Erythroxylon coca Lam., der peruanisch-bolivianische Cocastrauch, mit der var. coca (syn. E. bolivianum Burck.) und der var. ipadu Plowman; und E. novogranatense (Morris) Hieronymus, der kolumbianische Cocastrauch, mit der var. novogranatense und der var. spruceanum (syn. E. truxillense Rusby). Weil beide Arten sehr ähnlich sind, wird E. novogranatense oft als Varietät von E. coca angesehen; die beiden Arten bastardieren aber nicht. Die Familie Erythroxylaceae ist eine rein tropisch-subtropische Pflanzenfamilie.

Es sind kleine buschige Bäume mit einer Höhe bis 5,40 Metern, die gewöhnlich als Sträucher gezogen werden, wegen der bequemeren Ernte maximal 1,80 Meter hoch. Sie haben schlanke Zweige mit fleischroter bis rotbrauner Rinde (Erythroxylon, griechisch = Rotholz). Die Blätter sind immergrün, oval, bei E. novogranatense etwas spitzer, drei bis maximal zehn Zentimeter lang, dünn und hellgrün (Abb. 2). Die weißen bis gelblichen Blüten sind klein und haben eine fünflappige Krone (Abb. 3). Die etwa 1 cm lange Frucht enthält nur einen Samen, sie ist länglich-eiförmig und wird bei der Reife scharlachrot.

Vorkommen und Anbau

Beide Arten sind ausschließlich Kulturpflanzen. Erythroxylon coca wird in den östlichen Kordilleren Boliviens, Perus, Ekuadors sowie Nordargentiniens angepflanzt, in der Region der „Yungas" in 450 - 2000 m Höhe; die var. ipadu im amazonischen Flachland Ekuadors, Kolumbiens und Westbrasiliens. E. novogranatense wird in tieferen, trockeneren Lagen Kolumbiens und Venezuelas kultiviert, deren var. spruceanum in trockenen Hanglagen Westperus. Bei einer gleichmäßigen Temperatur von 15 - 20 °C ist der Cocaingehalt am höchsten.

Die Vermehrung erfolgt meist aus Samen, selten durch Stecklinge. Wenn die Jungpflanzen 60 cm Höhe erreichen, werden sie ausgepflanzt, in den Kordilleren auf Terrassen an Berghängen, in der Ebene auf Waldlichtungen. Gegebenenfalls werden Schattenbäume dazugepflanzt. Auf einem Quadratmeter läßt man zwei bis sieben Pflanzen wachsen. Man beschränkt die Pflanzen auf eine gut abzuerntende Höhe. Nach ein bis zwei Jahren kann man mit der Ernte der Blätter (Abb. 4) beginnen, die drei- bis viermal im Jahr erfolgt. Sechs Pflanzen ergeben etwa 1 kg getrocknete Blätter pro Jahr. Nach 20 Jahren läßt die Ausbeute nach und man pflanzt dann neu. Auch auf Java wird Coca angebaut, aber dort erntet man junge Blätter, die mehr Cocain enthalten.

Die Blätter werden 8 - 10 Stunden an der Sonne getrocknet, dann für drei Tage zum „Schwitzen" aufgehäuft und anschließend noch einmal eine Stunde in der Sonne getrocknet. Dann werden sie in Ballen gepreßt und abtransportiert, auf Lamas, Eseln, Maultieren oder Lastwagen.

1968 wurden Anbaubegrenzungen eingeführt, um den illegalen Handel einzudämmen, doch angesichts der großen Variationsbreite der Klimaansprüche der Varietäten und des großen Raumes von sieben südamerikanischen Staaten ist eine Kontrolle ziemlich illusorisch. In Bolivien ist Coca eine der Hauptsteuerquellen für den Staat. Der größte Teil der Ernte geht in den illegalen Handel, in Peru 1980 fünf Sechstel der Produktion. Nach Brücher (1989) wirft der illegale Cocahandel jährlich 10 Milliarden Dollar Profit ab; 80 - 90 % davon in Kolumbien. Der Wert überschreitet den aller anderen exportierten Agrarprodukte Südamerikas zusammengenommen.

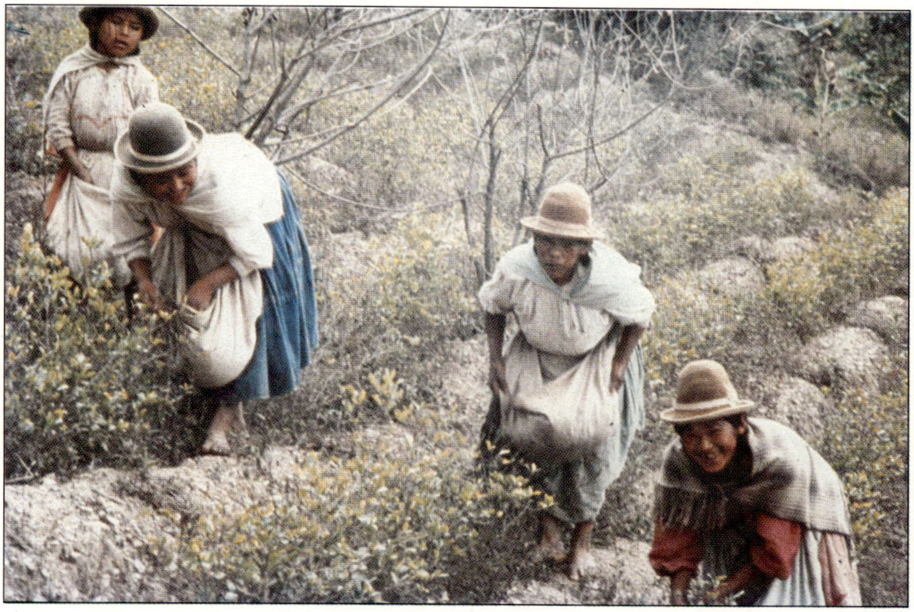

Abb. 4 Ernte der Cocablätter in den bolivianischen Yungas. Die Sträucher werden auf Terrassen an Berghängen gezogen. Foto: Dr. D. Schilling.

Die Droge

Die immergrünen Blätter sind mehrere Zentimeter lang (3 bis höchstens 10 cm), oval, am Ende zugespitzt oder abgerundet (Abb. 5). Charakteristisch ist der Verlauf der Blattnerven, die sich gegen den Blattrand hin miteinander verbinden; beiderseits des Hauptnervs verläuft eine Linie von Festigungsgewebe. Beides sieht man nur deutlich, wenn man die Blätter gegen das Licht hält.

Getrocknete Blätter sind schon nach sieben Monaten praktisch wertlos, weil sie dann ihren Cocaingehalt fast verloren haben; in Herbarexemplaren sind nur noch Spuren von Cocain nachweisbar. In Deutschland waren die Blätter nur kurzfristig Arzneibuchdroge (1910 im DAB V); Cocainhydrochlorid ist seit 1900 aufgeführt.

Wirkstoffe

Ältere Blätter von Erythroxylon coca, wie sie in Peru und Bolivien geerntet werden, enthalten 0,5 - 1,8 % Alkaloide, wobei die aus den Yungas stammenden relativ geringere Gehalte haben und zum Kauen gegenüber alkaloidreichen Chargen bevorzugt werden. Junge Blätter, wie sie in Java geerntet werden, enthalten 1 - 2,5 % Alkaloide.

Hauptalkaloide sind Cocain und Cuscohygrin, die in peruanischer und bolivianischer Ware drei Viertel der gesamten Alkaloidfraktion ausmachen; in E. novogranatense ist auch Cinnamoylcocain in nennenswerter Menge vorhanden. Außerdem gibt es eine Anzahl weiterer Alkaloide wie die Truxilline sowie etwas Nikotin. In getrockneten Blättern findet man auch Ecgonin.

Daneben enthalten die Blätter ätherisches Öl mit Methylsalicylat, besonders bei E. novogranatense, Flavonoide (Rutin, Quercitrin, Isoquercitrin) und Gerbstoffe.

Die Blätter haben einen erheblichen Nährwert. Getrocknete Cocablätter enthalten nicht nur Kohlehydrate, sondern auch pro 100 Gramm 19 Gramm Eiweiß, 5 Gramm Fett, 11 mg β-Carotin (Provitamin A), fast 2 mg Riboflavin (Vitamin B_2) und weitere Vitamine, 9 Gramm Mineralstoffe, davon 1,54 Gramm Calcium, 2 Gramm Kalium, 0,9 Gramm Phosphat, 45 mg Eisen und andere. Der Nährwert entspricht 305 Kalorien/100 Gramm.

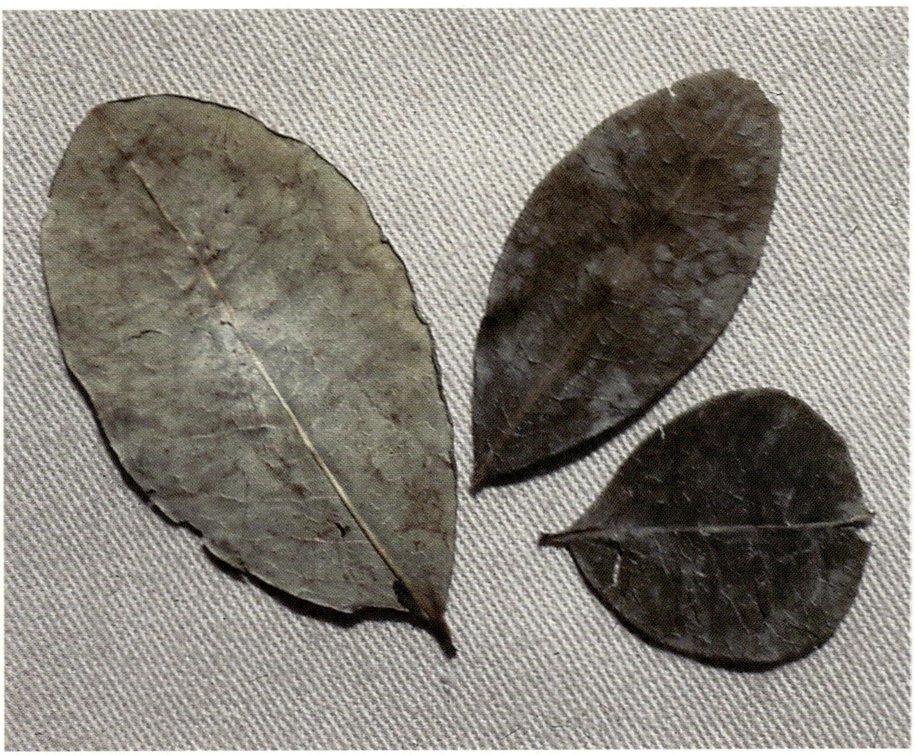

Abb. 5 Einige getrocknete Cocablätter.

Wirkungen

Cocain

Alkohol wirkt sechsmal stärker auf das Gehirn als auf das periphere Nervensystem; bei Cocain ist es genau umgekehrt. Deshalb ist Cocain ein Lokalanästhetikum, ein Mittel für örtliche Betäubung; daher kommt aber auch im schweren Cocainrausch ein unerträgliches Kribbeln der Haut.

Cocain wird durch Schleimhäute rasch aufgenommen. Der Betäubungseffekt ist nach 5 - 10 Minuten voll wirksam und hält 20 Minuten lang an. Vorteilhaft ist auch die gefäßverengende Wirkung, weil sie Blutungen bei Operationen verringert. Eine leichte Betäubung der Mundschleimhaut ist auch beim Cocakauen zu spüren.

Cocain bewirkt in geringerer Dosis Euphorie, verringerte Müdigkeit, verringerten Appetit, erhöhte Körpertemperatur und geringeren Wärmeverlust, was die Indios im kalten Klima der Hochkordilleren als angenehm empfinden. Die individuelle Verträglichkeit von Cocain ist sehr unterschiedlich. Ein anfänglicher Cocaingenuß in höherer Dosis ist häufig von Angstzuständen begleitet. Nach längerer „Übung" wird der Cocainrausch überwiegend als angenehm empfunden, - dann aber ist es zu spät: die Sucht, die körperliche Abhängigkeit ist da.

Dauergebrauch höherer Dosen von Cocain führt zu Halluzinationen, geistigen und moralischen Abbauerscheinungen, Schlaflosigkeit, Appetitlosigkeit, Auszehrung und zu unerträglichem Hautkribbeln. Überdosierung hat Delirien und Manien zur Folge, sie steigert zunächst den Pulsschlag und verlangsamt ihn dann. Es kommt zu Krämpfen und im Extremfall zum Tod durch Atemlähmung und Kreislaufkollaps. Dazu kommt noch, daß im illegalen Cocainhandel nicht selten noch andere Gifte dem Cocain zugesetzt werden.

Die Rückfallquote bei Entziehungskuren ist sehr hoch, denn jede Rauschdroge hat für den Konsumenten die Funktion, einen Defekt seiner Persönlichkeitsstruktur auszugleichen (Schmidbauer und vom Scheidt).

Ecgonin

Dieses Alkaloid ist am Dopingeffekt beim Cocakauen offenbar beteiligt. Im Tierversuch fördert Ecgonin bei Mäusen das Lernvermögen, erhöht das Aktivitätsniveau und die körperliche Leistungsfähigkeit. Ecgonin macht aber, anders als Cocain, körperlich nicht abhängig.

Wirkungen des Cocakauens

Cocakauen auf indianische Art erhöht die Ausdauer bei körperlichen Belastungen, nimmt Müdigkeit und Hungergefühl und erhöht die Körpertemperatur. Der Zusatz von Kalk oder Pflanzenasche bewirkt eine teilweise Umwandlung (Verseifung) von Cocain zu Ecgonin, aber auch eine schnellere Freisetzung des Cocains aus den Blättern, das dann vom Körper in stärkerem Maße aufgenommen wird als ohne den Zusatz, wie durch Blutuntersuchung festgestellt wurde. Auch Cocakauer stehen also unter Cocainwirkung, doch ist die Aufnahme von etwa 200 mg Cocain über den Tag verteilt.

Die indianische Methode des Cocagebrauchs führt zur Gewöhnung („Kokaismus"), aber in der Regel nicht zur Sucht („Kokainismus") mit ihren auf die Dauer verheerenden Folgen. Der Unterschied zwischen einem Cokakauer und einem Fixer erscheint ähnlich wie zwischen einem Menschen, der täglich einen Schoppen Wein trinkt und wenig suchtgefährdet ist, und einem Alkoholiker, der täglich größere Mengen benötigt.

Beim Langzeitgebrauch sind auch bei Cocakauern gewisse negative Folgen beobachtet worden. 1967 wurden Arbeiter einer argentinischen Zuckerplantage von einem Team der McGill-Universität getestet. Personen, die langfristig mindestens 10 Jahre Coca gekaut hatten, zeigten zwar im Vergleich zu Abstinenten die normale manuelle Gewandtheit, hatten aber Probleme beim abstrakten Denken.

In Bolivien führte eine Untersuchung der John-Hopkins-Universität zum Ergebnis, daß Cocakauer auf die Dauer eine erhöhte Anfälligkeit für Hakenwürmer zeigen, doppelt so häufig wie Abstinente eine Lebervergrößerung aufweisen und doppelt so oft krank sind. Auch Unterernährung und Blutarmut wurden beobachtet; andere Untersuchungen ergaben allerdings keine zu geringe Nahrungsaufnahme.

Bei den Cocaessern im kolumbianischen Teil Amazoniens hat Schultes keine negativen Folgen wahrgenommen. Hier könnte der hohe Nährwert der Cocablätter (s. oben) solche Auswirkungen kompensieren.

Im ganzen sind die Folgen des Cocakauens nicht so schwer, daß man es den Indios verbieten müßte. Der Mißbrauch des reinen Cocains ist bei uns in Europa und Nordamerika erfunden worden.

Verwendung

Mit Rücksicht auf die Cocainsucht wurde Cocain als Schmerzmittel schon seit langer Zeit nicht mehr gespritzt, sondern nur noch äußerlich für örtliche Betäubung eingesetzt. In Deutschland wird Cocain nur noch selten bei Augenoperationen verwendet. Ein weiterer Grund für die Vermeidung von Cocain ist die Synthese von besser zu handhabenden und weniger gefährlichen Schmerzmitteln. Cocain ist Vorbild für solche Synthesen gewesen, z.B. für das frühere Eucain B. Moderne Schmerzmittel wie Procain oder Lidocain haben eine andere Grundstruktur; nur die Silbe „-cain" erinnert noch an die einstige Rolle des Cocains als Schrittmacher der Schmerzbehandlung.

Cocainfreie Extrakte der Blätter werden wegen ihres Gehalts an ätherischem Öl zur Aromatisierung von Soft Drinks, Likören, Eiskrem und Süßigkeiten verwendet, vor allem in den USA (Coca-Cola).

Condurango
Die bittere Rinde der Kondorliane

VOLKSMEDIZIN UND GESCHICHTE

Das Wort „Cundurango“ leitet sich aus der Ketschuasprache ab. „Cundur e angu“ bedeutet „Kondorliane“ (angu = Schlingpflanze), denn nach dem Volksglauben verleibt sich der Kondor, Südamerikas größter Raubvogel, die Blätter ein, wenn er Schlangen gefressen hat.

Die Kondorliane kommt an den Hängen der Kordilleren von Peru bis Kolumbien vor. Sie gilt dort als Heilmittel gegen Schlangenbisse, wohl im Sinne einer Signaturenlehre, denn der Stamm der Liane ist gewunden wie eine Schlange. In Kolumbien ist der Rindentee als Tonikum für den Magen gebräuchlich, sowie bei Magenschmerzen, die Rinde auch als blutstillendes Mittel. In Peru ist Condurangorinde gleichfalls Magenmittel, findet aber ebenso bei chronischer Blutarmut Verwendung. In Brasilien werden die Wurzeln von Kräuterhändlern angeboten als Mittel gegen Beriberi (Vitamin-B_1-Mangel), Geschwülste und Rheumatismus.

Das späte, aber plötzliche Interesse der europäischen und nordamerikanischen Medizin an der Droge geht nach Alexander Tschirch auf eine Anekdote zurück: Eine Kolumbianerin wollte ihren Ehemann mit einer Condurango-Abkochung vergiften, heilte ihn stattdessen aber von einer Krebserkrankung. Daraufhin unternahmen die Ärzte Dr. Carsares und Dr. Equiguren in Loxa und Quito Heilbehandlungen mit Condurango bei Syphilis und Krebs, scheinbar mit Erfolg. Im Sommer 1871 schickte der Präsident von Ekuador, Gabriel García Moreno, Pflanzenmaterial in die USA und nach Europa zur Untersuchung.

Anfangs glaubte man, ein Krebsmittel gefunden zu haben, und in den USA gab es marktschreierische Empfehlungen der Condurangorinde, aber die Enttäuschung in Deutschland war groß, als sich die teuer eingekaufte Droge als erfolglos erwies. Es kam sogar zu einer offiziellen Anfrage des Kaiserlich Deutschen Botschafts-Sekretärs beim Middlesex Hospital in Washington, wo man bestätigte, nicht den geringsten Nutzen bei Krebserkrankungen festgestellt zu haben.

Einige Ärzte machten aber gute Erfahrungen bei Magenleiden, und dafür ist die Rinde heute noch in Europa in Gebrauch. 1882 wurde die Condurangorinde in das Deutsche Arzneibuch aufgenommen. Die botanische Herkunft dieser ersten Rindenlieferungen war aber nicht eindeutig (manche ähnliche Rinden wurden Pfeilgiften beigemengt, daher wohl auch der oben erwähnte Mordversuch !). Infolgedessen gelangte auch die Anwendung bei Magenleiden zeitweilig in Mißkredit, bis im Jahre 1900 die mikroskopisch zu kontrollierende Rinde oberirdischer Sproßachsen von Marsdenia cundurango als einzig zugelassene Droge deklariert wurde.

Was von der angeblichen Krebswirksamkeit geblieben ist: Durch Appetitanregung, Brechreizminderung und größere Aufnahmefähigkeit für Speisen kann die Einnahme von Condurango-Zubereitungen das Allgemeinbefinden von Magenkrebskranken deutlich bessern; es liegen aber keine klinischen Untersuchungen dazu vor. Condurangorinde ist auch hierbei Magenmittel, kein Krebsheilmittel, trotz experimenteller Befunde zur Wirksamkeit bei gewissen Krebszelltypen.

Die Pflanze

Die Kondorliane oder Condurangoliane, Marsdenia cundurango Reichenb. fil. (Abb. 1), ist ein Schwalbenwurzgewächs (Familie Asclepiadaceae); eine Verwandte in unserer mitteleuropäischen Flora ist die Schwalbenwurz, Cynanchum vincetoxicum (L.) Pers.. Der biegsame Stamm der hochkletternden Liane kann 10 cm dick werden. Die Rinde ist graubraun. Die 8 - 11 cm langen, 5 - 8 cm breiten, derben Blätter haben eiförmigen Umriß, sind kurzgestielt und stehen kreuzgegenständig.

Die verzweigten Blütenstände tragen zahlreiche kleine Blüten mit grünlicher Krone. Die Blüten sind, wie bei Schwalbenwurzgewächsen üblich, Klemmfallenblumen. Die fünf Staubblätter sind miteinander und mit dem Fruchtknoten verbunden; Ausscheidungen des Narbenkopfes bilden dazwischen „Klemmkörper“, von denen jeder mit zwei Pollinien (verklebten Blütenstaubmassen) verbunden ist. Insekten, die sich mit Beinen oder Rüssel in den Klemmfallen verfangen, ziehen die Pollinien heraus und bestäuben damit die nächste Blüte, - wo sie in die nächste Klemmfalle geraten. (Wer sich für Blütenbiologie

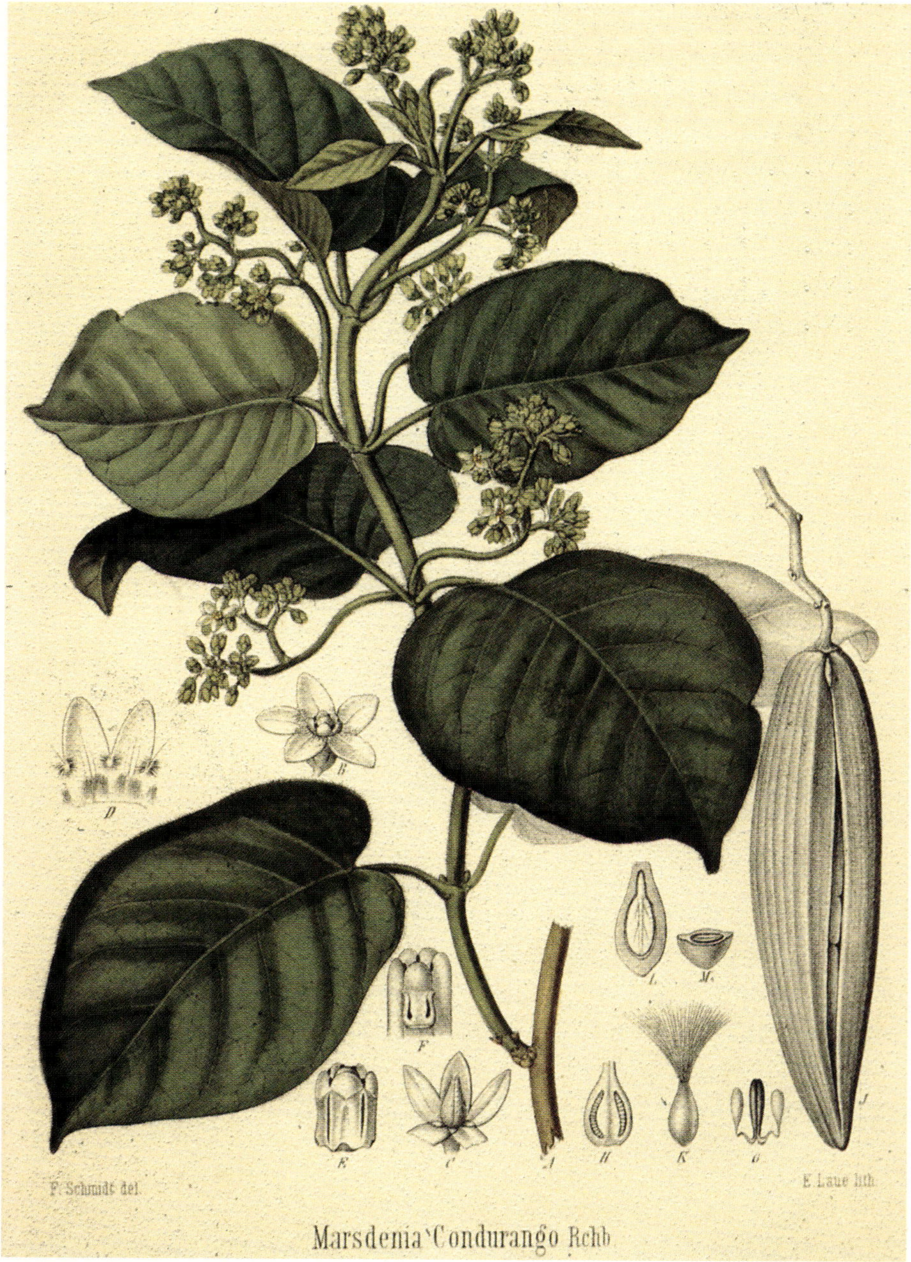

Abb. 1 Blühender Zweig einer Kondorliane (Marsdenia cundurango). Details: Links Teil einer aufgeschnittenen Blütenkrone und ganze Blüte. Rechts reife Frucht. Unten links Staubgefäßröhre (E, F), die den Fruchtknoten mit dem Narbenkopf umgibt (Klemmkörper liegen zwischen beiden Organen) und Kelch mit zweiteiligem Fruchtknoten (C). Unten rechts Fruchtknoten im Schnitt (H), und Samen mit Haarkrone (darüber aufgeschnittene Samen) und ein losgelöster Klemmkörper mit zwei Pollinien (G). Aus Berg und Schmidt, 1893.

interessiert, sei auf das Buch von D. Hess, Die Blüte, Eugen Ulmer Verlag, Stuttgart, 1990, verwiesen).

Die 10 cm langen Früchte sind zweiteilige Kapseln, deren Fächer bis unten hin voneinander getrennt sind („Doppelbalgfrucht“; Abb. 1). Die Samen entwickeln einen Haarschopf für die Verbreitung durch den Wind.

Vorkommen und Kultur

Die Kondorliane ist in ihrer Verbreitung auf die Bergwälder an den Hängen der Kordilleren in Peru, Ekuador und Kolumbien beschränkt, nordwärts bis zur Provinz Antioquia (Medellín). Sie wird in Ostafrika angebaut.

Die Droge

Die Condurangorinde (Abb. 2) besteht in getrocknetem Zustand aus röhren- bis rinnenförmigen Stücken der Stamm- und Zweigrinde, die 2 - 7 mm dick ist. Sie hat eine braungraue Außenseite mit höckerigen Korkwarzen (Lentizellen); die Innenseite ist heller und durch Fasergruppen längsgestreift. Ihr Geschmack ist bitter und etwas krat-

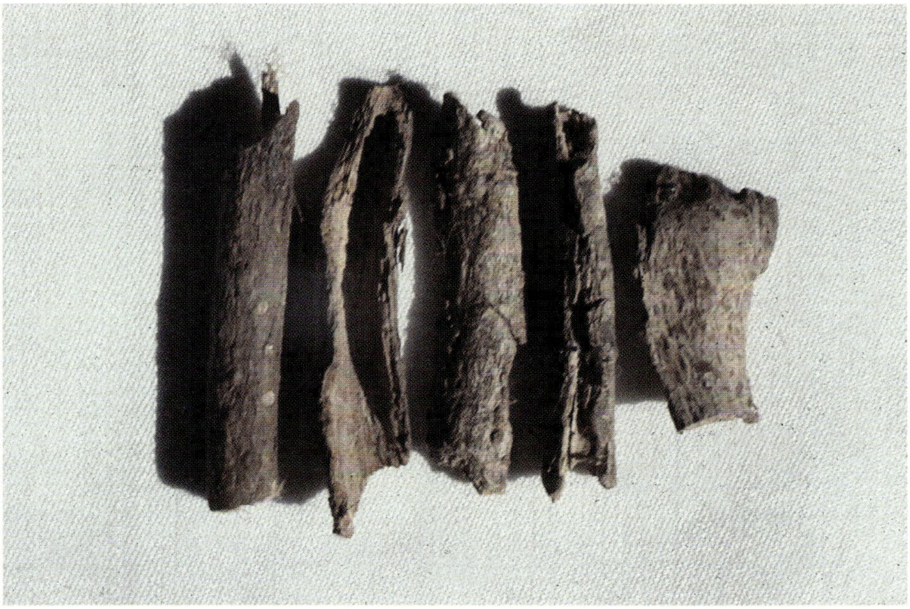

Abb. 2 Condurangorinde. Die Rindenstücke rollen sich beim Trocknen ein. Links sind kleine helle Korkwarzen (Lentizellen) zu erkennen.

zend. Condurangorinde ist Droge des Deutschen Arzneimittelcodex, des Schweizerischen und Österreichischen Arzneibuchs sowie des Homöopathischen Arzneibuchs.

Wirkstoffe

„Condurangin" ist ein Gemisch von Condurangogenin-Glykosiden, saponinähnlichen Verbindungen von Steroiden des Pregnantyps mit Zuckern, die mit Zimtsäure und Essigsäure verestert sind. Diese Bitterstoffe kommen in allen Pflanzenteilen vor; die Rinde enthält etwa 2 % (1 - 3 %) davon. Dazu enthält die Rinde geringe Mengen von Zimtsäure- und Cumarinderivaten (u.a. Umbelliferon), Flavonoide und Nikotinsäureester von Steroiden nur in Spuren, so daß sie kaum als Wirkstoffe angesehen werden können. Der Geruch der Droge wird wesentlich von Vanillin mitbestimmt.

Wirkungen

Bitterstoffe regen die Produktion des Magensaftes an; dabei tritt zuerst eine Einschränkung, dann eine Steigerung ein. Deshalb müssen Bitterstoffdrogen vor dem Essen eingenommen werden. Nach älteren Tierversuchen soll ein Condurangorinden-Extrakt die Magensaftbildung wesentlich erhöhen, ohne den Säuregrad des Magensaftes zu verändern. Bei therapeutischer Dosis (2 - 4 Gramm) sind keine Nebenwirkungen bekannt.

Überdosierung des reinen Bitterstoffgemisches löst im Tierversuch Vergiftungssymptome wie Erbrechen, Unruhe, beschleunigte Atmung, Störungen der Bewegungskoordination und Krämpfe aus; Atmungsschwäche kann zum Tode führen.

Anwendung

Bei Appetitlosigkeit, auch nach Operationen mit Entfernung der Gallenblase und bei nicht operierbarem Magenkrebs. Ein Tee muß mit kaltem Wasser angesetzt und kurz zum Sieden gebracht werden, aber dann wieder vollständig erkalten, weil die Löslichkeit der Wirkstoffe hier ausnahmsweise beim Erwärmen abnimmt. Tee und Fertigarzneimittel mit Tinkturen und Extrakten sind einige Zeit vor dem Essen einzunehmen. Die Droge kann in Wein verordnet werden; das

Österreichische und das Schweizerische Arzneibuch führen Kondurangowein auf. Homöopathische Anwendungsgebiete sind Entzündung und Verengung der Speiseröhre und Risse und Geschwüre an den Lippen und am After.

In der südamerikanischen Volksmedizin ist der Einsatz der Rinde als Magenmittel längst üblich. Die Verwendung bei Blutarmut kann allenfalls durch die Appetitanregung erklärt werden. Andere Wirkungen sind durch unsere Medizin nicht belegt.

Copaivabalsam
Heute noch Heilmittel, morgen Dieselkraftstoff?

VOLKSMEDIZIN UND GESCHICHTE

Copaivabalsam stammt von mehreren Copaifera-Arten des tropischen Südamerika. Er wird in der Volksmedizin von Indianern, Kreolen und schwarzen Amerikanern benutzt, von Mittelamerika und Westindien bis Argentinien.

In Brasilien dient er einerseits zur äußerlichen Behandlung von verschiedenen Hautkrankheiten, Geschwüren und Verletzungen und zur Förderung der Wundvernarbung, andererseits zur innerlichen Verwendung bei Schleimhauterkrankungen vieler Art, der Atemwege (z.B. bei Bronchitis) und der Scheide (Vaginalfluor), bei Geschlechtskrankheiten (Gonorrhöe, nach Martius früher auch Syphilis) und bei Blasenentzündungen. Ein Teil dieser Anwendungen wird auch in Kolumbien, Bolivien, El Salvador und auf Jamaika praktiziert.

Im Sertão, dem Trockenwald- und Savannengebiet Nordostbrasiliens, wird der Balsam bei Neugeborenen zur Anregung der Vernarbung der Nabelwunde benutzt, um Starrkrampf zu vermeiden. Im Bundesstaat Piauhy gilt der Balsam von Copaifera langsdorfii geradezu als Panazee, als Allheilmittel. Dort trinkt man auch Rindentee für Leber und Nieren und Rinde in Wein als Stärkungsmittel.

In Guayana verwenden die Palikur, ein Tupi-Stamm, und die Kreolen von Cayenne den Balsam der dortigen Art C. guianensis zu Einreibungen bei Rheuma und Krämpfen und als Lotion zur Haarpflege. Die Wayampi behandeln Ruhr mit einer Rindenabkochung.

Der zwischen 1570 und 1600 in Brasilien lebende Mönch Manoel Tristaon hat erstmals den großen Baum „Cupayba“ erwähnt, aus dessen Stamm die Indianer durch tiefe Einschnitte das klare „Öl“ in großer Menge als Heilmittel gewannen. Sein Bericht wurde 1625 in London gedruckt (s. Kapitel „Brechwurzel“).

Die ersten spanischen Nachrichten stammen von Pater Acuña, der 1638/39 den Amazonas aufwärts nach Quito reiste. Eine vom peruanischen Vizekönig Graf Chinchon (Amtszeit 1628 - 1639; s. Kapitel „Chinarinde“) veranlaßte Expedition fand ebenfalls den Wundbalsam Copaiva, denn Bäume der Gattung Copaifera wachsen auch im Tiefland Perus und Boliviens.

Der vierte Bericht über diese Balsambäume stammt vom niederländischen Arzt Willem Piso und dem Naturforscher Georg Marcgraf 1648 (s. auch Kapitel „Jaborandiblätter"),die beide einen Bericht über den Baum Copaiva und die Gewinnung des Balsams gaben. Piso konstatierte, daß der Baum sowohl in Pernambuco wie auf der Insel Maranhon (Marajó ?) wächst, von wo der Balsam damals schon in großen Mengen nach Europa exportiert wurde.

Die Pharmacopoea Amstelredamensis, das Amsterdamer Arzneibuch, nennt den Copaivabalsam schon im Jahre 1636. Die Droge kam damals in Tongefäßen, die am unteren Ende spitz waren, nach Europa, oft in ziemlich unreinem Zustand. In der Londoner Pharmakopöe von 1677 hieß sie Balsamum Capivi.

In Deutschland taucht 1629 „Balsamum Americanum album fluidum" in Görlitz, 1666 „Balsamum indicum album" in Nürnberg auf, womit wahrscheinlich Copaivabalsam gemeint war, denn 1682 und 1715 wird weißer amerikanischer Balsam als Copaivi, Copayva oder Cupayba bezeichnet. 1713 verwendet das Preußisch-Brandenburgische Dispensatorium die klare Bezeichnung „Balsamum Copaivae"; von da an sind die Bezeichnungen auch in Deutschland eindeutig.

Nicolas Lémery (1721) unterscheidet zwei „Gattungen" Balsam. Der zuerst aus den Einschnitten im Baum herausrinnt, ist „so klar wie weiß Oel" und der zuletzt fließt, gelblich. Beide dienten zur Heilung von Wunden, Brüchen und verrenkten Gliedern und sollten auch die Nerven stärken. Nach dem Württemberger Arzneibuch von 1771 wurde die erste Sorte für die Medizin bevorzugt und bei Durchfall, Ruhr und Gonorrhöe verwendet, sowie äußerlich als Wundmittel.

Bis ins 20. Jahrhundert hinein fand der Balsam innerliche Verwendung bei Gonorrhöe, Entzündungen der harnableitenden Organe sowie bei Bronchiektasien (bleibende Erweiterung der Bronchialäste in der Lunge nach Tuberkulose, Keuchhusten, Lungenentzündung etc.; Erweiterungen können auch angeboren sein).

Georg Friedrich Most schreibt 1843 über Copaivabalsam:

„Dieses gegen nicht frische Tripper dem Laien bekannte famöse Mittel wirkt auch äusserlich sehr lindernd und heilt frische Verbrennungen.... Man streicht ihn mittels eines Federbarts dick auf."

In der Technik wurde er zur Herstellung von Lacken, Firnissen und Pauspapieren verwendet.

Die Pflanzen

In Pharmazie und Medizin werden Balsame aus mehreren Arten genutzt: Aus Copaifera officinalis L. (syn. C. jacquinii Desf.), C. coriacea Mart., C. langsdorfii Desf., C. guianensis Desf. sowie C. reticulata Ducke; technisch wichtig ist auch C. multijuga Hayne. Die Gattung zählt zur Familie Caesalpiniaceae (Sennesgewächse; auch der Johannisbrotbaum zählt dazu) und zur Ordnung der Hülsenfrüchtler (Leguminosae oder Fabales).

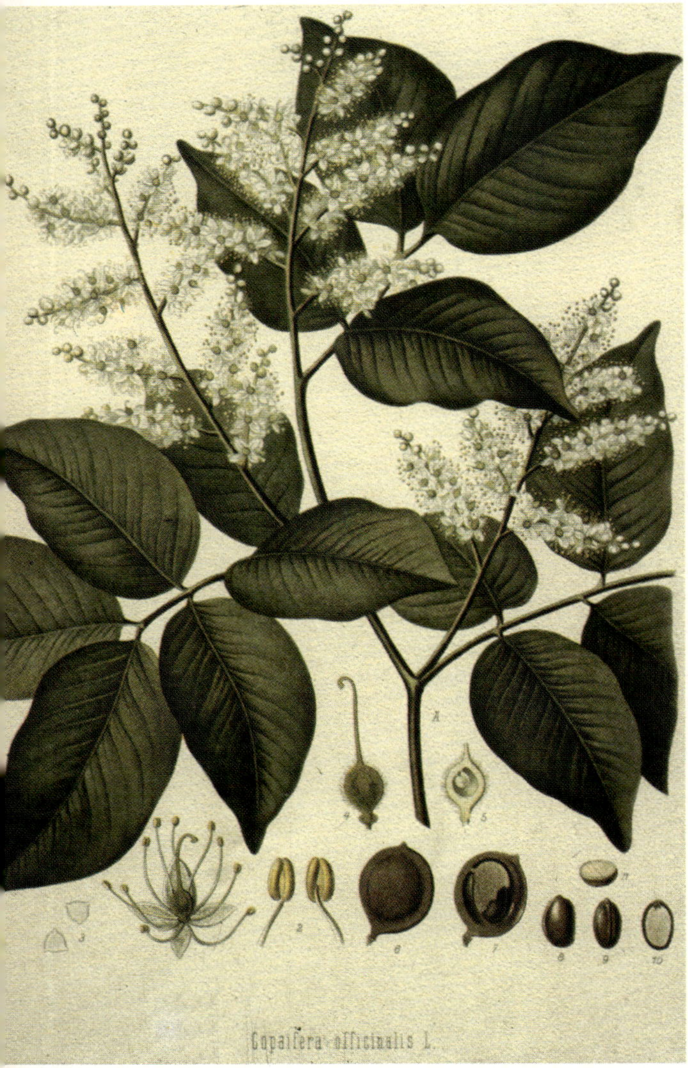

Abb. 1 Blühender Zweig eines Copaivabalsambaumes (Copaifera officinalis). Details: Unten Blüte (1), Staubblätter (2), Pollenkörner (3), Fruchtknoten (4, 5), Frucht (6, 7) und Same (8 - 11); diese Organe sind z.T. angeschnitten. Aus Köhler's Medizinal-Pflanzen, 1883.

Als Beispiel soll Copaifera officinalis L. (Abb. 1) geschildert sein: Es ist ein 10 - 20 Meter hoher Baum mit breiter Krone, dessen Stamm 30 - 45 cm dick wird. (Andere Arten werden z.T. höher und bis einen Meter dick). Schon im Holz junger Zweige beginnen sich die Exkretbehälter mit dem Balsam zu entwickeln, die sich in älteren Zweigen und im Stamm durch Auflösung von Pflanzengewebe zu einem Durchmesser von zwei Millimetern, manchmal bis zu zwei Zentimetern (!) erweitern, in Längsrichtung des Holzes verlaufen und miteinander vernetzt sind. Zum Vergleich: Die Harzkanäle im Holz unserer Waldkiefer haben nur etwa 1/20 mm Durchmesser.

Die Blätter stehen wechselständig; sie sind gefiedert und haben 4 - 6 ovale Fiederblättchen, die 2 - 4 cm breit werden. Sie erscheinen, gegen das Licht gehalten, durch Öldrüsen durchscheinend punktiert. Die Blüten bestehen nur aus dem weißen Kelch (die Blütenkrone ist stark verkümmert und fehlt meist ganz), 10 Staubblättern und dem Fruchtknoten; sie stehen in locker verzweigten, 7 - 14 cm langen Blütenständen. Die schief eiförmige Hülsenfrucht enthält meist nur einen einzigen, 15 mm langen Samen.

Berstende Bäume

Die extrem weiten, miteinander vernetzten Exkreträume im Holz enthalten große Mengen Balsam: in einem Baum mehrere, manchmal 20 - 30, bei Copaifera multijuga Hayne sogar bis 50 Liter ! Gelegentlich produzieren Copaivabäume so großen Überschuß an dünnflüssigem Balsam, daß sie mit einem Knall bersten. Schon der englische Botaniker Richard Spruce hat im vorigen Jahrhundert berichtet: „Ich habe drei- oder viermal gehört, was nach Versicherung der Indianer das Bersten eines alten Copaivabaumes war, aufgebläht mit Öl. Es ist eins der seltsamsten Geräusche, die manchmal die weite Einsamkeit eines südamerikanischen Waldes stören. Es gleicht dem Dröhnen einer entfernten Kanone, und ist sehr verschieden von dem Sturz eines alten morschen Baumes, der fällt, was man nicht selten hört.“

Vorkommen und Anbau

Copaifera officinalis ist einheimisch in Panama, Kolumbien, im peruanischen Amazonien, Venezuela und Guayana bis nach Brasilien hinein sowie auf Trinidad und Martinique. C. guianensis in Guayana und im angrenzenden Venezuela und Brasilien bis Manaos, C. multijuga im südöstlichen Amazonasgebiet, C. coriacea in Trockenwäldern Nordostbrasiliens von Bahia bis Piauhy, C. langsdorfii in Trockenwäldern und Savannen von Bahia bis Mato Grosso und von Ceará bis São Paulo. C. langsdorfii wird neuerdings versuchsweise in Brasilien angebaut.

Der Balsam

Zur Gewinnung des Copaivabalsams werden in den unteren Teil der Stämme halbrunde Löcher bis ins Mark geschlagen oder sie werden entsprechend angebohrt. Dann setzt man für den Abfluß eine Rinne ein oder macht V-förmige tiefe Schnitte bis in das Splintholz. Der herausfließende Balsam wird in Gefäßen aufgefangen und kommt in Kanistern in den Handel. Man unterscheidet den dünnflüssigen brasilianischen Balsam und den dickerflüssigen Maracaibo-Balsam aus Venezuela. Er ist blaßgelb oder gelbbraun gefärbt (Abb. 2) und leichter als Wasser. Er riecht würzig und schmeckt anhaltend bitter kratzend. Aus dem Balsam kann das ätherische Öl herausdestilliert werden (Copaivabalsamöl).

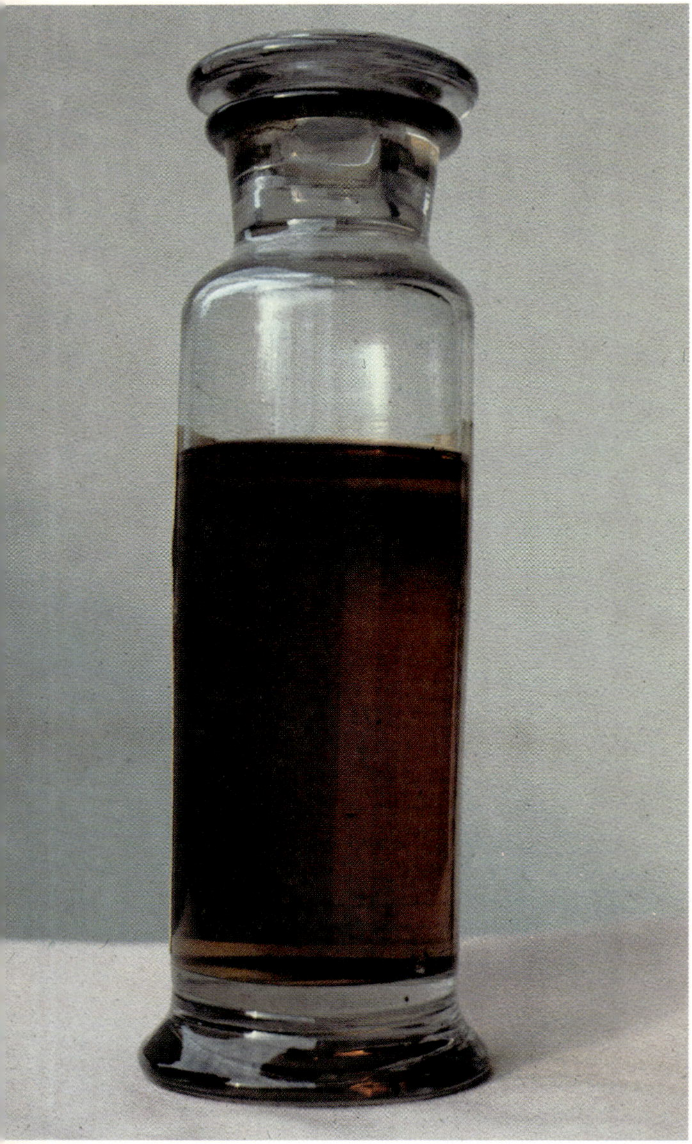

Wirkstoffe

Der Balsam besteht zu 40 - 80 % aus ätherischem Öl mit den Sesquiterpenkohlenwasserstoffen Caryophyllen (benannt nach dem Vorkommen in Gewürznelken), Cadinen und Copaen und verschiedenen Sesquiterpenalkoholen. Der Rest ist Harz, das im ätherischen Öl völlig

Abb. 2 Ein Gefäß mit Copaivabalsam. In den Handel kommt er in Kanistern, weil ein Baum 20 - 50 Liter liefern kann.

homogen gelöst ist und Harzsäuren vom Diterpentyp enthält (Copaivasäuren u.a.). In anderen Teilen der Pflanzen sind Triterpene und kondensierte Gerbstoffe enthalten, die zusammen mit Sesquiterpenen im ätherischen Öl der Blätter (Cubeben, Copaen, Humulen) vermutlich eine Resistenz gegen Blattpilze bedingen.

Wirkungen

Wirksame Komponente scheint das ätherische Öl zu sein: Es wirkt leicht harntreibend, vor allem aber desinfizierend. Zum Teil wird es unverändert durch die Nieren ausgeschieden und macht den Harn antiseptisch; wahrscheinlich kommt in der Blase auch eine Reizkörperwirkung zum Tragen.

In zu hoher Dosis wirkt der Balsam nierenreizend; er kann auch Magen- und Darmschleimhaut reizen, Koliken, Durchfall und Nierenschäden verursachen, sowie Fieber, Muskelschwäche, Kopfschmerzen und andere Nebenwirkungen, im Extremfall Lähmungen und Krämpfe auslösen. Bei einer sehr lange dauernden Kur kann auch sexuelle Schwäche auftreten.

Anwendung

Medizinische Anwendung

Dafür findet bei uns meist der brasilianische Balsam Verwendung. Copaivabalsamöl, das ätherische Öl aus dem Balsam, wird bei chronischer Blasenentzündung in Kapseln oder als Emulsion gegeben. Copaivabalsam wird homöopathisch bei verschiedenen Entzündungen innerer Organe, besonders der Blase, und bei Verdauungsschwäche angewendet.

Die Wirksamkeit bei Hautentzündungen, Verletzungen und Blasenentzündungen haben schon die Indianer herausgefunden. Bei Rheuma dürften Einreibungen wie mit anderen ätherischen Ölen wirksam sein. Die Wirkung bei Erkältungen ist nicht groß (bei uns nicht mehr verordnet), ebenso reicht die Wirksamkeit bei Geschlechtskrankheiten nicht aus.

Technische Verwendung

Schlechtere Qualitäten von Copaivabalsam ninmt man zur Herstellung von Lacken und Firnissen, bessere für Parfümerie und Seifenherstellung.

Nachwachsender Rohstoff

Dünnflüssige brasilianische Balsame haben eine Konsistenz wie Dieselöl, und weil sie vorwiegend aus Kohlenwasserstoffen bestehen, kann man sie direkt als Dieselkraftstoff verwenden. Für die Gewinnung des Balsams aus den bis zu einem Meter dicken Stämmen von Copaifera multijuga bringt man einen Meter über dem Boden ein Bohrloch mit einem Zapfhahn an. Innerhalb von 2 - 3 Stunden fließen 20 - 30 Liter Balsam aus, insgesamt 50 Liter. Nach sechs Monaten kann man den gleichen Baum an anderer Stelle wieder anzapfen. C. langsdorfii wird in Brasilien in Versuchspflanzungen angebaut, um die Nutzung als „Dieselbäume“ zu erproben.

Curare
Vom Pfeilgift zum Arzneistoff

KRIEG UND JAGD MIT GIFTPFEILEN

Im November 1510 landete eine spanische Truppe unter Rodrigo de Colmenares an einer Flußmündung in der Nähe der Sierra Nevada de Santa Marta im nördlichen Kolumbien, um Trinkwasser zu fassen. Dort lockte ein Indianerhäuptling sie in einen Hinterhalt. „Die Angreifer bemächtigten sich des Bootes und schlugen es in Stücke. In einem Augenblick durchbohrten sie mit ihren Pfeilen 47 Spanier, bevor diese sich mit ihren Schilden decken konnten. Nur einer entkam; die anderen Verwundeten starben kurz darauf an dem schrecklichen Pfeilgift.“ So berichtet es Peter Martyr von Anghiera, Sekretär des Westindienrates der Spanischen Krone. Vorher hatten Alonso Hojeda und Diego Nicuesa allerdings an einer anderen Stelle der Küste einige Dörfer geplündert, und die Spanier stießen bei ihren Landungsversuchen verständlicherweise auf Abwehr.

Ein genaueres Zeugnis für den Gebrauch von Giftpfeilen hat Alonso Pérez de Tolosa 1548 (gedruckt erst 1627) überliefert, in der Region um den Maracaibo-See in Venezuela, bei den Bobures, einem relativ friedlichen Indianerstamm: „Sie kämpfen nur mit Blasrohren, in die sie kleine Pfeile stecken, die in ein Gift getaucht sind. Wenn diese auch nur eine kleine Wunde verursachen, ist das Opfer für zwei oder drei Stunden seiner Sinne beraubt; diese Zeit benutzen die Indianer zur Flucht, und danach erholt er (das Opfer) sich ohne weiteren Schaden.“ Also eine Waffe, die nur kampfunfähig macht.

Spätere Chronisten berichten über den Tod von Soldaten innerhalb von sechs Stunden, andere nur über eine 24 Stunden dauernde vorübergehende Vergiftung. Die Todesursachen durch „Giftpfeile“, die Sir Walter Raleigh aus Guayana beschrieben hat, waren allerdings typische Symptome einer Wundinfektion durch Bakterien (Gasgangrän). Nicht jeder Tod durch Pfeile in der damaligen Zeit ist den Pfeilgiften der Indianer anzulasten.

Die Verwendung von Giftpfeilen im Krieg war bei südamerikanischen Indianern keineswegs die Regel. Sie war eher eine „ultima ratio“ im Kampf gegen einen waffentechnisch oder zahlenmäßig überlegenen Gegner.

Weithin üblich sind vergiftete Pfeile als Jagdmunition für das Blasrohr. Mit dieser sehr treffsicheren Jagdwaffe erlegen die Indianer der südamerikanischen Tropenwälder Vögel und Affen, also Baumtiere. Diese würden, wenn sie nur angeschossen sind, im Kronenbereich des Urwaldes entkommen; das Gift bewirkt, daß sie gelähmt herunterfallen und erbeutet werden können. Giftpfeile für die Jagd sind keineswegs unfair, denn ohne das Gift würden angeschossene Tiere langsamer und qualvoller umkommen.

Die häufig „urari“, „wurali“ oder „curare“ genannten Gifte aus bestimmten Pflanzen werden nicht von allen Indianerstämmen des tropischen Amerika hergestellt, sondern nur von relativ wenigen, aber das Gift ist in weiten Gegenden Handelsobjekt.

Die vielseitigsten Pfeilgifthersteller Amazoniens sind die Kofán an den Quellflüssen des Rio Putumayo im Grenzgebiet von Kolumbien und Ekuador. Sie verwenden nicht nur die auch von anderen Indianerstämmen benutzten Curarepflanzen der Gattungen Chondrodendron und Strychnos, die in diesem Kapitel besprochen werden, sondern auch die mit Chondrodendron verwandten anderen Mondsamengewächse (Menispermaceae) Abuta, Curarea und Orthomene, das Lorbeergewächs Ocotea venenosa und das Rahmapfelgewächs (Fam. Annonaceae) Unonopsis veneficiorum (vgl. letztes Kapitel). Die Tikuna haben möglicherweise noch größere Praxis: Sie verwenden insgesamt 25 Pflanzenarten in ihren Pfeilgiften.

Es gibt eine große Zahl von Giftpflanzen zur Curarebereitung: Arten aus 27 Gattungen von 12 Pflanzenfamilien werden genannt. Die meisten enthalten Alkaloide als Wirkstoffe, Hülsenfrüchtler (Leguminosen) Rotenoide, die auch als Fischgifte Verwendung finden (s. Kapitel „Fischrinde“); Maulbeer- und Wolfsmilchgewächse führen Milchsaft.

Die Medizinmänner haben Rezepte für Pfeilgifte mit nur einer, mit mehreren oder mit bis zu 15 Komponenten aus verschiedenen Pflanzenarten, je nach der zu jagenden Tierart oder der gewählten Jagdzeit. Bei der Präparation werden wäßrige Auszüge aus zerkleinerten Pflanzenorganen (bei Strychnos-Arten der Rinde, bei Chondrodendron Stamm mit Rinde) in 25 Liter fassenden Tongefäßen gekocht, häufig viele Stunden lang, bis nur eine Art eingedickter Sirup übrigbleibt. Möglicherweise wird bei Chondrodendron der Anteil an hochgiftiger Substanz (Tubocurarin) durch chemische Reaktionen bei der Zubereitung erhöht, denn Curare enthält mehr davon als das Ausgangsmaterial. Rituelle Gebräuche, vor allem spezielle begleitende Gesänge, sind bei der Giftbereitung üblich, wenn sie gelingen soll.

Das Gift wird dann in kleinere Gefäße umgefüllt: entweder in Kalebassen („Kalebassen-Curare", enthält häufig Gift von Strychnos-Arten und dazu nicht selten andere Komponenten) oder in Bambusrohre („Tubo-Curare") oder kleine Tontöpfe („Topf-Curare"). Die beiden letzten enthalten oft das Gift vom „behaarten Knorpelbaum" (Chondrodendron tomentosum) und /oder anderen Pflanzen.

Der giftige Sirup wird auf Pfeil- oder Speerspitzen gestrichen und in der Sonne oder an der Luft getrocknet, oder über einem Feuer gehärtet. Die aufgetragene Dosis richtet sich nach Art und Größe der Tiere, die man jagen will.

GESCHICHTE UND VOLKSMEDIZIN

Das Wort „Ourari" für ein Pfeilgift taucht zum erstenmal in Lawrence Keymis' „A Relation of the second Voyage to Guiana of 1596" auf, das heute bei uns übliche Wort Curare im Werk des Paters Joseph Gumilla 1741: „El Orinoco illustrado, historia natural, civil, y geographica, de este Gran Río". Der spanische Geistliche berichtet über den Handel mit dem Gift durch die - heute nicht mehr existierenden - Caberre-Indianer am Orinoko: „Es wird in kleinen ungebrauchten Töpfen oder in Lehmtöpfen verkauft, deren größter vier Unzen des Giftes enthält, und es ist in der Farbe einem dunklen Sirup ähnlich. Es hat keinen speziellen Geschmack oder Schärfe; in den Mund gebracht, kann es ohne Risiko oder Gefahr verschluckt werden, vorausgesetzt, daß keine blutenden Wunden im Zahnfleisch oder in anderen Teilen des Mundes sind. Weil seine ganze Aktivität und Stärke gegen das Blut gerichtet ist, braucht es nur einen Tropfen zu berühren, um alles Blut im Körper gerinnen zu lassen mit der Geschwindigkeit eines Blitzes".

In diesem Ausschnitt aus seinem seitenlangen Bericht über Curare ist etwas sehr wesentliches bemerkt: Es ist wie viele Pfeilgifte praktisch ungiftig im Verdauungstrakt (sonst könnten die Indios ihre Jagdbeute nicht essen !), aber extrem giftig in der Blutbahn.

Der französische Naturforscher La Condamine, der im Jahre 1744 von Ekuador aus den Amazonas hinabfuhr, erkannte schon „gewisse Lianen“ als Herkunft des Pfeilgifts, ohne die Pflanzen genauer kennenzulernen. Er stellte auch erste pharmakologische Versuche mit Curare bei Hühnern an.

Erst der Erlanger Pharmazieprofessor Johann Christian Daniel von Schreber, ein Schüler Linnés, bekam von einem Freund in Surinam im Jahre 1772 einige Curare-Pflanzen und konnte sie teilweise botanisch beschreiben. Die von ihm „Toxicaria americana, Familie Loganiaceae“ genannte Pflanze war nach heute gültiger Nomenklatur Strychnos guianensis. Einer zweiten Pflanze gab er den Namen Piper geniculatum (heute P. bartlingianum, ein Pfeffergewächs). Außerdem gab er noch zwei Pflanzen an, die aber nur Beimischungen für Pfeilgift waren. Schrebers Herbar-Exemplare befinden sich heute in München.

Alexander von Humboldt und Aimé Bonpland waren auf ihrer großen Forschungsreise die ersten Weißen, die im Jahre 1800 bei der Herstellung des Curaregiftes in Esmeralda, am oberen Orinoko, zuschauen durften. Die mitgebrachte Liane „bejuco de mavacure“ war ebenfalls Strychnos guianensis. Bei anderen Indianern fanden sie „ambihuasca“, ein offenbar anderes Gift damals ungeklärter botanischer Herkunft (erst 1970 als Menispermaceen-Giftmischung erkannt).

Ein Schüler von Schreber war der deutsche Botaniker Karl Friedrich Philipp von Martius, der zusammen mit Johann Baptist von Spix 1817 - 1820 Brasilien erforschte. Martius identifizierte als Stammpflanzen für Urari bei den Yurí am Rio Japurá Strychnos guianensis wie schon andere vor ihm, Wurzeln einer Pfefferart, Stammrinde von Abuta imene und von Ficus (Urostigma) atrox - ein Verwandter unseres beliebten Gummibaums ! - und von einer wahrscheinlichen Lonchocarpus-Art (Hülsenfrüchtler). Bei anderen Stämmen fand er noch Unonopsis veneficiorum und Milchsaft von Hura crepitans oder Euphorbia cotinifolia (beides Wolfsmilchgewächse). Damit war für eine Reihe von Pfeilgiften die botanische Herkunft geklärt, aber die beiden Arten, die in der Medizin des 20. Jahrhunderts eine Rolle spielen sollten, immer noch nicht gefunden. Der botanische Teil der Curare-Forschung ist eine fast unendliche Geschichte!

Immerhin fanden die Brüder Robert und Richard Schomburgk auf ihren Forschungsreisen von 1835-38 und 1840-44 in Guayana bei den Wapischiana als Urari-Liane die Art Strychnos toxifera. Und im Dorf Pirara bei den Makuschi sah Robert Schomburgk dann auch die Herstellung des Pfeilgiftes. Sein Bruder beobachtete 1842 das gleiche beim gleichen Medizinmann. Damit war die interessanteste Quelle des Kalebassen-Curare geklärt.

Während bei Strychnos toxifera zuerst die Pfeilgiftpflanze gefunden wurde und später der Hauptwirkstoff zum Arzneimittel wurde, war es beim Knorpelbaum Chondrodendron tomentosum paradoxerweise umgekehrt: 250 Jahre lang wurde die Wurzel unter der Bezeichnung „Pareira brava“ in Europa als Arzneidroge verwendet, bevor man feststellte, daß sie - wenigstens eine der Stammpflanzen - die Wurzel einer Pfeilgiftpflanze war !

Das hängt allerdings auch damit zusammen, daß die beiden ostbrasilianischen Chondrodendron-Arten das Pfeilgift Tubocurarin nicht enthalten, sondern nur seine Vorstufen; und auch Ch. tomentosum wird in Teilen Südamerikas von Indianern als Heilpflanze genutzt. In der brasilianischen Volksmedizin findet Pareira brava als harntreibende und menstruationsfördernde Droge und als Fiebermittel Verwendung, zerkleinerte Blätter äußerlich und Wurzeltee zugleich innerlich gegen Schlangenbisse. Im peruanischen Amazonasgebiet dient Chondrodendron tomentosum sowohl als Pfeilgiftpflanze wie auch als harntreibendes Mittel bei Nierensteinen, Oedemen und Hodenentzündung, bei Fieber und als menstruationsfördernde Droge. Indianer im kolumbianischen Amazonien verwenden sie bei Wassersucht, Geisteskrankheit („Wahnsinn“) und äußerlich bei Quetschungen.

Portugiesische Missionare lernten im 17. Jahrhundert von Indianern eine Wurzel „abutua“ oder „butua“ kennen, die 1688 auch nach Paris gelangte, wo Pierre Pomet sie 1694 abbildete und beschrieb. In der deutschen Übersetzung des Buches von Pomet, „Der aufrichtige

Materialist und Specerey-Händler", erschienen 1717 in Leipzig, heißt es unter anderem: „Der erste, der sie nach Paris gebracht, war des Königs Gesandter nach Portugall, Monsieur Amelot, und nach ihm der Herr Tournefort / welcher mir auch das Stücke, welches ich besitze, verehret hat. Mich haben sonst etliche versichert, daß diese Wurtzel Rancken triebe, an denen die Blätter wie Weinlaub sehen; dieselben kröchen die Mauren und Bäume hinan.

Und um deswillen haben auch die Portugiesen ... sie Pareira brava genannt, welches soviel heißt als ein wilder und unächter Weinstock.

Seit dem sie der Herr Amelot nach Paris gebracht, hat sie der Herr Theward Medicus Facultatis, nebst anderen, als ein specificum und gantz sonderliches Mittel wider den Stein gebraucht. Es wird früh nüchtern, als ein Pulver, in weissem Weine genommen."

Der Medizin- und Pharmazie-Professor Geoffroy am Collège de France berichtete 1710 über günstige Ergebnisse bei der Behandlung von Nierenentzündung und Harnverhaltung. 1731 wurde „Radix Pareirae bravae" in das Preußisch-Brandenburgische Arzneibuch aufgenommen.

Die Einfuhr ähnlich wirkender Wurzeln anderer Pflanzen aus Südamerika und Ostafrika machte dann aber die Sache so verwirrend, daß Carl von Linné 1753 Cissampelos pareira aus Westindien als Stammpflanze der Pareira-Wurzel annahm. Diese Verwechslungen, und weil die Droge doch nicht so viel hielt, wie man sich von ihr versprach, führten dazu, daß sie aus einigen Arzneibüchern wieder gestrichen wurde.

1798/1802 wurde die „richtige" Stammpflanze der Droge von Ruiz und Pavón als Chondrodendron tomentosum beschrieben; aber auch sie ahnten nicht, daß sie eine Pfeilgiftpflanze vor sich hatten. Noch 1971 wurde angenommen, diese Art wüchse auch in Brasilien.

1828 wurde Pareira brava in England erneut bei Nierenentzündungen empfohlen. Später wurde sie in Europa auch bei Gonorrhöe, Vaginalausfluß, Gelbsucht und Rheuma benutzt. Dragendorff nennt 1898 als Verwendungen für Pareira brava „bei Harnkrankheiten" und für Rinde von Strychnos toxifera die Behandlung von Krämpfen.

Nachdem Boussingault und Roulin in Bogotá 1827 erstmalig aus Curare eine alkalische Base isolieren konnten, begann man zu ahnen, daß es sich bei diesen Pfeilgiften um Alkaloiddrogen handelte.

Claude Bernard unternahm ab 1844 in Paris pharmakologische Untersuchungen. 1860 konnte er nachweisen, daß Curare nur auf die Enden der Bewegungsnerven wirkt, womit die Ursache der Lähmung durch das Pfeilgift in Grundzügen geklärt war. Wegen der muskelerschlaffenden Wirkung von Curare empfahl er es zur Behandlung des Wundstarrkrampfes, der damals noch nicht als bakterielle Infektionskrankheit erkannt war.

Versuche zur chemischen Strukturaufklärung waren schwierig, weil es viele verschiedene Curaremischungen gab. 1895 isolierte Rudolf Boehm ein Alkaloid aus Kalebassen-Curare aus dem oberen Orinoko- und Rio-Negro-Gebiet, und danach weitere Alkaloide aus Tubo- und Topf-Curare. Er erhielt die Summenformeln; die Molekülstrukturen begann in den dreißiger Jahren Heinrich Wieland (Nobelpreisträger für Chemie 1927) mit seinen Mitarbeitern in München aufzuklären. Erst 1935 wurde endlich Chondrodendron tomentosum als wichtigste Quelle für Topf- und Tubocurare-Alkaloide erkannt: 250 Jahre nach Beginn der medizinischen Benutzung ihrer Wurzel für Blasensteine und Nierenleiden in Europa, und Jahrzehnte nach dem Beginn der chemischen Untersuchung ihres Pfeilgifts!

1942 führten die kanadischen Mediziner Griffith und Johnson d-Tubocurarin als Muskelrelaxans (Muskelerschlaffungsmittel) in die Narkosetechnik ein. Die Synthese des Alkaloids erlaubte dann eine häufigere Verwendung, als sie mit dem schwierigen Nachschub von natürlichem Curare möglich war.

Auch C-Toxiferin I aus Kalebassen-Curare von Strychnos toxifera, zwanzigmal wirksamer als Tubocurarin, wurde zum gleichen Zweck in die Therapie eingeführt, und wurde Vorbild für besser steuerbare Muskelrelaxantien.

Die Pflanzen

Chondrodendron

Der behaarte Knorpelbaum, Chondrodendron tomentosum, zählt zur Familie der Mondsamengewächse (Menispermaceae), einem hauptsächlich in den tropischen Regenwäldern der Erde verbreiteten Verwandtschaftskreis. Es ist eine große kräftige Liane mit holzigen Sproßachsen und warziger, grauer, samtartiger Rinde. Die dunkelbraunen Wurzeln sind 2 - 5 cm dick (manchmal noch dicker), mehr oder weniger gedreht und außen längs- oder querrunzlig (Abb. 1). Die etwas lederigen Blätter sind langgestielt; die Blattfläche ist breit dreieckig, leicht herzförmig oder rundlich und 10 - 15 cm lang, ganzrandig mit stumpfer oder scharfer Spitze. Das Blatt ist von fünf Hauptnerven durchzogen, die feinere Blattnervatur deutlich netzartig.

Männliche und weibliche Blüten stehen in büschelig-rispigen Blütenständen in den Blattachseln; die männlichen mit sechs sehr kleinen Kronblättern, 9 - 16 Kelchblättern und sechs Staubblättern, die weiblichen mit sechs Kron- und neun Kelchblättern und den Fruchtknoten in größeren, 10 - 25 cm langen Blütenständen. Die etwa 12 mm langen Steinfrüchte sitzen auf kurzen dicken Stielen, sind länglich-eiförmig und werden scharlachrot, bei der Vollreife schwarz.

Strychnos

Strychnos toxifera Rob. Schomb. ex Benth. ist eine Liane aus der Familie der Brechnußgewächse (Loganiaceae), einer in den Tropen und Subtropen der Welt verbreiteten Pflanzenfamilie. Die Brechnuß

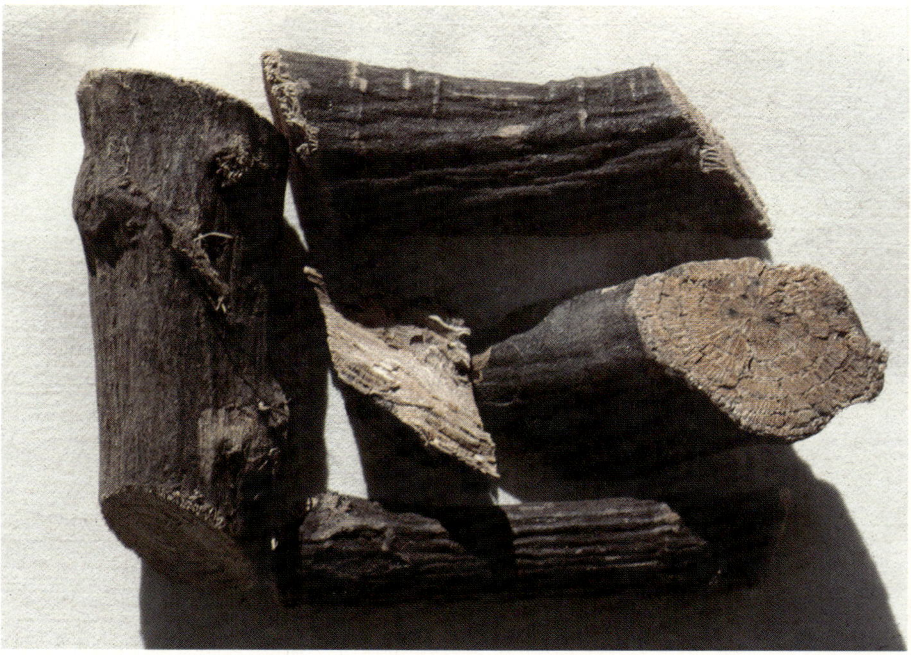

Abb. 1 Pareira-brava-Wurzel von der Pfeilgift-Liane Chondrodendron tomentosum. Charakteristisch die Zonierung des Querschnitts.

selbst ist eine Strychnos-Art der Alten Welt, deren Samen das giftige Strychnin enthalten. Überhaupt gehören der Familie zahlreiche Giftpflanzen an.

S. toxifera (Abb. 2) hat eiförmige bis lanzettliche Blätter mit manchmal lang ausgezogener Spitze; sie sind 6 - 20 cm lang und 3 - 8 cm breit. Ältere Sproßachsen sind knotig gegliedert. Die weißen Blüten sind zu mehreren in Blütenständen vereinigt. Ihre Kelchzipfel sind linear-lanzettlich und behaart, die 1,5 cm lange, röhrenförmige Krone ist gleichfalls abstehend behaart, ihre Kronzipfel sind ausgebreitet. Die Staubblätter und der Griffel des Fruchtknotens ragen kaum aus der Kronröhre heraus. Die Früchte sind kugelförmig, glatt und hartschalig, die Schale aber zerbrechlich. Die Früchte erreichen sieben Zentimeter Durchmesser und färben sich bei der Reife gelb. Die hartschaligen Samen sind scheibenförmig.

Vorkommen

Chondrodendron tomentosum kommt in Wäldern Nordwest-Boliviens, Perus, Ekuadors, Kolumbi-

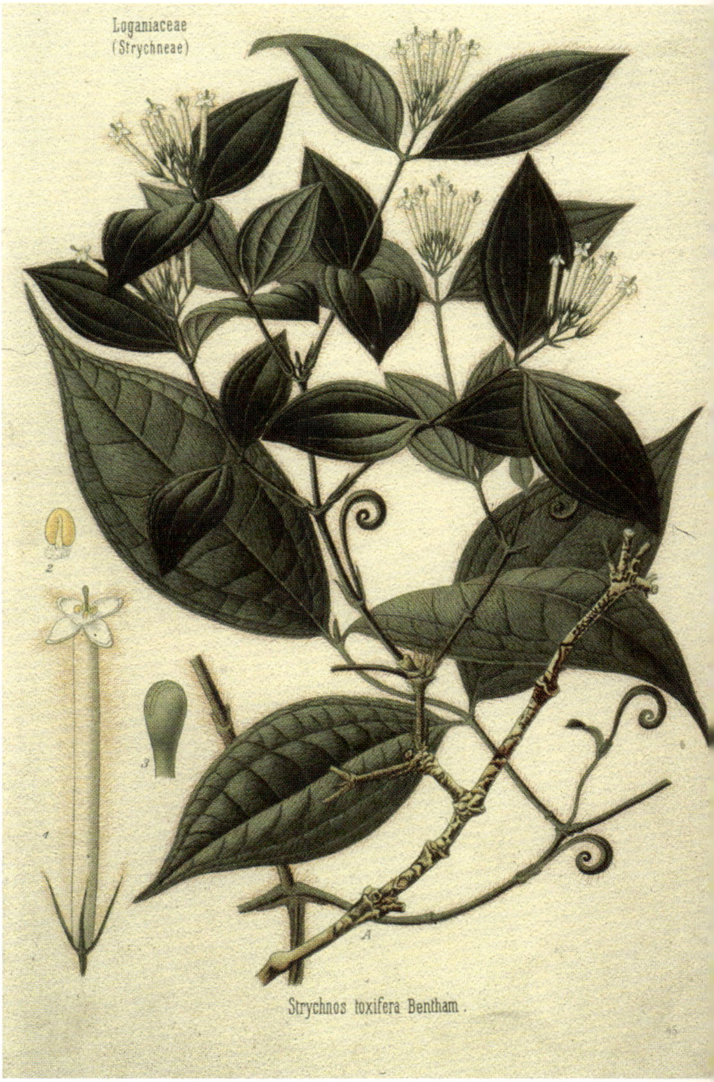

Abb. 2 Strychnos toxifera Rob. Schomb. ex Benth., blühender Zweig dieser Pfeilgift-Liane. Links unten eine Blüte, Staubbeutel und Narbe des Fruchtknotens im Detail. Aus Köhler's Medizinal-Pflanzen, 1883.

ens und Panamas vor, bis in 600 m Höhe. Strychnos toxifera ist von Nordwest-Brasilien (Amazonas, Acre) über Guayana, Venezuela und Kolumbien bis Panama und nach Ekuador hinein ebenfalls in Wäldern verbreitet.

Die Drogen

Die mehrere Zentimeter dicken Wurzeln des Knorpelbaums, als Droge unter dem Namen Pareira brava im Handel, sind teilweise knotig und gedreht. Ihre Außenseite ist braunschwarz und längsrunzlig, manchmal auch quergerunzelt. Der wachsartige Querschnitt zeigt konzentrische Zonen (Abb. 1), bedingt durch Festigungsgewebe. Es sind keine Jahresringe: die gibt es im gleichmäßig feuchtwarmen Klima nicht. Die Wurzel ist geruchlos und schmeckt stark bitter.

Reines Tubocurarinchlorid ist Arzneistoff des Deutschen, Schweizerischen und Österreichischen Arzneibuchs; es wird heute ausschließlich synthetisch hergestellt.

Von Strychnos toxifera (sowie einigen verwandten Arten) wird nur das Kalebassen-Curare, der aus der Rinde gewonnene dickflüssige Extrakt, verwendet, keine Pflanzenteile.

Wirkstoffe

Hauptwirkstoffe sind Alkaloide. Curare von Chondrodendron tomentosum enthält etwa 5 % (4 - 13 %) davon, vor allem Tubocurarin, ein quartäres Bisbenzylisochinolin. Zahlreiche weitere, pharmakologisch weniger wirksame Alkaloide liegen in geringer Menge vor.

Bei Strychnos toxifera ist unter 40 - 50 verschiedenen Alkaloiden C-Toxiferin I das wirksamste, ein ebenfalls dimeres Alkaloid vom Strychnintyp. Es ist in der Therapie als Reinsubstanz ersetzt durch das halbsynthetische, nebenwirkungsärmere und in der Anwendung besser steuerbare Alcuroniumchlorid. Curare-Alkaloide sind Vorbild für synthetische Arzneimittel gleicher Wirkungsrichtung geworden.

Wirkung

Curarealkaloide sind Muskelrelaxantien (muskelerschlaffend wirkende Stoffe), wenn sie in die Blutbahn gebracht werden; sie wirken durch Hemmung der Erregungsübertragung vom Nerven auf den Muskel. Sie dienen in der Narkosetechnik zur Ruhigstellung des Operationsfeldes, vor allem bei Bauch- und Brustkorb-Operationen, beim Einrichten von Brüchen und zur Behandlung schwerer Krämpfe.

Ihre Giftigkeit bei Aufnahme durch den Mund ist gering. 3 - 5 Milligramm Tubocurarin im Blut sind für ein Kaninchen tödlich, die Tiere vertragen aber 250 Milligramm in der Nahrung. Der Harn von Versuchstieren soll dann jedoch durch Umwandlungsprodukte des Alkaloids ziemlich giftig werden.

Bei Verletzungen mit einer geringen Curaredosis kommt es zu Schwindelgefühl, mit steigender Dosis treten Übelkeit, Kopfschmerzen, Harnfluß und schließlich Kollaps ein. Tod durch Atemlähmung wird beim Menschen durch 40 - 50 mg Tubocurarin bewirkt.

C-Toxiferin I ist etwa zwanzigmal wirksamer als Tubocurarin. Ein Gramm dieses Alkaloids könnte eine Million Mäuse lähmen, wenn man es in ihre Blutbahn brächte!

Anwendung

Pareira-brava-Wurzel wird in der Homöopathie in verschiedenen Arzneiformen bei Entleerungsstörungen der Harnblase, Harnwegsentzündungen und Vergrößerung der Prostata verordnet. Tubocurarin wird in der Narkosetechnik verwendet. Curare aus der Rinde von Strychnos-Arten, vor allem Strychnos toxifera, wird homöopathisch in entsprechenden Verdünnungen zur Einnahme oder Injektion bei Lähmungen, Lähmigkeiten und Krämpfen gegeben.

Zur Beurteilung der volksmedizinischen Verwendung von Chondrodendron bei Indianern läßt sich nichts aussagen, weil bei uns nur die Pfeilgifte und ihre Wirkung untersucht sind.

Dieffenbachia (Schweigrohr)
“Töte vier Generationen”

GESCHICHTE

Die Giftigkeit von Dieffenbachia seguine, dem Giftaron oder Schweigrohr, ist den Indianern des tropischen Amerika geläufig. Nicht zufällig verwenden die Tikuna in Nordwest-Amazonien und andere Indianervölker sie als Zusatz zum Pfeilgift Curare. Die westindischen Kariben haben diese Pflanze zur Ermordung von Feinden benutzt; deshalb hieß die Pflanze bei ihnen „Töte vier Generationen“ ! Mindestens seit dem Ende des 17. Jahrhunderts war auch den Europäern in Westindien ihre Giftigkeit bekannt.

Blätter und Stengel der Dieffenbachia-Arten enthalten „Schießzellen“, die Oxalatnadeln und Reizstoffe ausschleudern, die besonders leicht in die Schleimhäute eindringen. Zerkaut man frische Pflanzenteile oder bringt man den unverdünnten Saft von Frischpflanzen in den Mund, so schwellen Zunge und Mundschleimhaut unter stechend-brennenden Schmerzen an. Schluckbeschwerden und in schweren Fällen Verlust des Sprechvermögens sind Folgen, die mehrere Tage lang anhalten können. So wurde die Pflanze in Westindien in der Zeit der Sklaverei als Foltermittel benutzt, und so brachte man auch unliebsame Zeugen für einige Tage gewaltsam zum Schweigen. Daher der Name „dumbcane“ oder „Schweigrohr“ für die Pflanze.

Verschlucken des Saftes führt zu zeitweiliger, seine Injektion zu dauernder Sterilität bei Männern. Diese Wirkung hat man in Lateinamerika manchmal zur „Behandlung“ von Gegnern benutzt. Mehrere Autoren (der Kolumbianer Patiño, die Franzosen Grenand, Moretti und Jacquemin, und der Nordamerikaner Duke) haben berichtet, daß Dieffenbachia seguine im Dritten Reich während des zweiten Weltkrieges zu Sterilisationsexperimenten an Häftlingen verwendet wurde.

In manchen Gegenden Südamerikas ist bekannt, daß ein Blatt pro Tag für eine eintägige Unfruchtbarkeit ausreicht. Duke zitiert auch einen Bericht, der auf einen deutschen Botaniker und Kriegsteilnehmer zurückgeht; danach soll stellenweise in Quartieren weit hinter der Front ein Dieffenbachia-Blatt pro Tag als Verhütungsmittel ausgegeben worden sein. Anscheinend versuchte man während des Krieges in Deutschland eine „Pille für den Mann" zu finden, mit unverantwortlichen Experimenten an Menschen.

Und nun zum harmloseren Teil der Schweigrohr-Geschichte: Weil Dieffenbachia-Arten häufig gestreifte oder gefleckte Blätter und Blattstiele haben (Abb. 1), wurden D. seguine um 1760, andere Arten um 1870 als Zierpflanzen für europäische Wohnungen eingeführt. D. seguine wurde dann auch als Arzneipflanze verwendet: Beim Kochen werden die Giftstoffe unwirksam. Vor hundert Jahren wurde eine Tinktur bei juckenden Entzündungen der äußeren weiblichen Geschlechtsteile, eine Abkochung des Krautes zu Gurgelwässern und Umschlägen empfohlen.

VOLKSMEDIZIN

In Brasilien wird eine Abkochung der Blätter als Gurgelmittel bei Angina verwendet und äußerlich bei Entzündungen mit Ödem gegeben. Blattsaft soll Schmerzen bei Bissen der Tucandera-Ameisen lindern, und eine Wurzeltinktur gilt als nützlich bei juckenden Hautentzündungen an den Geschlechtsorganen. In Venezuela gilt Dieffenbachia seguine als Empfängnisverhütungsmittel. Kreolen in Cayenne nehmen die abgeschnittenen Stengel der Pflanze direkt oder besser in Öl gekocht zu Pflastern gegen Hautgeschwüre, die durch Leishmania verursacht sind, einen tierischen Einzeller (die Infektion führt auf Dauer zur Zerstörung von Haut, Muskeln und Knorpeln im Mund-Nasen-Rachenraum).

In Costarica wird das Schweigrohr angewendet, um kleine Tumoren und Warzen auszubrennen. In Guatemala behandelt man mit zerquetschten Blättern äußerlich Gicht, Rheuma und Bisse giftiger Tiere. Kleinere Wunden, Entzündungen und Verbrennungen bestreicht man in El Salvador mit dem Samenöl. Die Kariben auf der Antilleninsel Dominica legen Wickel mit hitzegetrockneten Blättern auf die Beine bei Wassersucht, Krampfadern und Vernarbungen, „um Wasser auszutreiben".

Auf Martinique dient der Saft der Pflanze als Gegengift bei Bissen von Grubenottern. Im übrigen verwenden schwarze Amerikaner in Westindien sie auch innerlich gegen Schlangenbisse und sonst so wie die Kariben. Bei Angina wird eine Blattabkochung gegurgelt, bei Ödemen äußerlich eine Lotion aufgetragen. Die Pflanze gilt auch als menstruationsfördernd und - äußerlich angewendet - als weibliches Liebesmittel, auf mehreren Antilleninseln als Empfängnisverhütungsmittel.

Die Pflanze

Dieffenbachia seguine (Jacq.) Schott., das Schweigrohr, ist ein Aronstabgewächs (Familie Araceae); es heißt wegen seiner Giftigkeit auch Giftaron. Die Pflanze ist ein Kraut mit einem kurzen fleischigen Rhizom, das 4 - 5 cm dick werden kann, und einem aufrechten, bis einen Meter hohen Stengel. Die bis 75 cm langen, wechselständigen Blätter haben gefleckte Stiele mit einer Blattscheide; die Blattfläche ist elliptisch bis länglich, an der Basis fast herzförmig, mit kräftiger Mittelrippe. Die dunkelgrünen glatten Blätter sind zuweilen weiß gefleckt.

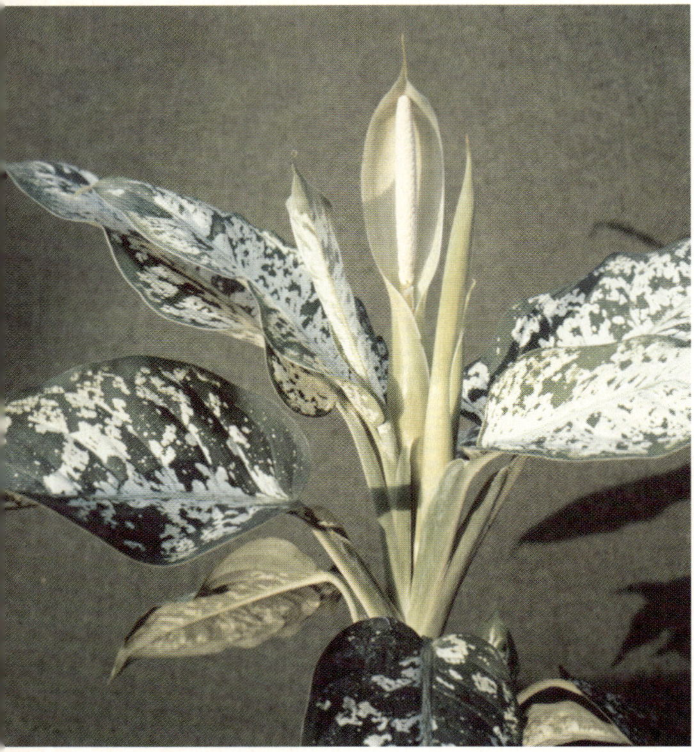

An der Achse des schlanken Kolbens, der die Blüten trägt, sitzen die kleinen weißen männlichen Blüten oben, die ebenso gefärbten weiblichen weiter unten. Der Blütenstand ist umgeben von einem großen hellgrünen Hochblatt, das 18 - 27 cm lang wird und in der unteren Hälfte die Achse des Kolbens tütenartig umgibt (vgl. Abb. 1). Die erbsengroßen Früchte färben sich orange oder scharlachrot wie beim Aronstab.

Abb. 1 Dieffenbachia maculata, Form „exotica". Bei dieser Art sind die Blätter stets gescheckt, nicht nur gelegentlich wie bei D. seguine. Der Blütenstand mit dem großen Hüllblatt, das die Blüten verdeckt, ist hier ganz weiß. Foto: J. Apel.

Vorkommen und Kultur

Dieffenbachia seguine gedeiht vor allem in feuchten Tieflandswäldern des tropischen Amerika, sowohl an sumpfigen wie an trockenen Stellen. In Plantagen kann sie als Unkraut auftreten; bei Arbeitern der Kaffeeplantagen ist sie wegen ihrer Giftigkeit gefürchtet.

In vielen Tropenländern wie auch in Warmhäusern in Europa werden D. seguine, D. maculata G. Don (syn. D. picta Schott.) und Kreuzungen beider sowie anderer Arten als Zierpflanzen gezogen, vor allem wegen ihrer gelbgrün oder weißgrün gefärbten Blätter: Abb. 1 zeigt die Sorte „exotica" von D. maculata mit Blütenstand. Vermehrt werden Dieffenbachien durch Kopfstecklinge und Stengelstücke; beim Schneiden muß man Handschuhe tragen und darf nicht mit den Händen an Mund und Augen kommen. Die Pflanzen sind bei 20°C leicht zu halten.

Die Droge

Die Frischpflanze sollte wegen ihrer hohen Giftigkeit nicht direkt gegeben werden; Tinkturen, Tabletten und andere Arzneiformen aus frischem Wurzelstock, Stengel und Blättern werden in der Homöopathie verwendet.

Wirkstoffe

Alle Organe der Pflanze enthalten Calciumoxalat, in den „Schießzellen" der Stengel und Blätter als Bündel von Oxalatnadeln (Raphiden). Auch freie Oxalsäure (0,21 % im Gesamtextrakt) ist vorhanden. Außerdem sind eiweißspaltende Enzyme, sogenannte Dumbcaine, enthalten, die wirksamsten in den Stengeln. In jungen Blättern wurde das Blausäureglykosid Triglochinin nachgewiesen. In anderen Arten hat man auch Alkaloide und Saponine gefunden.

Wirkungen

Kontakt mit den Schießzellen der Pflanze wie mit dem frischen Stengel- und Blattsaft löst, wie eingangs bereits gesagt, starke Schwellungen und Schmerzen der Mundschleimhaut und der Zunge aus. Bei Kindern treten zusätzlich verstärkte Speichelbildung, Durchfall und Herzbeschwerden beim Kauen von Pflanzenteilen auf. Die Symptome können Stunden, Tage oder auch Wochen anhalten. Hautkontakt kann zu Hautschwellungen und Ödemen führen. In den Augen verursacht der Saft schmerzhaftes Augenbrennen, Tränenfluß und Einlagerung zahlloser Oxalatnadeln in die Hornhaut: Hornhauttrübungen dauern durchschnittlich drei Tage. Kinder vergiften sich besonders leicht mit den Pflanzen, sowohl bei uns wie in den Tropen. Wer Kinder hat, sollte deshalb möglichst keine Dieffenbachia in der Wohnung halten.

Diskutiert werden als Ursachen der Giftwirkung mechanische Verletzungen der Haut und der Schleimhäute durch Oxalatnadeln, die damit eindringende ätzende Oxalsäure und die in das Gewebe gelangenden eiweißspaltenden Enzyme: Vorgänge, die eine Freisetzung der Reiz- und Entzündungsvermittler Histamin und Bradykinin veranlassen. Schwerwiegende Schäden in Lungen- und Nierengewebe bei hochgradiger Vergiftung werden auf eine Aufnahme freier Oxalsäure in das Blut und deren Reaktion mit körpereigenem Calcium (Bildung von unlöslichem Calciumoxalat) zurückgeführt.

Medizinische Wirkungen geringer Dosierungen könnten eine unspezifische Reizkörpertherapie darstellen.

Verwendung

Bei uns ausschließlich homöopathisch bei Impotenz und Frigidität, vor allem aber bei Juckreiz an den Geschlechtsorganen.Wird dem Juckreiz nachgegeben, sind Kratzspuren, Verfärbungen, flächenhafte Infiltration von Entzündungszellen (weißen Blutkörperchen) und Vereiterungen der Haut und der Schleimhäute die Folge. Heutzutage muß man auch daran denken, daß kleinste Verletzungen an den Geschlechtsorganen Infektionsorte für Aidsviren sein können. Juckreiz ist ein Thema, das keineswegs leichtzunehmen ist. Natürlich gibt es noch andere Mittel dagegen als Dieffenbachia seguine.

In der Landwirtschaft dienen Extrakte als Insektenvertilgungsmittel, auf Kuba als Ratten- und Schabengift.

Die südamerikanischen Anwendungen, äußerlich bei Ödemen, Gicht, Rheuma, Krampfadern, Bissen und Stichen, sind vermutlich eine unspezifische Reizkörpertherapie; bei Leishmania-Infektionen, Warzen und Hauttumoren handelt es sich um Versuche zum Wegätzen mit Oxalsäure und eiweißabbauenden Enzymen im Pflanzensaft. Der Einsatz als Verhütungsmittel ist riskant.

Fischrinde
Fischgift oder Schlaftablette

FISCHFANG MIT FISCHGIFTEN

Von den Indianern Süd- und Mittelamerikas werden verschiedene Pflanzen als Mittel zum Fang größerer Mengen von Fischen genutzt, indem ihre Gifte dem Wasser zugesetzt werden. Es handelt sich teils um Lianen von Seifenbaumgewächsen wie Paullinia pinnata (verwandt mit Guaraná) oder Hülsenfrüchtlern wie Derris- und Lonchocarpus-Arten („timbó"), teils um Sträucher oder Baum- und Wurzelrinden wie die vom Fischrindenbaum oder „gemeinen Fischfänger", Piscidia piscipula (piscis, lateinisch = Fisch). Solche Pflanzen enthalten entweder Saponine, die die Zellmembranen der Kiemen angreifen oder Stoffe vom Typ des Rotenons, die die Sauerstoffaufnahme durch die Kiemen hemmen, oder um hochgiftige Polyacetylene. Die erbeuteten Fische sind für den Verzehr unbedenklich, weil nur ihre Kiemen geschädigt sind. Diese Fangmethode wurde zum erstenmal 1599 von Spaniern an einem Nebenfluß des Amazonas beobachtet und ist sicherlich jahrtausendealt.

Der Brasilianer Harald Schultz hat diese Art des Fischfangs in völkerkundlichen Filmen bei den Indianerstämmen der Krahó in Zentralbrasilien und der Kaschináuai in Südwestamazonien festgehalten: Die beste Jahreszeit ist die Trockenzeit, wenn die Flüsse wenig Wasser führen. Ein Gewässerabschnitt wird mit belaubten Zweigen eingegrenzt oder es wird ein Flußlauf mit ruhigem Wasser unterhalb einer Stromschnelle ausgesucht. Dann werden die Lianen oder Rinden in Bündeln ins Wasser gelegt und mit Knüppeln bearbeitet, so daß ihr Saft sich mit dem Wasser mischt und in das ausgewählte Flußbecken fließt. Die nach Sauerstoff ringenden Fische werden dann von den Frauen abgesammelt und die größeren von den Männern mit Pfeilen erlegt. Solche Aktionen finden nur ein- bis zweimal im Jahr statt; in der Zeit dazwischen wird mit Reusen oder mit Pfeil und Bogen Jagd auf Fische gemacht. Eine Gewässerverschmutzung tritt nicht ein, weil die natürlichen Gifte biologisch abgebaut werden.

In Venezuela und dem nördlichen Guayana, in Westindien und Guatemala werden die Wurzel, die Rinde und auch die Blätter des

Fischrindenbaumes verwendet, sowohl von Indianern und Mestizen, die die Pflanze „barbasco“ nennen, als auch von schwarzen Amerikanern, bei denen sie „fish fuddle tree“ heißt. Auszüge der ebenfalls hochgiftigen Früchte, deren Verzehr zu Schwindel oder gar zum Koma führt, wurden von den Kariben in Guayana und auf den Kleinen Antillen auch als Beimengung zu Pfeilgiften benutzt.

GESCHICHTE UND VOLKSMEDIZIN

Der Fischrindenbaum ist also eine sehr giftige Pflanze. Trotzdem wird er in Amerika wie bei uns als Arzneipflanze genutzt. Die ältesten Nachrichten über eine medizinische Verwendung liegen in Maya-Handschriften vor, denn das Verbreitungsgebiet des Baumes reicht von Guayana über Westindien bis Yucatan. Bei den Mayas heißt der Baum „habin“. Im Chilam Balam de Kaua heißt es über das Nachtfieber:

„Dieses Fieber greift den Menschen nur des nachts an und kehrt wieder. Nimm diese Pflanzen: xbacal-che, taamay, habin, chacya, akabxiu, xtamcazche und den tunich. (...). Alle sollen gekocht und der ganze Körper mit der Flüssigkeit gebadet werden. Das Fieber wird dadurch weichen.“ Fünf der genannten Pflanzen, darunter habin = Fischrinde, hat man identifiziert.

In der Mena-Handschrift aus dem frühen 18. Jahrhundert heißt es über Hautpilzerkrankungen:

„Dies ist eine giftige Entzündung, die mit Schwellungen im unteren Teil der Beine anfängt und sich ausbreitet. Das Heilmittel ist diese Pflanze: (Es werden sechs Pflanzen sowie Wespennester und Wespen empfohlen). Die Krankheit wird weichen. Verwende auch perezcuch (Croton glabellus), bulak und habin (Fischrinde). Diese Pflanzen müssen gut gekocht werden.“

Und in der gleichen Handschrift wird der Fischrindenbaum als eine von 47 Pflanzen gegen Schwierigkeiten beim Atmen, Krämpfe und Asthma empfohlen. Hier sollen „die zarten Spitzen aller dieser“ verwendet werden. „Da sollen drei Blätter von jedem genommen werden, roh zerquetscht, und lasse sie durchseihen und zum Trinken geben, ebenso gut angewendet für ein Bad.“

Die 1843 gedruckte „Medicina domestica“ von Ricardo Ossado, genannt „El Judío“, der im 18. Jahrhundert lebte, nennt Geschwüre und Schwellungen als Indikationen der Droge bei den Maya. Heutzutage wird Fischrindenextrakt bei den Indianern Yucatans in der Dosis von 8 - 10 Tropfen in Wasser für Erwachsene als krampflösendes und schweißtreibendes Mittel und zur Beruhigung gegeben. Neun junge Blätter in Zuckerwasser dienen als Sirup bei Husten und Erkältungen. Ansonsten wird die Rinde in Mexiko auch bei Zahnschmerzen und „gegen den Rausch“ angewendet.

In der südamerikanischen Volksmedizin gilt die Tinktur oder ein Tee aus zerkleinerter Wurzelrinde als schweißtreibendes und schmerzlinderndes Mittel, wobei wegen der Giftigkeit eine vorsichtige Dosierung dieser Medizin angemahnt wird.

Die schwarzen Amerikaner auf den Bahamas benutzen zerquetschte Blätter zum Inhalieren gegen Kopfschmerzen und als Umschlag bei Verstauchungen. Auf Jamaika werden Entzündungen mit einer Rindenabkochung behandelt und Rückenschmerzen mit Bädern darin.

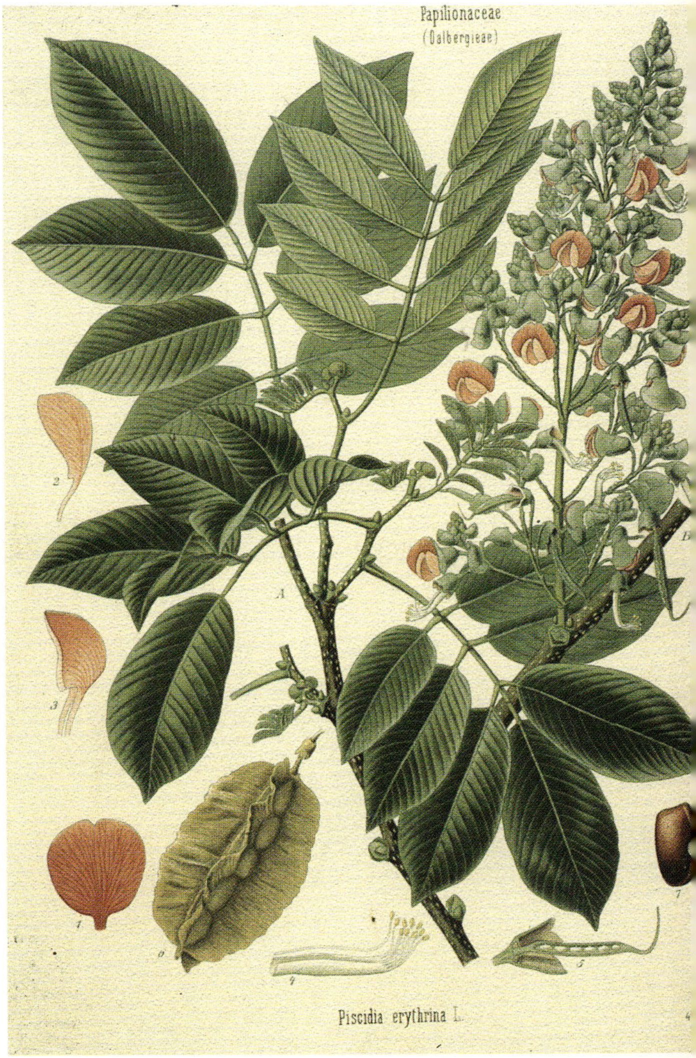

Abb. 1 Blühender Zweig des Fischrindenbaums (Piscidia piscipula (L.) Sarg.). Details der Schmetterlingsblüte (von links nach rechts: Kronblätter, reife Frucht, die verwachsenen Staubblätter, junger Fruchtknoten und Same). Aus Köhler's Medizinal-Pflanzen, 1883

In Europa und Nordamerika fand diese Droge erst spät Eingang. 1844 wurde Fischrinde als Narkotikum beschrieben und als Ersatz für Morphin und Opium gebraucht. Um 1880 wurde sie bei Husten von Tbc-Kranken und als Narkotikum bei Zahnschmerzen verwendet.

Die Pflanze

Der Fischrindenbaum, Piscidia piscipula (L.) Sarg. (syn. P. erythrina L.; Abb. 1) ist ein Baum mittlerer Größe, 6 - 15, maximal 25 Meter hoch, mit einer lockeren, unregelmäßigen Krone. Er zählt zu den Schmetterlingsblütlern (Familie Fabaceae). Seine Rinde riecht etwas opiumartig. Die großen Fiederblätter bestehen aus 5 - 11 Teilblättern von 4 - 12 cm Länge. Die etwa 1,5 cm langen Blüten sind rosa bis lavendelfarben und stehen in dichten Rispen. Die bis 8 cm langen Hülsenfrüchte sind gelblich-bräunlich und papierartig dünn mit gefaltetem Saum (Abb. 1). Sie enthalten dunkelbraune oder schwarze Samen.

Vorkommen

Das Verbreitungsgebiet umfaßt die Tiefländer von Guayana, Trinidad, Venezuela, Nordkolumbien, der westindischen Inseln, von Südflorida, Guatemala und Südostmexiko. Der Baum wächst vor allem in küstennahen Gebieten. Er ist oft als Zierpflanze in Südamerika, auf Hawaii und in anderen Tropenländern angepflanzt.

Die Droge

Als Arzneidroge dient die getrocknete Wurzelrinde (Abb. 2), nicht die helle glatte Stammrinde. Die bis 3 mm dicke Wurzelrinde ist bräunlich gefärbt, besitzt außen eine etwas schuppige Korkschicht und ist auf der Innenseite durch Faserbündel längs gestreift. Sie ist hart und schmeckt bitter und beißend.

Wirkstoffe

Alle Teile der Pflanze, insbesondere die Wurzelrinde, enthalten giftige Isoflavone, und zwar 0,2 % Ichthynon, Jamaicin, Piscidon und Rotenon und einige seiner Derivate. Wirkstoffe gegen Einschlafstörungen sind bisher nicht bekannt. Ferner sind Harze vorhanden, auch Gerbstoffe und Sitosterin.

Wirkungen

Nach älteren Untersuchungen schützt Fischrinde Versuchstiere vor Bronchialspasmen (Verkrampfungen der Bronchialmuskulatur). Extrakte wirken bei Meerschweinchen krampflösend auf die Gebärmutter.

Die Wirkung als Fischgift beruht auf Rotenon und anderen Isoflavonen. Rotenon ist auch ein bekanntes Gift gegen Insekten (Läuse und andere Parasiten). Es hemmt biochemische Prozesse der Atmung.

Überdosierung verursacht Schweißausbrüche, Speichelfluß, Erbrechen, Zittern und Benommenheit, im Extremfall eine Lähmung der Herzmuskeln. Bei Überempfindlichkeit für Rotenon kann es zu lokalen Reizerscheinungen kommen.

Die volksmedizinische Benutzung als schweißtreibende Droge in Süd- und Mittelamerika beruht also auf einer Überdosierung. Die

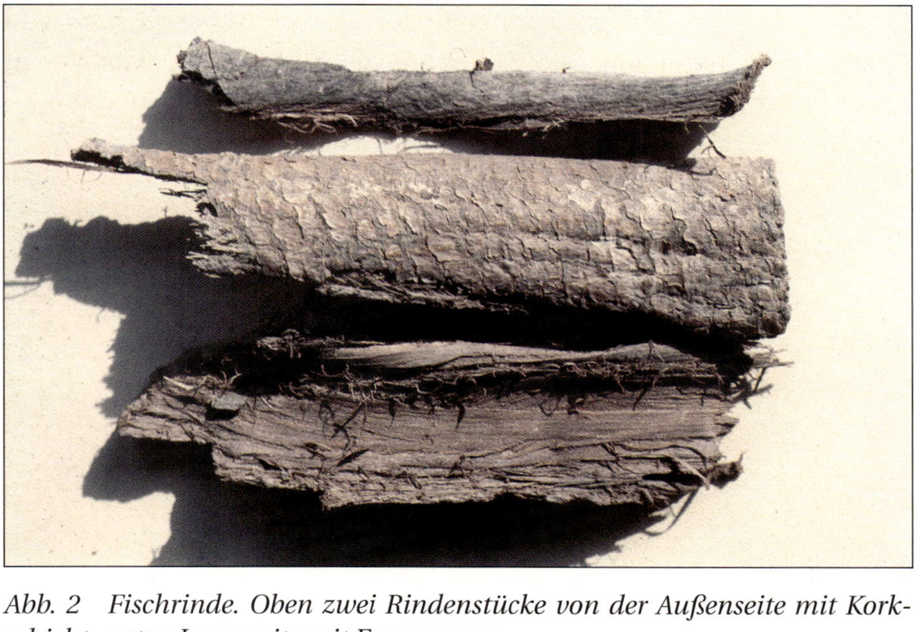

Abb. 2 Fischrinde. Oben zwei Rindenstücke von der Außenseite mit Korkschicht, unten Innenseite mit Fasergruppen.

Verwendung als krampflösendes Mittel, vor allem bei Husten und Asthma, erscheint dagegen bestätigt. Die äußerlichen Anwendungen sind von unserer Medizin nicht untersucht und die Ursachen der beruhigenden Wirkung noch nicht geklärt.

Verwendung

Als Tee ohne Standardisierung wegen der Giftigkeit der Droge riskant! Meist als Fluidextrakt oder Tinktur bei Einschlafstörungen, Menstruationsstörungen und bei Neuralgien. Auch in der Homöopathie werden Tinktur, Tabletten und andere Darreichungsformen bei Schlafstörungen verordnet.

Gartenbohne
Die älteste indianische Kulturpflanze

GESCHICHTE

Als „Bohne“ bezeichnete man in Mitteleuropa ursprünglich nur die Saubohne oder Dicke Bohne (Vicia faba). Erst nach der Entdeckung Amerikas kamen Bohnen der Gattung Phaseolus zu uns, die die Indianer schon jahrtausendelang angebaut hatten. Bei der Gartenbohne (Phaseolus vulgaris) ist man sich über ihre wilde Vorfahrenform im klaren: Es ist die erst 1952 von A. Burkart entdeckte Art Ph. aborigineus, die, wie man nachträglich feststellte, in Bergwäldern der Gebirge von Nordargentinien bis Mexiko vorkommt. Aus ihr haben Indianer offenbar in mehreren Gebieten Süd- und Mittelamerikas unabhängig voneinander die Gartenbohne gezüchtet.

Die ältesten archäologischen Funde von Samen der Gartenbohne (also der Kulturart !) in einer peruanischen Höhle sind nach der Radiokarbondatierung 8 000 Jahre alt. Im Tal von Tehuacan in Mexiko fand man ein etwa 6 - 7 000 Jahre altes Hülsenstückchen. Wir müssen demnach den Beginn des indianischen Pflanzenanbaus gegenüber früher bekannten Daten um Jahrtausende zurückverlegen, zumal der Anbau ja zuerst mit Phaseolus aborigineus begonnen haben muß.

Die auf Gefäßen der Moche-Kultur in Peru (100 - 800 n.Chr.) abgebildeten Bohnen sind ausschließlich Limabohnen, deren Anpflanzung ebenfalls vor 8 000 Jahren begann. Dagegen ist die Feuerbohne (Ph. coccineus), die zweite von uns übernommene indianische Bohnenart, anscheinend erst vor 1 300 Jahren bei Durango in Mexiko kultiviert worden, während man bei 6 000 Jahre alten Feuerbohnenhülsen streitet, ob sie noch wild gesammelt oder schon angebaut waren.

Unsere Stangenbohne und die Feuerbohne sind wie die wildwachsenden Arten Lianen. Indianer pflegen sie zusammen mit Mais anzubauen, an dessen Stengeln sie sich dann emporwinden; so spart man die Mühe, Stangen zu errichten. Aber schon mexikanische Indianer haben die niedrigen Buschbohnen im Tal von Oaxaca vor 1 000 Jahren gezüchtet. Beide Wuchsformen der Gartenbohne gab es also schon in präkolumbischer Zeit.

Oviedo y Valdés hat 1526 die Gartenbohne in Mittelamerika und auf den Inseln Westindiens massenhaft angepflanzt gesehen. Ebenso war der Bohnenanbau auf dem südamerikanischen Festland allgemein verbreitet, bei den Carácas in Venezuela (die Hauptstadt heißt nach diesem Indianervolk) wie im Inkareich. Von Chile bis zum St. Lorenz-Strom in Kanada war die Gartenbohne den Indianern bekannt. Im spanischen Südamerika heißt sie häufig „poroto" nach einer Bezeichnung aus den Sprachen der Ketschua und Aimará, „puruttu". In Deutschland wurde die Gartenbohne zuerst von Leonhard Fuchs in seinem „New Kreutterbuch" von 1543 beschrieben.

VOLKSMEDIZIN

Während wir heute die grünen oder gelben Hülsen der Bohnen häufiger essen als die reifen Samen, und der Bohnenhülsentee die meist verwendete Drogenform ist, nutzen die Indianer praktisch ausschließlich die Samen als Nahrung und Medizin.

Martin Delgar schreibt um 1770 über den medizinischen Gebrauch der Bohnen in Peru, geröstetes Bohnenmehl sei gut gegen innere Blutungen; dieses Mehl in Mischung mit Lupinenmehl lege man als Umschlag sehr heiß auf den Nabel als Mittel gegen Darmparasiten, Bohnenmehl gemischt mit Honig und Weihrauchpulver ebenfalls sehr heiß auf geschwollene Knie; und die Bohnen von Arequipa wirkten abführend.

In Peru wird eine Abkochung schwarzer Bohnen zur Normalisierung der Menstruation gegeben und ein Umschlag mit gemahlenen Bohnen benutzt, um Brüche festzuhalten. Kallawaya-Heiler verwenden trockene, zerstoßene Bohnen in Mischung mit Clusia lineata (einer Pflanze mit harzigem Saft) gleichfalls als Umschläge bei Brüchen und Knochenverlagerungen. Frische oder getrocknete Bohnensamen geben sie gekocht und eingedickt als heißen Brei auf Abszesse und Geschwüre, um deren Reifung zu beschleunigen. Frische Samen in Wasser gekocht werden dreimal täglich bei Scheidenausfluß, Tripper und Harnwegserkrankungen verordnet.

In der Sotuta-Handschrift der Maya wird der Absud aus einer Mischung gerösteter und gemahlener Bohnen und Baumwollsamen als menstruationsförderndes Mittel empfohlen; ähnlich ist das Pulver einer Bohnen- und Baumwollsamen-Mischung in Wasser bei schmerzhaftem Stuhl- und Harndrang zu trinken. Außerdem soll man bei Schluckauf durch Trunkenheit das Kochwasser von Bohnen trinken und zerquetschte rohe Bohnen für entzündete Augen verwenden. Nach der Mena-Handschrift aus dem frühen 18. Jahrhundert hilft es bei Schmerzen in den Eingeweiden, die durch Zauberei angehext sind, einen Kürbis voll Bohnen in sein Getränk zu tun. Gegen angehexte Schmerzen gibt es noch weitere Rezepte. Unser Wort „Hexenschuß" zeigt, daß man auch bei uns noch vor wenigen Jahrhunderten an eine magische Ursache von Schmerzen geglaubt hat.

Es gibt in Südamerika noch andere Rezepte mit Bohnen: Ohne Samenschalen gepulvert und mit dem Saft süßer Mandeln zu einer Paste verrieben, sind sie gut gegen Pickel und Unreinheiten der Haut wie gegen Hautflecken und Sommersprossen. Die Indios benutzen Bohnenmehl äußerlich auch gegen rheumatische Schmerzen und Neuralgien.

Die Pflanze

Die Gartenbohne (Phaseolus vulgaris L.) ist

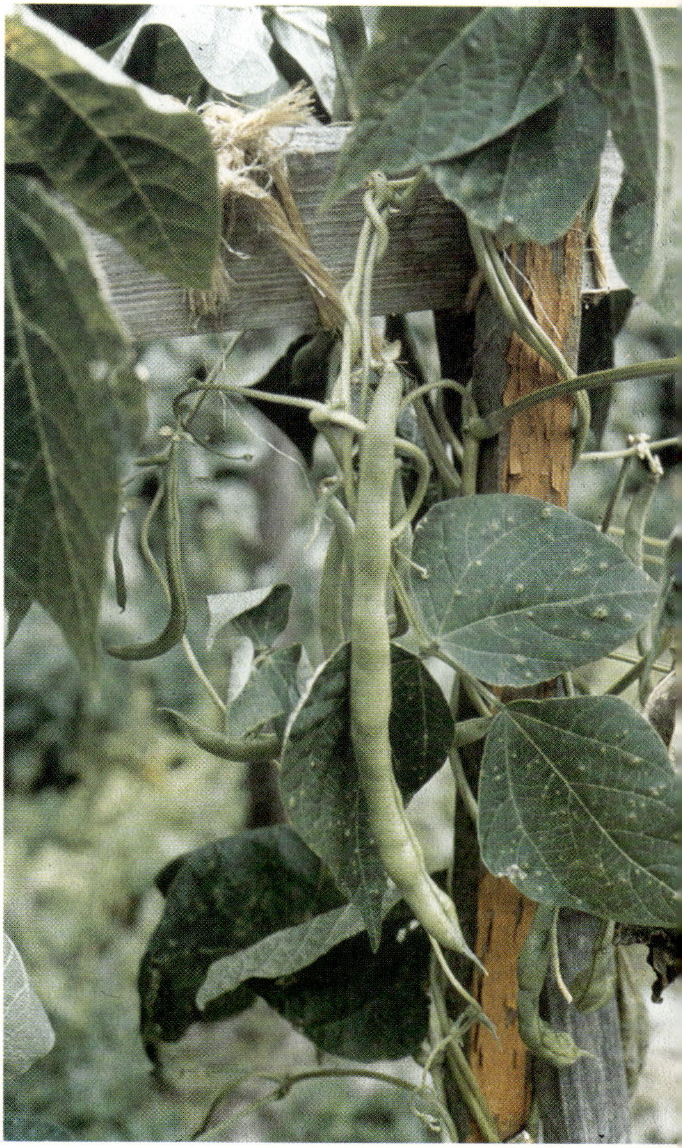

Abb. 1 Jeder kennt sie, aber kaum jemand weiß, daß sie eine indianische Kulturpflanze ist: Die Stangenbohne (Phaseolus vulgaris var. vulgaris). Foto: Prof. Dr. R. Lieberei.

ein Schmetterlingsblütler (Familie Fabaceae) und zählt damit zur Ordnung der Hülsenfrüchtler (Leguminosae oder Fabales). Es gibt zwei Wuchsformen: Die lianenartige Stangenbohne (var. vulgaris), eine Windepflanze von zwei bis vier Metern Länge, und die nicht windende, 20 - 50 cm hohe Buschbohne (var. nanus).

Alle Gartenbohnen haben ein gut entwickeltes Wurzelsystem mit Wurzeln bis in einen Meter Tiefe und seitlichen Wurzeln mit einer großen Zahl von Wurzelknöllchen, in denen Luftstickstoff bindende Bakterien leben. Die Stengel sind gerippt und rauhhaarig. Die dreiteiligen Blätter haben Bewegungsgelenke (die Blätter hängen nachts abwärts); die Teilblätter sind oval und zugespitzt (Abb. 1).

Bohnenpflanzen bilden pro Blütenstand drei bis fünf Blüten. Die Blüten sind gestielt, ihre Krone ist bei ursprünglichen Sorten rosa, rot oder violett, bei unseren heutigen Kulturformen oft weiß oder cremefarben; das „Schiffchen" der Krone ist eingerollt. Die Hülsenfrüchte werden bis 12 cm lang und etwa einen Zentimeter dick, bei manchen Stangenbohnensorten wesentlich größer. Die Samen haben je nach Sorte verschiedene Farben, Größen und auch Formen.

Die Drogen

Der „Bohnenschalentee" besteht nur aus den nach innen gedrehten dünnen Teilen der getrockneten Hülsen (ohne Samen !), die außen hellgelb gefärbt sind (Abb. 2); sie sind außen leicht gerunzelt, innen mit einem weißlichen glänzenden Häutchen versehen. Vereinzelt kommen in der Droge gelbe Fruchstielstücke vor. Der Geschmack ist fade und schwach schleimig. Bohnenhülsen sind Droge des Deutschen Arzneimittelcodex. In der Homöopathie werden sowohl die ganze Pflanze wie die Samen der Buschbohne verwendet.

Wirkstoffe

Fruchtwand und Samen unreifer Bohnen enthalten Phasin, ein Lektin (Eiweißkörper). Phasin verliert seine Giftwirkung durch Erhitzen: Gekochte Bohnenhülsen und -samen sind infolgedessen eßbar, ungekochte giftig. Außerdem sind zwei weitere hitzempfindliche Giftstoffe und Enzymhemmstoffe enthalten.

In den Hülsen kommen Aminosäuren vor (Arginin, Asparagin, Lysin und andere), die Basen Trigonellin und Allantoin, Schleimsubstanzen, Kieselsäure und Chromsalze. An Mineralstoffen (Gehalt 0,7 - 1,7 %) sind außerdem Phosphat, Calcium und Kalium zu nennen. Bei Befall mit Pilzen wird das Isoflavon Phaseollin als Abwehrstoff gebildet. - In Blättern kommen ein anderes Flavonoid (ein Quercetinglykosid), Saponine (Phaseolide), Carotinoide und Vitamine vor.

Bohnensamen enthalten je nach Sorte etwa 60 - 63 % Kohlenhydrate, 6 - 23 % Eiweiße, geringe Mengen Fett, an Mineralstoffen viel Kalium (über 1%), 0,24 - 0,4 % Phosphat, etwa je 0,2 % Calcium und Magnesium, daneben Natrium und Eisen. Bohnen sind eine hochwertige Nahrung, nur der Vitamingehalt ist relativ gering.

Wirkungen

Bohnenschalentee wirkt schwach harntreibend und schwach gegen Zuckerkrankheit; beide Wirkungen müssen aber noch genauer geprüft werden. Die Chromsalze sind möglicherweise Wirkstoffe gegen Altersdiabetes, da Chrom im Toleranzfaktor für Traubenzucker enthalten ist.

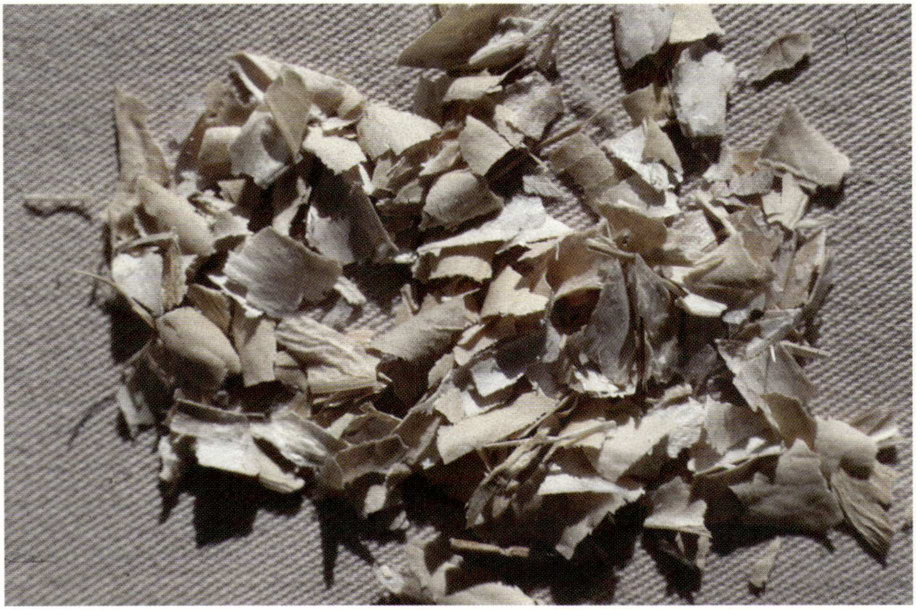

Abb. 2 Bohnenschalentee; Schnittdroge aus den reifen Hülsen der Gartenbohne, ohne die Samen.

Phasin wirkt wie andere Lektine aus Hülsenfrüchten als Phytohaemagglutinin (= blutgerinnend wirkende Substanz aus Pflanzen). Wie andere Lektine, z.B. die der Mistel, hat Phasin auch immunstimulierende Wirkung; in Zellkulturen von Lymphzellen zeigt Phasin eine krebshemmende Wirkung. Wegen seiner Giftwirkung hat Phasin aber keine therapeutische Bedeutung.

Vergiftungen durch unreife Bohnen und Bohnenhülsen sind nicht selten, obwohl ihre Giftigkeit bekannt sein sollte, aber bei Kindern und Rohkostanhängern kommen sie immer wieder vor. Phasin ist zwar etwas weniger gefährlich als das Ricin aus Ricinussamen, kann aber Magen-Darm-Blutungen, Erbrechen, Durchfall, Krämpfe und Schock auslösen. Manche Menschen reagieren auf den Kontakt mit grünen Bohnen allergisch: Aus Konservenfabriken ist diese Allergie als „Bohnenkrätze" bekannt. Wurzeln können bei Mensch und Tier Schwindel erregen.

Verwendung

In handelsüblichen Tees wie in Fertigarzneimitteln als harntreibendes Mittel und bei Zuckerkrankheit. Ziele der Anwendung sind Erhöhung der Harnmenge und Vorbeugung der Bildung von Harnsteinen und Harngrieß. In der Homöopathie werden die ganzen Frischpflanzen und die Samen der Buschbohnen in Tinkturen und anderen Darreichungsformen bei Herzschwäche verordnet.

Zu den Verwendungen in der indianischen Volksmedizin läßt sich kaum eine Beurteilung abgeben, weil dort ausschließlich die Samen benutzt werden, nicht wie bei uns die Hülsen und die ganze Pflanze. Die Reifung von Abszessen dürfte durch die erweichende Wirkung der verkleisterten Bohnenstärke bedingt sein; bei heißen Packungen könnte die Wärmewirkung günstig sein.

Guajak (Pockholz)
Schon Ulrich von Hutten schrieb ein Buch darüber

GESCHICHTE

Auf der Rückfahrt der spanischen Schiffe nach der Entdeckung Amerikas waren der Steuermann des Kolumbus und andere Seeleute an einer Seuche erkrankt, und die aus Westindien mitgebrachte Krankheit begann sich schon 1493 von Spanien aus zu verbreiten; es war die Syphilis (Lues) oder eine nahe verwandte Treponematose. Durch französische Soldtruppen wurde sie nach Italien verschleppt, und mit der Rückkehr der Söldner in ihre Heimatländer verbreitete sie sich bis zum Ende des 15. Jahrhunderts über fast ganz Europa. Zugleich bekam sie den Namen „morbus gallicus", Franzosenkrankheit; nur in Frankreich hieß sie „morbus italicus", italienische Krankheit.

Die Symptome dieser damaligen Geschlechtskrankheit deckten sich nicht völlig mit denen der Syphilis, so wie sie heute bekannt sind; vor allem wurden damals die Schleimhautsymptome nicht beschrieben. Möglicherweise war der aus Westindien eingeschleppte Erreger nicht der „echte" Syphiliserreger Treponema pallidum, sondern die nahe verwandte Art T. pertenue, die heute noch in Tropenländern auftritt, in Europa aber praktisch verschwunden ist. Das Problem ist bis heute nicht endgültig geklärt.

Bei den Indianern der westindischen Inseln verlief diese Seuche anscheinend nicht so schwer wie bei den Weißen. Bei kubanischen Indianern war sie vor allem eine Krankheit der Vornehmen, die in Vielehe lebten. Zur Behandlung übernahmen die Spanier das Holz einiger „guayacán" genannter Bäume als Antisyphiliticum. Die erste Notiz darüber findet sich in den „Acht Dekaden über die Neue Welt" des Italieners Peter Martyr von Anghiera (Petrus Martyr de Angleria) aus Mailand, der als Sekretär des Westindienrates der Spanischen Krone Zugang zu allen Nachrichten aus Amerika hatte. Damals waren manche Italiener für Spanien tätig, außer Cristoforo Colombo (Kolumbus) aus Genua auch Amerigo Vespucci aus Florenz, nach dem Amerika benannt ist, weil er das vermeintliche „Indien"als neuen Kontinent erkannte, und Antonio Pigafetta aus Vicenza, der als Begleiter Magellans bei der ersten Weltumsegelung auch die Chronik dieser Erdumrundung verfaßt hat.

Peter Martyr beschreibt in dem 1493 begonnenen, 1530 vollständig gedruckten Werk die drakonische Syphiliskur, der sich erkrankte Spanier auf der Insel Española (Haiti) zu unterziehen hatten: „Diese Kranken werden nämlich nur für den Fall geheilt, daß sie den Saft des in Española allgemein bekannten Guajakholzes einnehmen und dreißig Tage lang auf jede Nahrung und jedes gewohnte Getränk, besonders Wein, verzichten." Und an anderer Stelle: „Aus dem Holz eines Baumes, das zerkleinert und zu Pulver zerstampft wird, bereitet man durch Aufkochen eine Medizin, die die üble Lustseuche aus den Knochen und dem Rückenmark treibt.".

Gonzales Fernández de Oviedo y Valdés kannte Guajak aus eigener Anschauung, denn er weilte wiederholt in Westindien. Seine „Historia natural y general de las Indias, islas y tierra firme del Mar Océano" kam 1535 in Sevilla heraus. In dem Buch unterscheidet Oviedo bereits zwei Arten Guajakbäume, den „Palo sancto" (= heiliges Holz, daher auch die lateinische Bezeichnung Lignum sanctum) und den „Guayacán"; beide später von Linné 1753 als Guaiacum sanctum und G. officinale benannt. Auch Oviedo beschreibt eine Behandlung mit Diätvorschriften, Trinken von Guajak-Abkochungen und Schwitzkur. Nach seiner Angabe war diese Kur indianischen Ursprungs. „Palo sancto" wurde auch äußerlich zum Waschen offener syphilitischer Wunden mit der Drogenabkochung und zum Einreiben mit dem Schaum des Dekoktes benutzt. Die Verwendung des äußerst harten und schweren Holzes zur Herstellung von Geräten erwähnt Oviedo ebenfalls schon.

Das älteste bekannte Guajakrezept in Europa ist datiert vom 22. Juni 1516, erhalten in der Abschrift durch einen italienischen Medizinstudenten 1519. In Deutschland erschienen im Dezember 1518 gleich drei Schriften über die „Holzkur" mit Guajak: In Augsburg „Ain recept von ainem holtz zu brauchen für die kranckhait der frantzosen unnd ander flüssig offen Schäden", übersetzt aus dem Spanischen; in Nürnberg „Eyn bewert Recept, wie man das holtz Gnagacam für die kranckheyt der Frantzosen brauchen sol"; und wiederum in Augsburg, verfaßt von Leonhard Schmaus: „Lucubratiuncula de morbo gallico".

Im folgenden Jahr 1519 erschien dann die berühmt gewordene und bemerkenswert genaue Schrift über Guajak und Syphilis von Ulrich von Hutten: „De guaiaci medicina et morbo gallico liber unum“. Hutten litt selbst an Syphilis und ist 1523 im Alter von 35 Jahren an ihr gestorben, auf der Insel Ufenau im Zürichsee, wo der Schweizer Reformator Ulrich Zwingli ihm Zuflucht gewährt hatte. Hutten war medizinischer Laie, aber er hat mit teilweiser Unterstützung durch zwei Ärzte die Krankheitsbilder der Syphilis und die Guajakdroge und ihre Zubereitung anhand seiner eigenen Erfahrungen recht exakt beschrieben. Paracelsus urteilte darüber später: „Diser ist der Doctorn und Meystern Schulmeyster und Leermeyster gewesen.“.

Kaiser Karl V. verlieh den Fuggern in Augsburg das Privileg zum Handel mit Guajak. Neben Schürfrechten im Bergbau war das eine weitere Einnahmequelle für die Fugger in der Neuen Welt. (Zu den Welsern s. Kap. „Peru- und Tolubalsam“)

Weil Guajakholz zur Therapie der „Franzosenkrankheit“ diente, bekam es bald den Namen Franzosenholz. Erst später, als es zur Behandlung vieler Leiden eingesetzt wurde, erhielt es den bis heute üblichen Namen „Pockholz“ (Pockenholz). Benutzt wurden damals zumeist Abkochungen des Holzes und auch der Rinde, dann auch Sirupe, Latwergen (eingedickte Sirupe mit zusätzlichen Drogen), Destillate und Extrakte.

Die frühesten botanischen Beschreibungen des Pockholz- oder Guajakbaumes in Kräuterbüchern gaben außer Oviedo 1535 Jean Ruel in Frankreich 1536, Pierandrea Mattioli 1544 in Italien, in Deutschland Adam Lonitzer (Lonicerus) 1551. Die erste zutreffende Abbildung eines Guajakzweiges brachte aber erst Charles de l'Ecluse (Carolus Clusius) in seinem Kräuterbuch von 1605. Seinen Vorgängern waren Verwechslungen oder grobe Ungenauigkeiten unterlaufen.

Paracelsus verwarf das Fasten als Bestandteil der Kur und kam zu einer differenzierten Beurteilung des Guajak, angesichts der meist enttäuschenden Ergebnisse der Behandlungen. Er empfahl Quecksilber als spezifisches Mittel gegen Syphilis, allerdings nicht in Form der damals aufkommenden „Schmierkuren“. Auch Hutten hatte durch das Guajakholz nur eine vorübergehende Besserung seines Leidens erfahren (in dieser Phase schrieb er sein Buch); nicht anders erging es seinen mit Syphilis infizierten Zeitgenossen.

Etwa um 1530 war die erste Begeisterung über Guajak als Antisyphilitikum zuende, und man begann, andere Mittel einzusetzen.

Außer dem hochgiftigen Quecksilber waren es andere Pflanzen, vor allem Stechwinden (Smilax-Arten): Die Chinawurzel aus Ostasien von Smilax chinae und mittelamerikanische Sarsaparille-Wurzeln von mehreren dortigen Smilax-Arten.

Die Chinawurzel wurde etwa ab 1535 in die Syphilistherapie eingeführt, denn damals hatte die Krankheit auch schon die portugiesischen Kolonien in Asien erreicht. 1539 werden erstmals Sarsaparillewurzeln genannt. Wie bei den Indios wurden sie nicht ausschließlich bei Syphilis, sondern auch bei rheumatischen Erkrankungen eingesetzt. Gegen Ende des 16. Jahrhunderts wurden sie gegenüber Guajak und Chinawurzel bevorzugt.

Im südöstlichen Nordamerika war 1562 der Fenchelholzbaum (Sassafras sassafras, syn. S. officinale) entdeckt worden, dessen Holz und Rinde die gleichen Fähigkeiten als Antisyphilitikum zugeschrieben wurden, und 1597 wurde diese Droge nach England importiert. Schließlich kamen auch noch Ebenholz, Buchsbaumholz und andere Drogen dazu. Aus dem „Holztrank“ mit Pockholz wurde gewissermaßen ein „Hölzer-Trank“ aus mehreren Hölzern, Wurzeln und Rinden.

Danach setzten sich die Quecksilberkuren wieder stärker durch. Die Ärzte spalteten sich in „Merkurialisten“ (Anhänger der Quecksilberkur), in „Antimerkurialisten“ (ihre Gegner) und eine dritte Gruppe, die Holz- und Quecksilberkuren bei Syphilis verordnete. Erst Paul Ehrlich machte mit der Erfindung des Salvarsans 1910 den unzureichenden und letzten Endes erfolglosen alten Kuren ein Ende.

Pockholz hatte aber nicht nur jahrhundertelang Bedeutung für die Behandlung der Lues. Die Holz, Rinde und Extrakt zugeschriebene harntreibende und schweißtreibende Wirkung führte zur Anwendung bei Gonorrhöe, Wassersucht, Rheuma und Arthritis, als „Blutreinigungsmittel“, bei Blasen- und Nierenleiden, Katarrhen der Atemwege und Fieber einschließlich Malaria; weiterhin bei Haut- und Schleimhauterkrankungen, gelegentlich gegen Krebs und Skrofulose (mit „Medizinal-Bieren“ und Seifenpräparaten), bei Melancholie, Epilepsie, Tuberkulose, Asthma, Zahnschmerzen, in Mundwässern und Gurgelmitteln. Nur sehr selten diente Guajak als menstruationsförderndes Mittel und Guajaköl „zur Abtreibung der todten Frucht und der Nachgeburt“. Pockholz war lange Zeit ein Allheilmittel in der europäischen Medizin, und es gab zahllose Rezepte in Kombination mit anderen Heilpflanzen. Patricia Vöttiner-Pletz hat in ihrem Buch über „Lignum sanctum“ eine ausführliche Darstellung der gesamten Guajaktherapie gegeben.

GUAJAK IN DER AMERIKANISCHEN VOLKSMEDIZIN

Monardes berichtet 1574, ein indianischer Arzt habe auf der Insel Española (Haiti) einen Spanier mit Guajak geheilt, der sich bei einer Indiofrau mit einer Geschlechtskrankheit infiziert hatte, und mit dem gleichen Mittel seien auch andere Spanier geheilt worden. Wirksam sei Guajak auch gegen Wassersucht, Asthma, Gicht, Blasen- und Nierenleiden, Gelenkschmerzen und Schwellungen, und „alle anderen Krankheiten, gegen die unsere Medikamente nicht helfen.“ In dieser Aussage spiegelt sich aber wohl schon die europäische Überschätzung des Pockholzes.

Bei den Azteken wurde Guaiacum sanctum als Fiebermittel eingesetzt, wie im Florentiner Codex verzeichnet ist, sowie bei Nierenerkrankungen, Entzündungen und Magenstörungen. In Yucatan dienen heute Abkochungen des Holzes als schweißtreibendes und blutreinigendes Mittel, und eine gesüßte Blütenabkochung bei Erkältungen und Tuberkulose. Die Benutzung bei Syphilis dürfte in Yucatan wie überhaupt in Mexiko erst durch die Spanier eingeführt worden sein; die Maya verwenden ein Lehnwort zur Bezeichnung dieser Krankheit.

Auf Puerto Rico, dessen Mestizen Nachfahren der sonst meist ausgerotteten westindischen Indios sind, sind Guajakholztees als schweißtreibendes und Hustenmittel in Gebrauch, und äußerlich zum Blutstillen. In Mischungen mit Petiveria alliacea, einem Kermesbeerengewächs mit Lauchgeruch (englisch „Knoblauchkraut“), gilt das Holz auch als Abtreibungsmittel. In Brasilien steht Pockholztee im Ruf, menstruationsfördernd zu sein.

Auch verwandte Pflanzen aus der gleichen Familie heißen in Südamerika „guayacán“, so Porlieria hygrometrica in Peru und Chile, die volksmedizinisch genau so benutzt wird. Die beiden „echten“ Guajakarten gab es nicht im alten Peru. Dagegen ist Porlieria-Holz in Form von Webgeräten, Stöcken und Keulen archäologisch nachgewiesen; vermutlich war auch die medizinische Verwendbarkeit bereits bekannt. Heutige Kallawaya-Heiler sind aber zum echten Guajak übergegangen. Sie empfehlen die Rindenabkochung für antiseptische Waschungen, einen Auszug aus dem Rindenpulver als schweißtreibendes Mittel bei Fieber und mit Sarsaparille-Wurzeln gemischt gegen Geschlechtskrankheiten. Das aus dem Holz herausgekochte Harz wird gegen Rheuma und Zahnschmerzen und zur Füllung hohler Zähne verwendet! Im übrigen gilt Guajak in Südamerika auch als Hausmittel zur Senkung des Blutdrucks bei Arteriosklerose, neben schon genannten Indikationen.

Die schwarzen Amerikaner in Westindien verwenden Pockholz zum Teil auf ähnliche Weise; darüberhinaus als appetitanregendes Mittel, zum Augenwaschen bei fehlsichtigen alten Menschen, auf Curaçao zusammen mit der Frucht des Kalebassenbaumes (Crescentia cujete) bei Diabetes, auf den Bahamas eine Blattabkochung gegen Vergiftungen. Die Blätter gelten auch als Abtreibungsmittel. Auf Jamaika nimmt man Guajakharz in Rum zum Gurgeln bei Halsentzündungen und äußerlich bei Schnitten und Verbrennungen.

Edward S. Ayensu nennt für Westindien unterschiedliche Rezepte für die beiden Guajakarten: Das Harz von Guaiacum officinale in Rum bei Bauchschmerzen, Rinde und Blüten als Abführmittel, Blütentee auch als Tonikum, Rinde und Harz in Gin oder Tee bei Schmerzen. Guaiacum sanctum ist dagegen hauptsächlich Mittel für Drüsenleiden: Gekaute Blätter in Olivenöl äußerlich, Guajakrinde mit Cainca-Wurzeln (von Chiococca alba) innerlich als Getränk bei geschwollenen Drüsen, Holz und Wurzel mit oder ohne Harz als Abkochung bei Hodenschwellung, Guajakrinde gekocht mit Rinde von Bursera simaruba, einem Elemiharzbaum, um Männerschwäche zu kurieren und Guajaktee außerdem bei Rückenverspannungen. Diese Rezepte sind recht verschieden von denen der Indianer.

Die Pflanzen

Die Pockholz- oder Guajakbäume gehören zu den Jochblattgewächsen (Zygophyllaceae), einer hauptsächlich tropisch-subtropischen Pflanzenfamilie. Stammpflanzen der Drogen sind Guaiacum officinale L. und Guaiacum sanctum L.

G. officinale ist ein langsam wachsender Baum, der 9 bis maximal 13 Meter hoch werden kann. Der kurze Stamm trägt eine dichte breite Krone. Seine hellbraune dünne Rinde löst sich in Schichten ab; die Innenrinde schmeckt bitter. Die kurz gestielten immergrünen Fiederblätter sind gegenständig angeordnet, ihre vier bis acht schief eiförmigen lederigen Fiederblättchen sind 2 - 5 cm lang (Abb. 1). Die fünfzähligen, 2,5 cm breiten Blüten haben eine hellblaue, nach weiß hin verblassende Farbe. Sie sitzen in kleinen, kurz gestielten Trugdolden an den Zweigspitzen. Die gelborange gefärbte Fruchtkapsel ist herzförmig, bis 2 cm breit, zusammengedrückt mit schmalem Saum. Sie springt bei der Reife auf und enthält einen oder zwei braune Samen von etwa 1,25 cm Länge, die von einem hellroten, glänzenden, fleischigen Arillus (Samenmantel) umgeben sind.

Guaiacum sanctum unterscheidet sich von der vorigen Art durch hängende Zweige, eine hellgraue oder weiße Rinde, 4 - 12-teilige Fiederblätter; die Fiedern sind kurz bespitzt und glänzen auf beiden Seiten. Die Blüten sind kleiner, bis 1,6 cm breit, aber intensiver mittel- bis tiefblau gefärbt, und sitzen einzeln oder zu drei bis vier in den oberen Blattachseln.

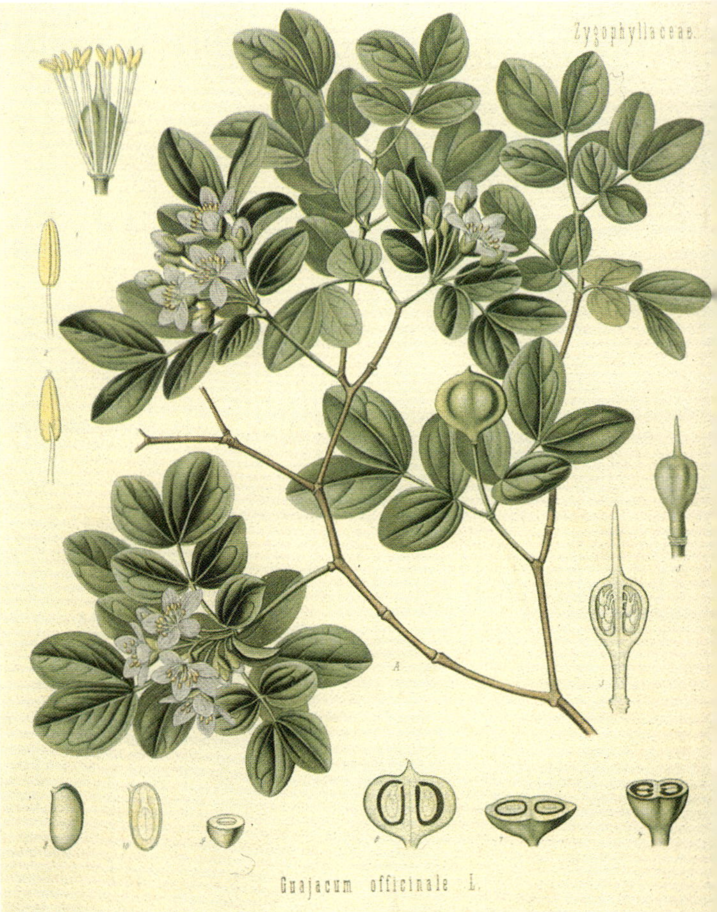

Abb. 1 Pockholz- oder Guajakbaum (Guaiacum officinale). Zweig mit Blättern und Blütenständen. Links oben Staubblätter, rechts Fruchtknoten mit Griffel, unten Samen und Früchte, längs- und quergeschnitten. Aus Köhler's Medizinal-Pflanzen, 1883.

Die eiförmige Frucht ist fünffächrig und fünfflügelig, die dunkelbraunen Samen sind etwas kleiner.

Vorkommen

G. officinale wächst auf den Antillen, den Bahamas, in Guayana, Venezuela, Kolumbien und Panama; außerden wird es im tropischen Amerika und manchen warmen Ländern der Alten Welt angepflanzt. G. sanctum ist heimisch in Westindien, auf den Bahamas und den Florida Keys, sowie in trockeneren Gebieten Yucatans und Mittelamerikas; kultiviert in Florida und im tropischen Süd- und Mittelamerika.

Die Drogen

Das Holz von Guaiacum officinale ist sehr hart und schwerer als Wasser (spezifisches Gewicht bis 1,3), mit dunkel- bzw. grünbraunem und gelblich gestreiftem Kernholz, das von hellerem Splintholz umgeben ist. Die konzentrischen Zonen sind keine Jahresringe, sondern

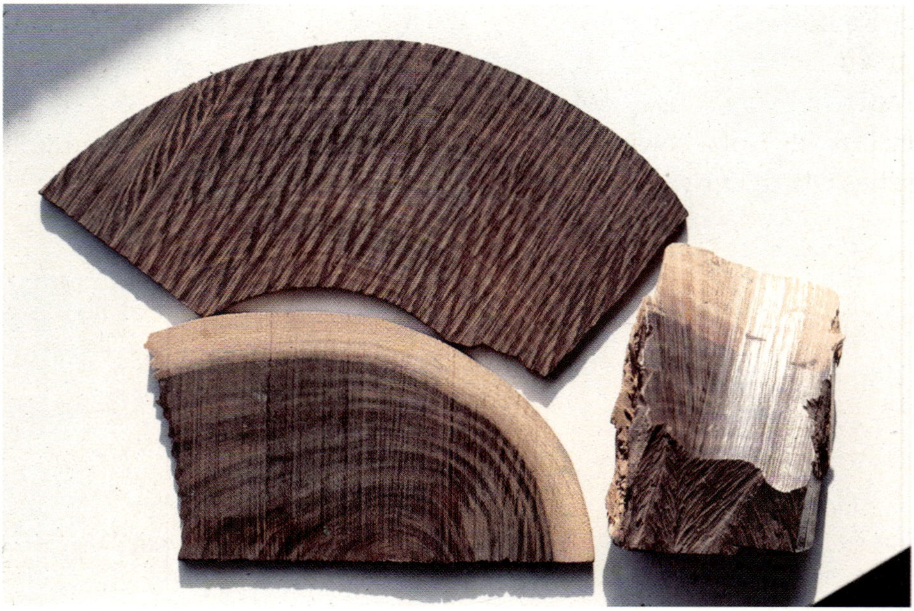

Abb.2 Pockholz (Guajakholz). Die helle Außenzone ist Splintholz, die dunkle Zone Kernholz. Dunkle Zonierung durch harzreiche Schichten. Das Holzstück rechts zeigt an der vorderen Bruchfläche in verschiedene Richtungen laufende Fasergruppen.

durch unterschiedlich starke Harzeinlagerung bedingt. Das Holz von G. sanctum ist weniger hart und schwer, ähnlich gefärbt und gegliedert. Das Kernholz zeigt in Längsrichtung einen schichtweise schiefen, unterschiedlichen Faserverlauf (Abb. 2).

Die Rinde (Abb. 3) beider Arten ist hart und schwer und 4 - 6 mm dick, außen graubraun mit gelben Flecken (G. officinale) bzw. hellgrau (G. sanctum), innen hellgelb und dunkel gestreift. Glänzende Punkte sind Kristalle. Der Geschmack ist bitter und kratzend.

Das Harz läuft freiwillig aus oder durch Einschnitte, aber nur wenig, in Form von Harztränen (s. Abb. 2): Dieses ist das wertvollste Harz. Weit größere Mengen Harz gewinnt man durch Schwelung des Holzes oder Extraktion mit Salzwasser. Das Harz ist rötlichbraun und/oder grünlichbraun (Abb. 4); es schmeckt scharf und kratzend. Das Harz ist Droge des Homöopathischen Arzneibuches.

Wirkstoffe

Das Holz enthält Harzsubstanzen, im Kernholz etwa 25 %, im Splintholz nur 2 - 3 %. Es sind Harzsäuren vom Furoguajacintyp (α- und β-Guajaconsäure) und vom Lignantyp (Diterpenlignane: Guajaretsäure, Guajacinsäure). Außerdem findet man bis zu 6,5 % Kautschuk im Holz, sowie in Holz und Harz eine kleine Menge ätherisches Öl mit dem Sesquiterpen Guajol.

Außer Harzsubstanzen und ätherischem Öl sind als dritte Wirkstoffgruppe Saponine vom Triterpentyp vorhanden. Diese finden sich in der Rinde, den Blättern, den Früchten sowie im Splintholz, kaum im Kernholz. Neuerdings sind auch Alkaloide in geringer Menge nachgewiesen.

Guajol ist Ausgangsstoff für die Herstellung von Guajazulen, das dem Chamazulen im Kamillenöl ähnlich ist. Bei der trockenen Destillation des Holzes fallen Guajacol, Kreosol und andere Substanzen an.

Wirkungen

Holz, Harz und Rinde enthalten keine Stoffe mit spezifischer Wirksamkeit gegen Syphiliserreger.

In die wäßrigen Auszüge des Holzes und der Rinde gehen kaum Harzsubstanzen über, wohl aber die Saponine. Die Guajaksaponine haben im Unterschied zu den meisten anderen Saponinen kaum eine hämolytische Wirksamkeit (= Zerstörung roter Blutkörperchen), jedoch zeigen saponinhaltige Extrakte eine deutliche Hemmwirkung

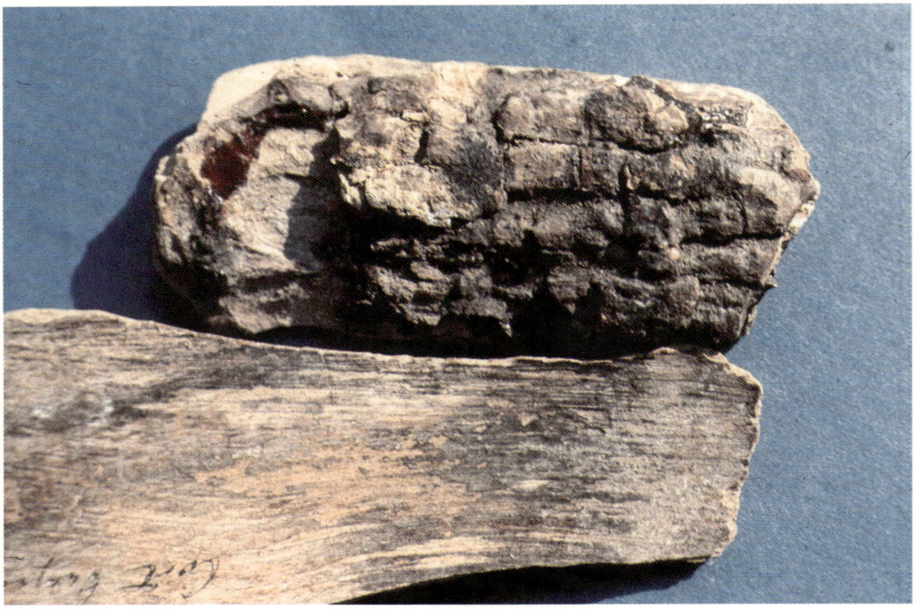

Abb. 3 Rinde von Guaiacum officinale. Oben Außenseite; das Stück trägt noch rissige Borke, links oben mit einer kleinen rotbraunen Harzträne. Unten die längsgestreifte Innenseite der Rinde.

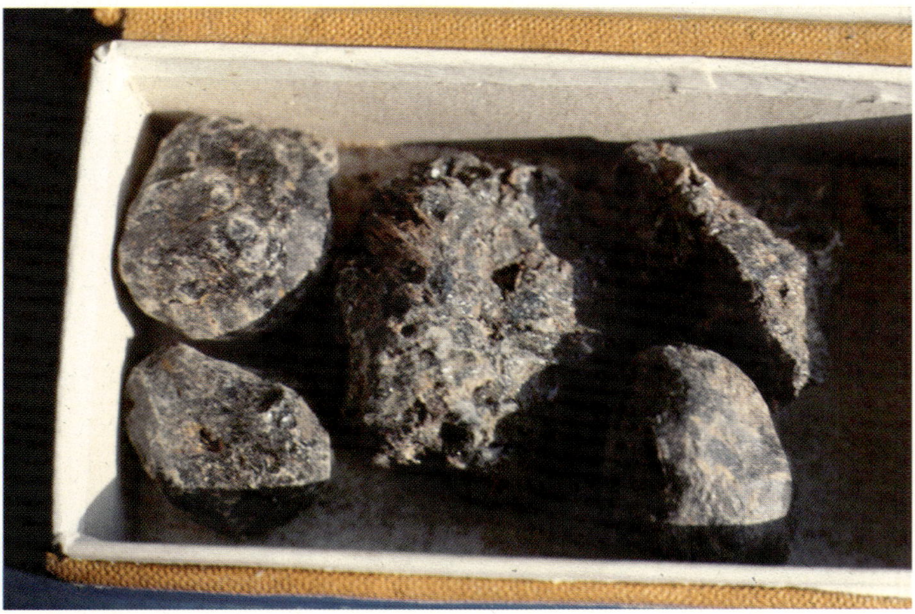

Abb. 4 Klumpen von Guajakharz, teils rötlich-, teils grünlichbraun.

gegen Pilze, wie sie bei Saponinen üblich ist. Von Saponinen aus Süßholz und Seifenrinde (s. Kapitel „Seifenrinde“) weiß man seit einigen Jahren, daß sie Immunreaktionen unterstützen und verstärken. R. Hänsel schreibt dazu: „Ob... weitere Saponine (z.B. aus ...Guajak, ...Sarsaparille) bei oraler Gabe immunstimulierende Eigenschaften haben, ist bisher nicht untersucht worden. Ebensowenig läßt sich abschätzen, ob es mehr als ein bloßer Zufall ist, daß Saponindrogen in der älteren Medizin bei der Bekämpfung von Infektionskrankheiten, wie z.B. Lues, eine große Rolle gespielt haben.“

Vielleicht hatte die zeitweilige Besserung, die Ulrich von Hutten zum Lob des Guajak geführt hat, eine objektive, wenn auch unspezifische Grundlage ? Es sei daran erinnert, daß nordamerikanische Indianer immunstimulierende Drogen (Sonnenhut = Echinacea, Kermesbeere, Wilden Indigo, durchwachsenblättrigen Wasserhanf und den amerikanischen Lebensbaum) bei Infektionskrankheiten verwendet haben, lange bevor wir das zugrundeliegende Therapieprinzip erkannt haben.

Das Guajakharz hat eine milde harntreibende und abführende Wirkung; α-Guajaconsäure dient als medizinische Testsubstanz (s. u.). Die herausdestillierten Stoffe Guajacol und Kreosol wirken entzündungshemmend, antiseptisch und wundheilungsfördernd auf die Haut; auch das ätherische Öl wirkt antiseptisch. Das aus Guajol hergestellte Guajazulen wirkt gleichfalls entzündungshemmend.

Bei normaler Dosierung von Guajakdrogen sind keine unerwünschten Nebenwirkungen bekannt. Überhöhte Mengen können Magen-Darm-Entzündungen mit Koliken und Durchfall hervorrufen, eventuell Hautausschlag, und sie sollen auch Herzklopfen, Schwindel und Verstärkung der Menstrualblutung auslösen können.

Anwendung

Das Holz kann als Teedroge zur Behandlung rheumatischer Beschwerden verwendet werden, Auszüge, die Saponin und ätherisches Öl enthalten, auch als Zusatz zu Zahn- und Mundpflegemitteln. Die technische Bedeutung des sehr harten Holzes von Guaiacum officinale ist weit größer: Für Drechslerarbeiten, Tischlerei, Herstellung von Seilscheiben für Flaschenzüge, von Lagerschalen für Schiffsschraubenwellen, von Maschinenteilen der Textil- und Nahrungsmittelindustrie sowie von Kegelkugeln. Und seit die Verwendung von Naturfarben wieder modern wird, färbt man Ostereier mit dem grünlichen Auszug.

Das Harz dient in der Homöopathie in Form von Tinkturen, Tabletten, Salben etc. zur Behandlung von rheumatischen Erkrankungen und Gicht, Mandel- und Rachenentzündungen sowie Entzündungen von Bronchien und Lunge.

Andersartige Verwendung findet Guajakharz in der medizinischen Diagnostik. Der rote Blutfarbstoff Hämoglobin katalysiert die Oxidation der α- Guajaconsäure im Harz mit Wasserstoffperoxid zu „Guajakblau" (Furoguajacinblau). Damit ist der Nachweis von Blut im Stuhl möglich (Haemokkult-Test). Weil das Harz selbst leicht oxidiert und damit die Oxidation anderer Stoffe verhindert, wird es als Antioxidans in der Lebensmittelindustrie verwendet, vor allem zur Verbesserung der Haltbarkeit tierischer Fette gegen Ranzigwerden.

Schließlich wird es auch wegen des Ätherisch-Öl-Gehalts als Aromastoff Kaugummis und Likören zugesetzt.

Das aus Guajol hergestellte Guajazulen wird bei Entzündungen des Magen-Darm-Traktes und der Atemwege sowie bei Ekzemen und anderen Hautentzündungen verwendet; in der Kosmetik wird es in Hautcremes, Lippenstiften, Schminken, Zahnpasten, Haarölen u.a. eingesetzt.

Einige Verwendungszwecke in der Indianermedizin sind auch bei uns üblich oder wenigstens als milde Wirkungen nachgewiesen: Bei Rheuma, Gicht, manchen Blasenleiden, zur „Blutreinigung" und die Benutzung als Antiseptikum bei Erkältungen und Hautentzündungen. Eine Verwendung in Abtreibungsmitteln ist nur in toxischer Dosis möglich und gefährlich, denn schon die Förderung der Menstruationsblutung tritt nur bei Überdosierung auf. Die Verwendungen von Holz, Rinde oder Harz bei Fieber, Asthma, Magenerkrankungen, Zahnschmerzen und als schweißtreibendes Mittel sind durch die moderne Medizin nicht belegt. Blätter und Blüten sind bei uns nicht in Gebrauch, und ob Guajaksaponin eventuell Immunreaktionen verstärkt, ist bislang nicht erforscht.

Obwohl nicht alle Fragen geklärt sind, ist Guajak vom Allheilmittel zu einer der weniger wichtigen Drogen geworden. „Allheilmittel" gibt es nicht.

Guaraná
Coffeinliane von Amazonas und Orinoko

GESCHICHTE UND VOLKSMEDIZIN

Die Guaraná-Liane ist eine indianische Kulturpflanze. Man weiß nicht, wie lange sie schon von den Maué-Indios angepflanzt wurde, einem Stamm der Tupí-Sprachgruppe am Rio Maués, einem südlichen Nebenfluß des Amazonas. Aus den Samen stellten sie eine Paste mit dem Namen Guaraná her. Andere Völker im Amazonas- und Orinokogebiet haben nur die wildwachsende Pflanze genutzt. In der indianischen Volksmedizin ist Guaraná, in Wasser gelöst, seit altersher in Gebrauch als Tonikum und Anregungsmittel bei Ermüdungserscheinungen und Kopfschmerzen, sowie bei chronischem Durchfall; die Droge steht auch im Ruf, ein Aphrodisiakum zu sein, was wohl eher auf der anregenden Wirkung beruht.

Die erste Beschreibung von Guaraná stammt aus dem Jahr 1669 vom Jesuitenmissionar J.F. Betendorf, der bereits auf die harntreibende Wirkung des Ge-

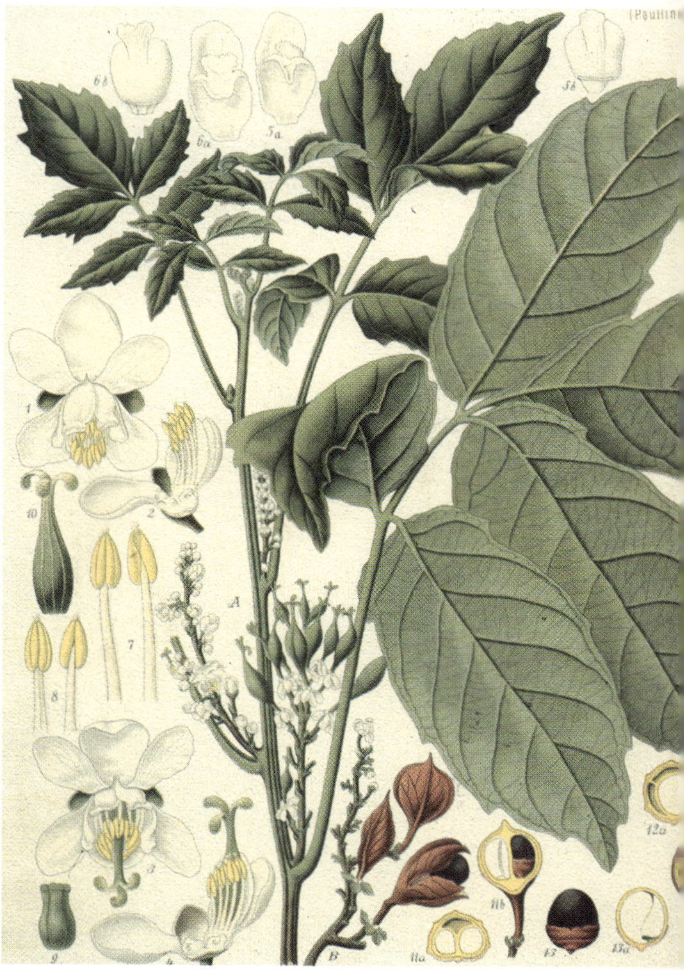

Abb. 1 Paullinia cupana, die Guaraná- oder Cupanaliane. Blühender Zweig, Details der Blüte, Früchte und Samen. Aus Köhler's Medizinal-Pflanzen, 1883

tränks hinwies wie auch auf den Einsatz bei Kopfschmerzen, Fieber und Krämpfen. Das Interesse an Guaraná war im 18. Jahrhundert Anlaß, einen Handelsweg quer durch Zentralbrasilien von Mato Grosso her über die Quellflüsse des Rio Tapajós zum Rio Maués zu suchen. Die Händler brauchten 9 bis 10 Monate für die Hin- und Rückreise im Boot, das an manchen Stellen über Land gezogen werden mußte, aber offenbar lohnte sich die Mühe. Die Maué intensivierten den Anbau für die Nachfrage, und die Brasilianer legten selbst Plantagen an.

Die Guaraná-Liane wurde für die Botanik zweimal entdeckt: Zuerst im Jahre 1800 von Alexander von Humboldt und Aimé Bonpland im Orinokogebiet; beide erforschten von 1799 – 1804 weite Teile der damaligen spanischen Kolonien in Amerika (s. auch die Kapitel „Chinarinde" und „ Curare"). Von 1817 – 1820 waren Johann Baptist Spix und Carl Friedrich Philipp Martius in Brasilien unterwegs, wo sie im Amazonasgebiet Guaraná kennenlernten, und sie stießen auf dem Rio Japurá bis Kolumbien vor (s. ebenfalls Kapitel „Curare"). Humboldt finanzierte seine Expedition und den Druck seiner Bücher darüber selbst, wobei er sich zeitweilig hoch verschuldete; Spix und Martius reisten im Auftrag des bayerischen Königs Max Joseph I., von dem sie bei ihrer Rückkehr geadelt wurden. Humboldt und Bonpland beschrieben etwa 3 600 neue Pflanzenarten, Martius fast 5 700. Carl Sigismund Kunth, der Hauptbearbeiter der botanischen Ergebnisse Humboldts, erkannte später, daß die von Martius als Stammpflanze von Guaraná beschriebene Paullinia sorbilis und die von Humboldt, Bonpland und Kunth zuerst benannte P. cupana zur gleichen Art gehören; beide gelten heute als Varietäten der Art Paullina cupana. – Zahlreiche weitere deutsche Wissenschaftler widmeten sich nach Humboldt und Martius der Erforschung Südamerikas, so die Brüder Robert und Richard Schomburgk im Auftrag der Londoner Royal Geographical Society (in Guayana; s. Kapitel „Curare"), Eduard Poeppig (1827 – 1832 in Chile, Peru und Brasilien), der unter anderem als erster auf negative Folgen des Cocagenusses hinwies, und andere.

Die Pflanze

Die Guaraná- oder Cupana-Liane (Abb. 1), Paullinia cupana Kunth ex H.B.K. (syn. P. sorbilis Mart.) zählt zur Familie der Seifenbaumgewächse (Sapindaceae); sie wird 10 bis 12 Meter lang. Sie hat kleine weiße Blüten und 20 - 35 cm lange fünfteilige Fiederblätter. In den haselnußgroßen roten, bei der Reife schwarz werdenden, dreifächrigen Kapselfrüchten entwickelt sich oft nur ein dunkelbrauner bis schwarzer Same.

Vorkommen, Anbau

Die Pflanze ist in verschiedenen Varietäten am oberen Orinoko (var. typica) und im Amazonasgebiet (var. sorbilis) verbreitet. Sie wird heute in Brasilien, Venezuela und Paraguay in Plantagen als Kletterpflanze ähnlich wie Hopfen angebaut, es gibt aber auch kleine Sträucher als besser abzuerntende Kulturform. Die Pflanze bildet zweimal im Jahr Samen. Eine Pflanze kann vom fünften Jahr an jährlich 2 - 3 kg trockene Samen produzieren.

Zubereitung zum Gebrauch

Nach altem indianischen Verfahren wird die Schale der getrockneten Samen entfernt und die konvexen dicken Keimblätter des Embryo (Abb. 2) geröstet, zerkleinert und mit Wasser zu einer Paste zerrieben, evtl. auch gemischt mit Maniokmehl. Diese Pasta Guaraná wird zu dunkelbraunen Stangen (Abb. 3), Kugeln oder Broten geformt

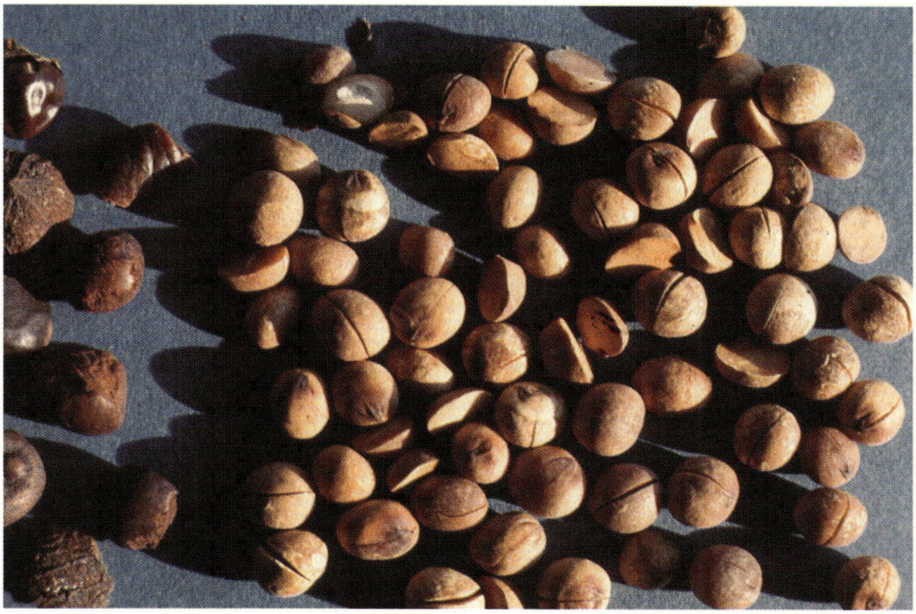

Abb. 2 Samen mit Samenschale (links) und Keimblätter ohne Samenschale (rechts)

und getrocknet. 1 - 2 Gramm der Paste werden abgeschabt, in Wasser gelöst und als Getränk genossen. Im Orinokogebiet werden die Keimblätter zerraspelt, in Bananenblätter gewickelt und darin fermentiert, nachdem Maniokmehl zugefügt wurde. Die dabei entstehende gelb gefärbte Paste wird dann getrocknet („Cupana"). Alexander von Humboldt hat 1800 diese Herstellungsart beobachtet; das aus Cupana bereitete Getränk hat ihm aber nicht geschmeckt. Der Geruch von Guaraná ist kakaoähnlich, der Geschmack zusammenziehend und bitter, dann süßlich. Die heute noch von den Maué-Indios hergestellte Paste ist nach wie vor die qualitativ beste.

Wirkstoffe

Die Paste enthält etwa 5 %, maximal 8 % Coffein und verwandte Alkaloide wie Guaranin, etwas Theobromin und Theophyllin und somit etwa dreimal so viel Coffein wie Kaffeebohnen; außerdem etwa 8 %, maximal 25 % Catechingerbstoffe und weitere Substanzen in geringen Mengen.

Wirkungen

Coffein ist ein anregendes Stimulans, Gerbstoffe wirken stopfend bei Durchfall. Die volksmedizinischen Hauptverwendungen sind also auch in moderner Sicht begründet. Weil die Alkaloide an Gerbstoffe binden, tritt die Coffeinwirkung mit Verzögerung ein, hält aber lange an, genau so, wie wenn man schwarzen Tee lange ziehen läßt, wobei die Gerbstoffe frei werden und ebenfalls Coffein binden.

Bei Überdosierung ist Coffein nicht harmlos. Zu viel Coffein kann zu Herzklopfen, Nervosität, Magen-Darm-Störungen und bei Patienten mit Hypercholesterolämie zu einem Anstieg an Cholesterolwerte führen. Bei Herzleiden, Magengeschwüren, Epilepsie und Schilddrüsenüberfunktion sollten Coffein und Coffeindrogen - Guaraná ist die coffeinreichste von allen ! - grundsätzlich nicht genommen werden.

Verwendung

In Brasilien ist Guaraná als anregendes Tonikum und Stimulans sehr beliebt und wird in der heutigen Volksmedizin wie bei den Indios auch bei Kopfschmerzen und Durchfall verwendet. Industriell hergestellte Tonika gibt es in Brasilien, Frankreich und Italien. In den USA wird die Droge schon seit längerer Zeit als Aufputschmittel benutzt; brasilianische Pharmazeuten beliefern auch den internationalen Markt.

In Deutschland ist Pasta Guaraná 1872 als Arzneimittel zugelassen worden (in der Pharmacopoea Germanica I). Guaraná ist Bestandteil einiger Kopfschmerzmittel. Heute wird die Droge auch bei uns als Muntermacher angeboten, z.B. in Diskotheken. Einer der Slogans lautet: „Guaraná bedeutet den Indios die Quelle für Kraft, Schönheit, Gesundheit und Lebensfreude". Die tatsächliche Verwendung bei den Indios sieht aber etwas anders aus (siehe oben!), und sie nehmen Guaraná in vernünftiger Dosierung: 1 - 2 Gramm enthalten 50 - 180 Milligramm Coffein, entsprechend 1 - 2 Tassen Kaffee.

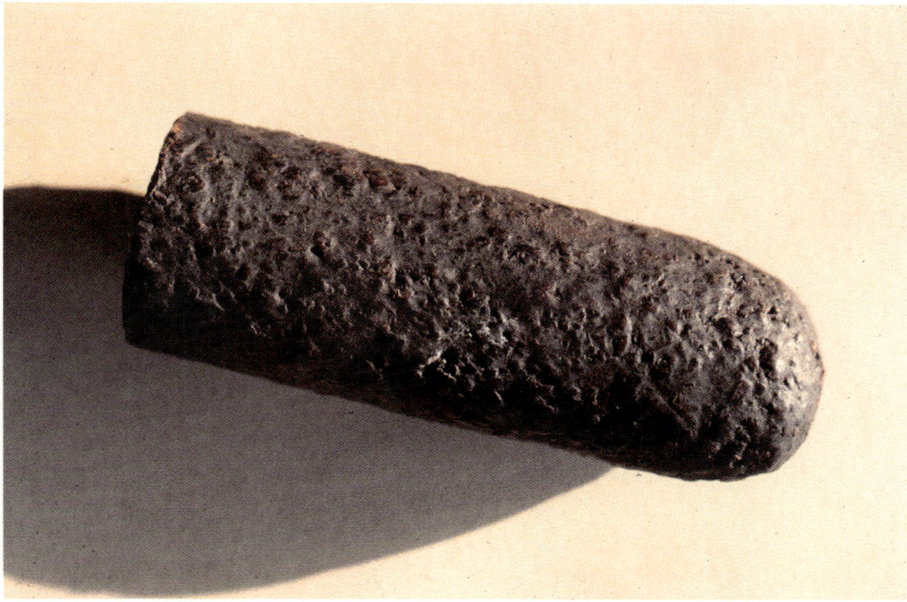

Abb. 3 Pasta Guaraná. Stange etwa 3 cm dick.

Haplopappus
Baylahuén, ein Heiltee der Araukaner

GESCHICHTE UND VOLKSMEDIZIN

In Amerika kommen etwa 160 Arten der Gattung Haplopappus vor, eine Gruppe von Korbblütlern trockener Standorte mit gelben oder orangefarbenen Blütenständen. Einige nordamerikanische Arten tragen den Namen „golden weed" oder „golden bush", Goldkraut oder Goldbusch. Hauptverbreitungsgebiete sind das westliche Nordamerika von Mexiko bis zur kanadischen Prärie und in Südamerika Chile sowie Argentinien. Eine beträchtliche Zahl von Arten wird in der indianischen Volksmedizin genutzt, 16 nordamerikanisch-mexikanische und 7 chilenisch-argentinische. Zwei mexikanische Arten kamen vor hundert Jahren als „falsche Damiana" in den Handel (Damiana = Turnera diffusa, gilt bis heute als Aphrodisiakum).

Die nordamerikanischen Arten sind bei den Navajo, Hopi, Schoschonen und anderen Stämmen in Gebrauch, meist gegen Erkältungen, Rheuma, Hauterkrankungen, für Augenwaschungen, bei Verdauungsstörungen, Fieber, Zahn- und anderen Schmerzen. Mexikanische Arten werden bei Wunden, Schlangenbissen, Schmerzen und Menstruationsstörungen verwendet; Haplopappus spinulosus (Abb. 1) in Mexiko als Blutreinigungsmittel, bei Magenschmerzen und Gebärmuttererkrankungen; in Neumexiko von den Navajo bei Kopfschmerzen, von Spanisch-Amerikanern äußerlich bei Abszessen, Schmerzen im Mund und Geschwüren im Gesicht und am Hals.

In Chile kommen 61 Haplopappus-Arten vor. In der Volksmedizin werden H. baylahuen und H. multifolius sowie fünf weitere Arten verwendet, zum Teil bei Entzündungen und Verdauungsstörungen wie in Nordamerika, aber vorwiegend bei Gallenleiden und anderen Krankheiten (s.u.). Diese Arten tragen den araukanischen Namen „baylahuén" oder „vailahuén". In der Sprache der Araukaner oder Mapuche, wie sie sich selbst nennen (mapu = Land, che = Leute), bedeutet bay (vai) Abkochung, lahuén Heilmittel. Die Pflanzen heißen also ganz einfach „Heiltee".

Das Wort „lahuén“ ist auch Bestandteil des Namens anderer Heilpflanzen, so bei „cachanlahuén“ (cachan = Seitenschmerzen), dem chilenischen Tausendgüldenkraut (Centaurium cachanlahuen, syn. C. chilensis; Familie Enziangewächse). Es dient hauptsächlich als Fiebermittel, eine Verwendung, die auch unsere Homöopathen übernommen haben.

Heilkräuterkenner heißen bei den Mapuche „lahuentufe“ (lawentufe); für die Behandlung schwerer Erkrankungen sind aber die machi, die Schamaninnen, zuständig. „Medizinmann“ ist hier in der Regel ein Frauenberuf. Die Mapuche haben ihr Land gegen Inkas, Spanier und Chilenen vierhundert Jahre lang verteidigt. Ihre Zahl war dabei auf wenige zigtausend zurückgegangen, aber heute gibt es wieder mehr als eine halbe Million Mapuche.

50 - 70 % aller Heilpflanzen der heutigen chilenischen Volksmedizin stammen aus dem Arzneischatz der Araukaner und einige davon sind auch bei uns eingeführt: Boldoblätter und Seifenrinde (beide in diesem Buch behandelt) sowie Haplopappus, Fabianakraut (Pichipichi) und Canchalagua (Chilenisches Tausendgüldenkraut, s.o.) in der Homöopathie.

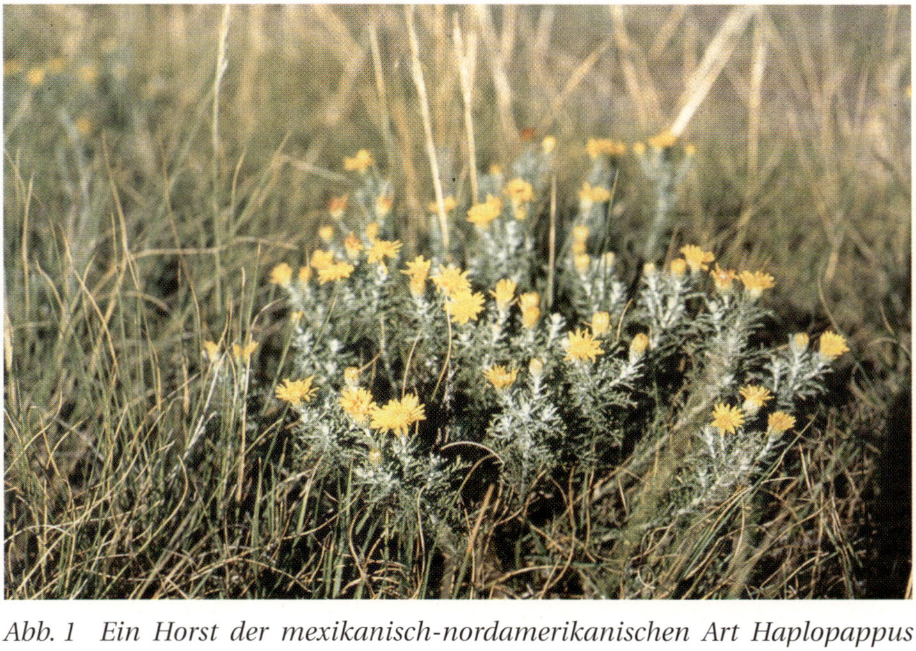

Abb. 1 Ein Horst der mexikanisch-nordamerikanischen Art Haplopappus spinulosus (Pursh) DC., die in Mexiko und Neumexiko in der Volksmedizin eine Rolle spielt. Sie unterscheidet sich von der chilenischen Art H. baylahuen vor allem durch die zum Teil fiederschnittigen Blätter. Foto: Dr. U. Eilert.

Die Mapuche verwenden die oberirdischen Teile und das Harz von Baylahuén äußerlich als Antiseptikum bei Entzündungen, innerlich als Magentonikum und als schweißtreibendes Mittel, den Saft der Stengel bei Lebererkrankungen, den Tee des Krautes bei Magen- und Leberschmerzen, als menstruationsförderndes Mittel sowie äußerlich zur Förderung der Wundvernarbung bei Haustieren.

Die Aimará in der Puna de Atacama in Nordchile verwenden Kraut oder Blätter als Tee oder auch in Milch bei „Aire" (Schmerzen durch Luftzug und Abkühlung), Erkältungen, Husten, Rheuma, als Magenmittel, bei Nierenschmerzen und Blasenkatarrh und als Sexualtonikum für beide Geschlechter; deshalb ist die Droge den Jugendlichen verboten! Darüberhinaus wird die Droge auch bei Bergkrankheit (Höhenkrankheit) benutzt.

In die chilenische Volksmedizin sind viele indianische Anwendungen übergegangen. Baylahuén ist heute eine vielgekaufte Arzneidroge in Chile, im Kräuterhandel wie in Apotheken. Schwerpunkte sind die Förderung der Leber- und Gallenfunktion und Funktionsstörungen des Magens.

In der argentinischen Volksmedizin wird die verwandte Art Haplopappus rigidus („Bailabuena") gleichfalls bei Erkältungen und Grippe, aber auch bei Lungenentzündung und Magen- und Harnwegserkrankungen verwendet; und bei den Leuten in der Puna, der Hochgebirgssteppe, auch als Aphrodisiakum.

Botanik und Pharmazie in Europa wurden erst im 19. und 20. Jahrhundert auf die chilenischen Haplopappusarten aufmerksam. Die homöopathische Verwendung von H. baylahuen ist noch nicht sehr alt.

Die Pflanze

Haplopappus baylahuen (Gay) Remy zählt zu der äußerst artenreichen Familie der Korbblütler (Asteraceae); nächste Verwandte in unserer mitteleuropäischen Flora sind die ebenfalls gelbblühenden Goldruten (z.B. Solidago virgaurea L.). H. baylahuen ist ein aromatisch riechender Zwergstrauch, dessen spatelförmige, manchmal keilförmige Blätter am Grunde etwas stengelumfassend sind. Die Blätter sind lederartig und mit einer glänzenden Harzschicht überzogen; sie werden bis 5 cm lang und sind am Rand, vor allem gegen die Spitze zu, gezähnt (Abb. 2).

Die Blütenstände, die einen Durchmesser von 2 - 3 cm haben, stehen einzeln; ihre Zungenblüten am Rand und die Röhrenblüten in der Mitte sind gelb gefärbt. Der Hüllkelch besteht aus vier Reihen von Schuppen, die äußeren sind blattartig, die inneren lanzettlich zugespitzt. Die Früchte (Achänen) tragen wie bei vielen Korbblütlern einen Borstenkranz (Pappus), der hier gelblichrot gefärbt ist.

Vorkommen

Haplopappus baylahuen wächst in Chile in den Kordilleren der Provinz Coquimbo (nördlich von Santiago). Die Pflanzen bilden große Horste in der Hochgebirgssteppe (vgl. die mexikanisch-nordamerikanische Verwandte in Abb. 1).

Droge

Verwendet werden bei uns die getrockneten Blätter der Pflanze (Abb. 2). Sie sind graugrün bis gelblich-bräunlich und haben einen

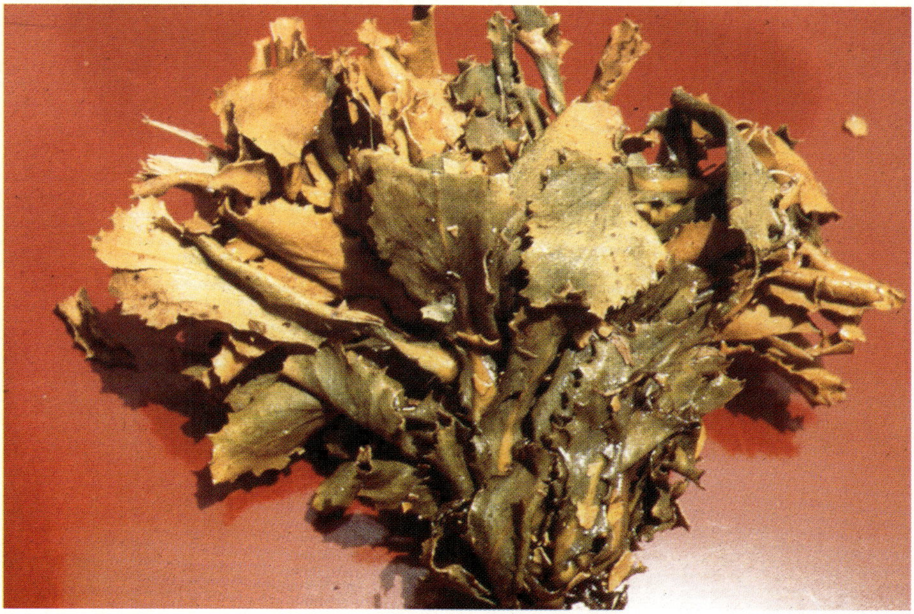

Abb. 2 Getrocknete Blätter von Haplopappus baylahuen. Die lederartigen, z.T. durch den Harzüberzug glänzenden Blätter sind spatel- bis keilförmig und haben einen gezähnten Blattrand. Foto: Prof. Dr. C. Ramírez.

leicht scharfen Geschmack. Die Blätter sind Droge des Homöopathischen Arzneibuchs.

Wirkstoffe

Blätter und Stengel enthalten etwa 20 % braunes, klebriges Harz (bei einigen anderen Arten wurden Diterpene darin gefunden) sowie ätherisches Öl. Weitere Inhaltsstoffe sind Cumarine (Prenyletin, Aesculetin und andere), Flavonoide (Glykoside von Quercetin, Kämpferol und Isorhamnetin sowie Quercetin-3-methylether) und Anthrachinone (Glykoside von Emodin und Chrysophansäure). Bei anderen chilenischen Haplopappus-Arten wurden zahlreiche weitere Stoffe gefunden, so Monoterpene im ätherischen Öl und Acetylenderivate, doch ist die Gattung chemisch so heterogen, daß man keine Parallelen ziehen kann.

Wirkungen

Die Droge soll die Gallensekretion fördern; man schreibt die Wirksamkeit den Harzen zu, doch fehlt es an pharmakologischen Untersuchungen. Experimentell wurde eine antimikrobielle Wirkung von Pflanzenextrakten beobachtet; sie könnte evtl. auf Cumarinderivate und ätherisches Öl zurückgehen. Quercetin und seinen Glykosiden werden auch entzündungshemmende Eigenschaften zugeschrieben. Anthrachinonglykoside wirken abführend.

Verwendung

Bei uns ausschließlich in der Homöopathie, vor allem bei Erschöpfungszuständen mit niedrigem Blutdruck: eine Anwendung, die der in der Volksmedizin bei Höhenkrankheit ähnelt. Beim jetzigen Stand der Forschung lassen sich nur wenige volksmedizinische Verwendungen beurteilen (antiseptisch und entzündungshemmend, evtl. Leber-Galle-Wirkung).

Jaborandiblätter
Pilocarpin gegen Grünen Star

GESCHICHTE UND VOLKSMEDIZIN

Der niederländische Arzt Willem Piso (1611 - 78), Leibarzt des Grafen Moritz von Nassau-Siegen in der damaligen holländischen Kolonie in Brasilien, hat zusammen mit dem Naturforscher Georg Marcgraf 1648 in Amsterdam die „Historia naturalis Brasiliae", das erste wissenschaftliche Werk über Brasilien herausgegeben, dem 1658 sein Buch „De Indiae utriusque re naturali et medica" folgte. Piso hat darin außer Ipecacuanha (s. Brechwurzel) auch die Jaborandiblätter und ihre schweiß- und speicheltreibende Wirkung beschrieben. Und er hat durch eigene Untersuchungen ihren Nutzen bei „chronischen Augenentzündungen" festgestellt.

Der vom indianischen Wort „yaurandí" abgeleitete brasilianische Ausdruck Jaborandi bedeutet „vermehrter Schweiß"; bei den Guaraní in Paraguay heißt die Pflanze Ibirá-taí oder Iguirá-taí, „scharfes Holz", wobei „scharf" sich auf den Geschmack bezieht.

Damals wie heute dienen Jaborandiblätter in der Indianermedizin Brasiliens gekaut oder aufgebrüht als schweißtreibendes Mittel bei Katarrhen, Grippe und Bronchitis, als harntreibende Droge bei Harnverhaltung, Ödemen, Wassersucht und Gonorrhöe, als Gegengift bei Schlangenbissen und Vergiftungen, bei Krämpfen und Epilepsie. Äußerlich verwendet werden sie zur Behandlung von Wunden und Geschwüren, gegen Haarausfall sowie bei Augenentzündungen.

In Paraguay schreibt man den Blättern Wirkungen bei Rheuma zu, und man verwendet den Aufguß der Rinde bei Pilzvergiftungen. In Nordostbrasilien benutzt man auch die Rinde als schweißtreibende Droge und Fiebermittel, allerdings in mäßiger Dosierung, weil sie, wie die Blätter, giftig ist. Manchmal wird die Rinde auch als Zahnschmerzmittel geraucht. Die Blütenstände werden in der argentinischen Provinz Corrientes in kaltem Wasser mazeriert für eine Kopfwäsche bei Sonnenstich; einfacher noch legt man sich einen Blütenstand unter den Sombrero!

Das erste lebende Exemplar eines Jaborandistrauches gelangte 1847 nach Europa, und zwar in die Gewächshäuser des Herzogs von

Croy in Dülmen in Westfalen, der tropische Zierpflanzen sammelte. Weil Jaborandi aber keine schönen großen Blüten bildet, schickte er den Strauch enttäuscht nach Gent, wo der Botaniker Charles Lemaire ihn als Pilocarpus pennatifolius beschrieb.

Der brasilianische Arzt Symphronio Coutinho führte die Jaborandiblätter nach eigenen Experimenten im Jahre 1873 in die Therapie als schweißtreibendes Mittel ein. Damit löste er eine rapide Erforschung der Chemie und Pharmakologie des Hauptwirkstoffes aus: 1875 stellten die französischen Chemiker Hardy und Jarre das Hauptalkaloid Pilocarpin rein dar. 1876 entdeckte der Darmstädter Arzt Adolph Weber mit Pilocarpin der Firma Merck die pupillenverengende Wirkung des Alkaloids und 1877 gab er die Empfehlung zur Behandlung des Grünen Stars mit Pilocarpin.

Trotzdem stand die extrem starke Förderung der Schweißsekretion damals noch im Vordergrund des Interesses, denn es war die Zeit der Humoralpathologie, der „Säftelehre". Allein in Hamburg wurden 1882 19600 Kilogramm Jaborandiblätter importiert. Sie wurden in Europa vorwiegend bei Grippe, Fieber, Bronchitis, Lungenentzündung, Ödemen und Nierenerkrankungen, aber auch bei Vergiftungen und Neurosen verwendet; zudem äußerlich bei Schuppenflechte, Entzündungen im Mund und bei chronischen Ohrenentzündungen.

1882 wurden die Blätter als Folia Jaborandi in das damalige Deutsche Arzneibuch (Pharmacopoea Germanica II) aufgenommen. Heute haben sie nur noch geringe Bedeutung (nicht ohne Gehaltsbestimmung der Alkaloide !), der größte Teil dient der Gewinnung des reinen Pilocarpins.

Die Pflanzen

Die Jaborandisträucher gehören zur Familie der Rautengewächse (Rutaceae), zu der außer unserer Weinraute (Ruta graveolens L.) und dem seltenen Diptam (Dictamnus albus L.) u.a. die Citrus-Arten zählen. Als Droge und zur Pilocarpingewinnung dienen die Arten Pilocarpus jaborandi Holmes (Pernambuco-Jaborandi), P. pennatifolius Lem. (Paraguay-Jaborandi); P. microphyllus Stapf (Maranhão-Jaborandi) und P. racemosus Vahl (Guadeloupe-Jaborandi); in der Schweizer Pharmakopöe ist auch P. trachylophus Holmes (Ceará-Jaborandi) zugelassen.

Es sind 1,5 bis 3 Meter hohe Sträucher oder Bäumchen mit graubraunen Zweigen und immergrünen lederartigen Fiederblättern (Abb. 1). Die einzelnen Fiedern sind elliptisch oder länglich, an der Spitze eingekerbt, und sie erscheinen in durchfallendem Licht durch Drüsen (Ölbehälter) punktiert. Die Fiedern von P. microphyllus sind nur wenige Zentimeter lang, die von P. pennatifolius erreichen bis zu 23 cm Länge. Die Blüten stehen sehr zahlreich in 30 - 45 cm langen Trauben; ihre sternförmige Krone hat 4 bis 5 purpurne bis rotbraune Kronblätter, die ebenfalls drüsig punktiert sind. Beim Zerreiben riechen die Blüten pomeranzenartig aromatisch. In den fünfteiligen Früchten entwickeln sich nur 1 - 4 Fruchtblätter vollständig, so daß sich auch nur 1 - 4 muschelförmige Teilfrüchte ausbilden, mit je einem Samen darin.

Vorkommen

Die Arten wachsen im tropischen Südamerika, und die obigen Herkunftsbezeichnungen sagen schon etwas über die Verbreitung der einzelnen Arten aus: P. jaborandi in den brasilianischen Staaten Pernambuco und Bahia, P. microphylla in Nordostbrasilien bis Rio und Surinam, P. pennatifolius in Mato Grosso, Paraguay und Nordargentinien, P. racemosus in Westindien

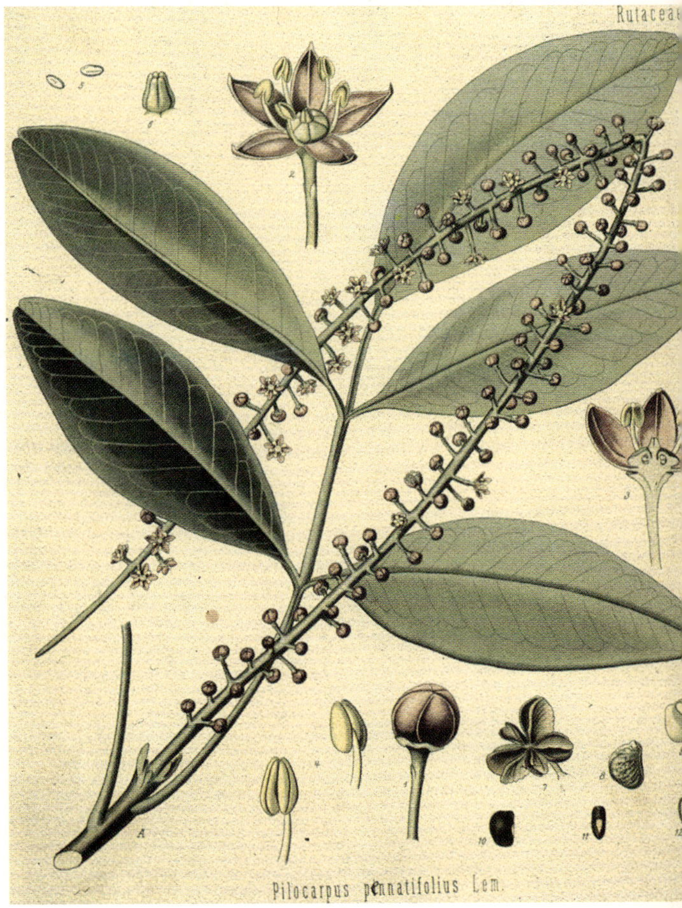

Abb. 1 Paraguay-Jaborandistrauch, Pilocarpus pennatifolius. Zweigstück mit Fiederblatt mit typischer Blattnervatur und ausgerandeten Spitzen der Blattfiedern und zwei traubige Blütenstände. Oben und rechts Blüten im Detail, unten Staubblätter, mehrteilige Spaltfrüchte und Samen. Aus Köhler's Medizinal-Pflanzen, 1883.

bis Kuba. P. pennatifolius kann durch Stecklinge vermehrt werden; Versuche zur Kultur in Malaysia waren aber erfolglos. Der Bestand einiger Arten ist durch die Zerstörung der tropischen Wälder gefährdet.

Droge

Arzneidroge sind die getrockneten Fiedern der Fiederblätter, ohne die Blattspindel. Charakteristisch ist die ausgerandete Spitze der lederigen, ganzrandigen Fiedern (Abb. 2). Der Stiel ist sehr kurz, die Blatthälften sind etwas ungleich groß. Der Blattrand ist nach unten umgebogen und die Seitennerven bilden gegen den Rand zu hervortretende Schlingen (auf Abb. 1 deutlicher). Die Ölbehälter scheinen als Punkte durch. Die Blätter schmecken scharf. Der Alkaloidgehalt der getrockneten Blätter verringert sich in einem Jahr um die Hälfte. Pilocarpus ist Droge des Homöopathischen Arzneibuchs.

Wirkstoffe

Die Blätter enthalten 0,6 - 1,9 % Alkaloide vom Imidazoltyp, vor allem Pilocarpin, daneben einige weitere. Pilocarpin ist oberhalb 34°C ölig, darunter fest. Die Substanz ist lichtempfindlich. Pilocarpin

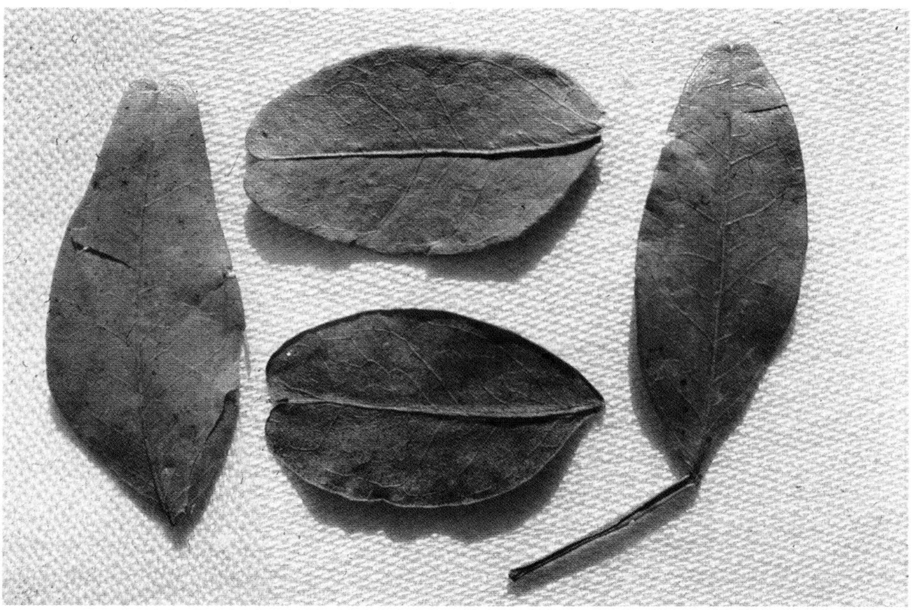

Abb. 2 Getrocknete Jaborandi-Blattdroge. Blattfiedern, rechts unten mit einem Stück der Blattspindel.

ist Arzneibuchdroge in Deutschland und der Schweiz. - Die Blätter enthalten außerdem 0,25 - 1,2 % ätherisches Öl mit Limonen (benannt nach dem Vorkommen in der Zitrone, Citrus limon) und Undecanon sowie geringe Mengen weiterer Komponenten. Auch andere Organe der Sträucher enthalten Alkaloide.

Wirkung

Bis heute fehlt eine eingehende pharmakologische Untersuchung der Droge, weil sich die experimentelle Forschung sehr schnell auf das reine Pilocarpin konzentrierte. Pilocarpin steigert die Schweiß-, Speichel-, Bronchial-, Magensaft- und Tränensekretion. Es wirkt pupillenverengend; die damit verbundene Erweiterung des Schlemmschen Kanals erleichtert den Abfluß des Kammerwassers und vermindert den Innendruck des Auges. Bei 66 % aller Patienten normalisiert Pilocarpin bei einfachem Grünen Star in ausreichendem Maße den Innendruck. Die Substanz ist langfristig anwendbar; schon 1895 hatten die amerikanischen Ärzte W. Zentmayer und W.C. Posey 5 - 15-jährige Langzeitversuche durchgeführt.

Pilocarpin ist ein stark giftiges Alkaloid, deshalb ist die äußerliche Anwendung am Auge die einzige heute noch vorgenommene Therapie. Als Nebenwirkungen können evtl. Akkomodationsstörungen, Bindehauthyperämie, Allergie u.a. auftreten. Nicht verwendet werden soll Pilocarpin bei Entzündung der Regenbogenhaut; Vorsicht ist bei Magengeschwür, Schilddrüsenerkrankungen, Herzinfakt und Asthma geboten. Bei innerlicher Gabe und Überdosierung können Erbrechen und Durchfall, Koliken, Blutdruckabfall, Kollaps und im Extremfall Herzstillstand die Folge sein; nicht zufällig mischen einige Indianerstämme Jaborandi ihrem Pfeilgift bei.

Die Steigerung der Schweiß- und Bronchialsekretion durch Pilocarpin begründet die Anwendung der Droge in der indianischen Volksmedizin bei Grippe und Bronchitis. Zur äußerlichen Verwendung - außer am Auge - liegen keine Daten vor. Der Einsatz bei Vergiftungen liegt im Bereich der Überdosierung.

Anwendung

Wegen der geringen therapeutischen Breite werden Jaborandiblätter bei uns nicht mehr in Tees angewendet, denn man sieht der Droge ihren stark unterschiedlichen Pilocarpingehalt (Schwankungen bis über 1 : 3 !) nicht an. Homöopathisch werden Tinktur, Tabletten, Augentropfen etc. bei Augenbeschwerden und verringerter Schweißbildung verabreicht. Hauptanwendung ist die des reinen Pilocarpins bei Grünem Star (s. o.). Die Hauptmenge des produzierten Pilocarpins geht in die kosmetische Industrie, zur äußerlichen Anwendung in Haarwuchsmitteln, die - ohne pharmakologische Grundlage - an die Indianermedizin anknüpft.

Kapuzinerkresse
Antibiotikum aus dem Inkareich

GESCHICHTE UND VOLKSMEDIZIN

Die Kapuzinerkresse ist eine alte peruanische Gemüse- und Heilpflanze aus präkolumbischer Zeit. In der Sprache der Ketschua heißt die Pflanze „tecsau" oder „mallau". Der spanische Arzt Nicolas Monardes hat die Verwendung in der Medizin der Indianer 1574 beschrieben. Saft oder Abkochung von Blättern und Wurzeln wurden zu Bädern bei Schmerzen und bei Hautkrankheiten wie Schorf, Pickeln und anderen Infektionen benutzt, der Blattsaft auch zum Waschen von Entzündungen und Verletzungen. Eine Abkochung gemischt mit dem von den Spaniern eingeführten Wein „reinigt und trocknet Geschwüre aus".

Der Naturforscher Francisco Jiménez schreibt im Jahre 1615, „Mesturzo del Peru" verschönere in Mexiko die Gärten und Fenstergitter der Spanier; die Indios verwendeten die Blüten in Salaten und als Gewürz für Speisen. Man betrachte sie als Magenmittel, und sie seien gut zur Behandlung von Entzündungen im Mund. Bernabé Cobo, Jesuitenmönch in Peru im 17. Jahrhundert, bestätigt, die Blüten seien im Salat sehr schmackhaft.

Die heutige Verwendung in der peruanischen Volksmedizin ist recht vielseitig. So dienen die Blüten, ggf. in Olivenöl gekocht, zu Einreibungen für die Gesichtshaut und zur Behandlung von Gerstenkörnern oder als Umschlag wie ein Senfpflaster. Der Blattsaft wird bei Skorbut verwendet und äußerlich gegen Kopfschmerzen. Indiofrauen verwenden Kapuzinerkresse als menstruationsförderndes Mittel.

Die berühmten Wanderheiler der Kallawaya (Collahuaya), einer Volksgruppe der Aimará im Grenzgebiet Boliviens gegen Peru, benutzen die Kapuzinerkresse bei Hautkrankheiten, Skorbut und Vergiftungen: Frische Blätter für Einreibungen, frische oder getrocknete Blüten mit Tierfett gemischt als Pomade bei Grind und Ausschlag, Blüten und Blätter gemischt und zerkleinert als Abkochung zum Gurgeln und gegen Skorbut, die Wurzeln hochdosiert als Gegengift bei Vergiftungen. Außerdem wird die ganze Pflanze wegen ihrer gelben Farbstoffe zum Färben von Wolle benutzt.

In Argentinien wird ein halbes Gramm Samenpulver als Abführmittel verordnet. In Guatemala verkaufen Kräuterhändler Bündel der langen gelben Stengel mit wenigen Blättern daran und empfehlen eine Abkochung davon für Husten und Bronchitis. In Mexiko wird der Pflanzensaft bei Skorbut und zur Anregung der Verdauung verwendet sowie äußerlich gegen Infektionen mit Hautpilzen. Auf Kuba ist das Samenöl Ersatz für Senföl und wird wie in Peru als durchblutungsförderndes Hautreizmittel verwendet. Ekzeme, Psoriasis und Skrofulose sind weitere Krankheiten, die in Südamerika mit Kapuzinerkresse behandelt werden.

In Europa wurde die Pflanze vor hundert Jahren ebenfalls bei Skorbut und bei Husten verwendet sowie als blähungstreibendes Mittel, und sie gilt seit langem als harndesinfizierendes Mittel. In Spanien dienen Blüten und Früchte oder Salat als verdauungsförderndes Mittel; außerdem soll man nach Kapuzinerkressensalat zum Abendessen besser einschlafen können.

Die Pflanze

Die Familie der Kapuzinerkressengewächse (Tropaeolaceae) ist ausschließlich in Amerika beheimatet. Die Kapuzinerkresse (Tropaeolum maius L.; Abb. 1) ist ein einjähriges Kraut mit senfartigem Geruch. Sie ist eine Kletterpflanze, deren gelbe, bis über einen Zentimeter dicke Stengel drei Meter lang werden können.

Die schildförmigen Blätter sind 3 - 10 cm breit und leicht eckig. Die Blattnerven verlaufen sternförmig von dem dünnen Stiel aus, der mitten unter der Blattfläche ansetzt. Die Blüten sind intensiv gelb, orange oder rot gefärbt, manchmal auch gestreift oder punktiert; sie sind gespornt und trichterförmig und haben fünf Kronblätter. Die ganze Blüte kann bis zu 6,5 cm breit sein. Es gibt auch Zierformen mit doppelter Krone. Die dreiteiligen Früchte erreichen bis 12 mm Größe; sie sind weißlich, an der Oberfläche gerippt und haben einen scharfen Geschmack.

Anmerkung:

Eine nahe Verwandte der Kapuzinerkresse ist Mashua oder Isañu (Tropaeolum tuberosum R. et P.), eine ebenfalls präkolumbische Kulturpflanze in den Anden mit 10 - 18 cm langen gelben oder roten

Knollen, eine der zahlreichen bei uns unbekannten Nahrungspflanzen aus dem Inkareich. Die Knollen schmecken gleichfalls scharf und sind reich an Eiweiß und Vitamin C. Sie gelten in der Volksmedizin als Antiaphrodisiakum. Im Tierversuch wurde bei männlichen Ratten eine Senkung des Testosteronspiegels um 45 % beobachtet. Bernabé Cobo schreibt, die Inkakaiser hätten ihre Truppen auf dem Marsch mit diesen Knollen ernährt, „daß sie ihre Frauen vergessen sollten". Vielleicht ist diese Nahrungspflanze deshalb nie in Europa eingeführt worden ?

Vorkommen

Kapuzinerkresse ist eine in den Anden Perus und Boliviens einheimische Pflanze. Bei La Paz gedeiht sie noch in 3 600 m Höhe. Sie wird in den kühleren Regionen Süd- und Mittelamerikas, Mexikos und Westindiens als Zier-, Gemüse- und Heilpflanze kultiviert. Sie ist auch in den gemäßigten und subtropischen Zonen der Alten Welt eine beliebte Gartenpflanze.

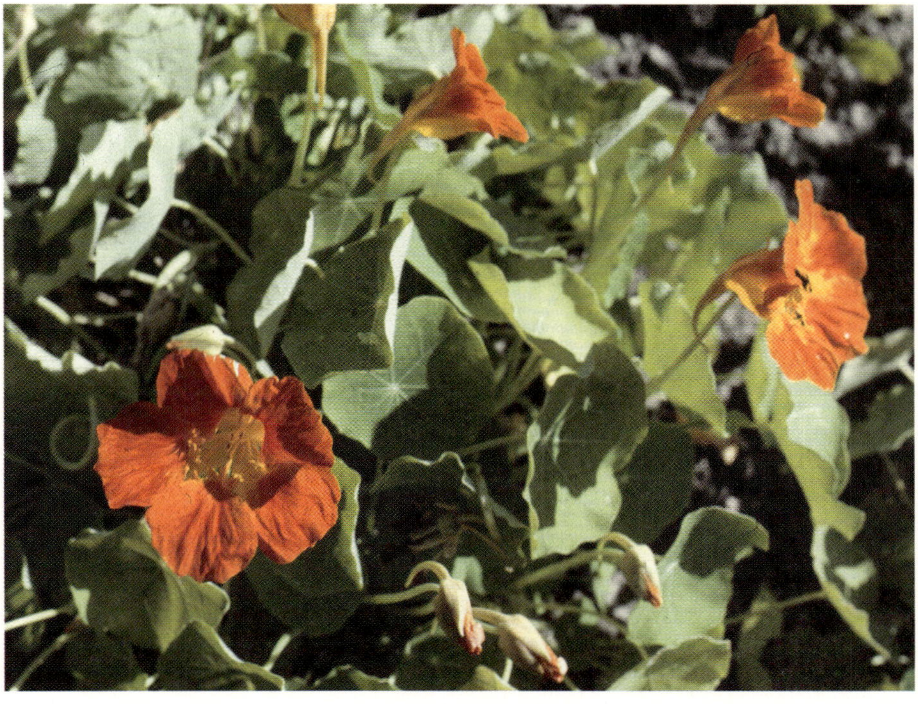

Abb. 1 Blühende Kapuzinerkresse. An den Blüten rechts oben sieht man den Sporn; in der Bildmitte die sternförmige Nervatur eines der schildförmigen Blätter.

Die Droge

Als Gewürz werden vor allem die eingelegten Blütenknospen oder auch die unreifen Früchte verwendet (Ersatz für Kapern). Das Kraut dient bei uns nur selten als Arzneidroge: Es wird nach Fermentierung zur Gewinnung von Benzylsenföl per Wasserdampfdestillation benutzt.

Wirkstoffe

Die Pflanze enthält in allen Teilen Glucotropaeolin (= Benzylglucosinolat), das übrigens auch in Gartenkresse, Rotkohl, Weißkohl und Wirsing enthalten ist. Bei Zerreiben (und auch beim Kauen !) oder Fermentieren von Pflanzenteilen wird dieses durch das Enzym Myrosinase in Benzylsenföl (= Benzylisothiocyanat) und Traubenzucker gespalten. Benzylsenföl ist wasserunlöslich und schmeckt scharf. - Die Blüten enthalten Kämpferolglucosid, die Blätter noch weitere Flavonoide. Die Blütenfarbstoffe sind Carotinoide. Unreife Früchte enthalten Cucurbitacine (vgl. Kapitel „Luffa").

Wirkungen

Benzylsenföl wirkt oberhalb einer Verdünnung von 1 : 50 000 antibiotisch gegen verschiedene Bakterien, so gegen Eitererreger (Staphylokokken und Pseudomonas pyocyanea) und die Gattung Proteus, die Harnwegsinfektionen verursachen kann, sowie gegen Hautpilze.

Benzylsenföl wird im Darm resorbiert und dann z.T. unverändert über die Lunge ausgeatmet, z.T. in der Leber an Aminosäuren gebunden und als Merkapturonsäure im Harn ausgeschieden, liegt im Harn also nicht frei vor. Senföle fördern wie andere Scharfstoffe und Gewürze die Magensaftsekretion.

Die Droge wie das reine Benzylsenföl wirken haut- und schleimhautreizend. Nach Genuß großer Mengen von Kapuzinerkressensalat kann es zu Magen-Darm-Störungen kommen. Benzylsenföl darf bei Magen- und Darmgeschwüren nicht verordnet werden.

Auf der antibiotischen Wirksamkeit des Benzylsenföls dürfte die volksmedizinische Verwendung in Südamerika bei Hautinfektionen und Bronchitis beruhen. Die Benutzung als verdauungsförderndes Mittel und als Ersatz für Senfpflaster ist ebenfalls dieser Substanz zu-

zuschreiben. Der Einsatz als Abführmittel ist bedenklich: Cucurbitacine wirken drastisch abführend, aber, wie beim Gottesgnadenkraut (Gratiola officinalis) bekannt ist, auch menstruationsfördernd. Der Vitamin C-Gehalt frischen Salates kann bei Skorbut eine Rolle spielen.

Verwendung

Benzylsenföl wird nur in magensaftresistenten, dünndarmlöslichen Kapseln angewendet, weil es sonst die Schleimhäute von Mund und Magen stark reizt. Verordnet wird das Präparat bei infektiösen Erkrankungen der Atemwege (Bronchitis, Grippe, Soorinfektionen durch Hefepilze) und bei Infektionen der Harnwege (chronische Nierenvereiterung, Blasenentzündungen) als unterstützendes Mittel.

Luffa - Über den Heilschnupfen der Indios

GESCHICHTE UND VOLKSMEDIZIN

Die engagierte Leiterin eines „Urwaldkrankenhauses“ in Kolumbien, Anita Backhaus, machte vor etwa 50 Jahren auf der Suche nach traditionellen indianischen Heilweisen eine seltsame Beobachtung: Ein- oder zweimal im Jahr badeten sich die Eingeborenen in einem Ritual stets bei abnehmendem Mond in den seichten Flüssen und verwendeten dabei ein etwa 5 cm großes, schwammartiges Gebilde zum Kopfwaschen. Bald darauf setzte bei den Anwendern eine teils heftige grippeartige Reaktion ein und darüber hinaus waren sie in den folgenden Wochen gegen Infektionen auffallend gut gefeit.

Diese Prozedur weckte die Neugier der Heilkundlerin: Welche Bedeutung mochte sich dahinter verbergen, was waren das für „Schwämmchen“? Nachforschungen ergaben, daß die Indios diese „esponjilla“, Früchte der unserer Zaunrübe recht ähnlichen Luffa-Pflanze, nach dem Eintrocknen der Früchte kurz vor dem Herabfallen pflückten und von der Fruchtschale befreiten.

Frau Backhaus besorgte sich diese Luffa-Früchte und testete sie auf ihre Eignung als Arzneimittel. Sie experimentierte mit einem wässrigen Aufguß, der - versehentlich geschluckt - eine drastische abführende Wirkung entwickelt, worauf wohl die traditionelle Anwendung als Wurmmitttel zurückgeht. Viel interessanter aber ist die Wirkung durch „Aufschnupfen“ des Extraktes durch die Nase. Prompt stellt sich ein kräftiger Heilschnupfen ein, bei dem sich alles verfestigte Sekret und Eiterablagerungen aus Nase und Nebenhöhlen lösen. Im Selbstversuch überzeugte sie sich von der befreienden Wirkung des so ausgelösten Heilschnupfens auf die Nase, Nebenhöhlen und den Kopf.

Im folgenden wandte sie das Mittel bei vielen ihrer Patienten , vor allem mit chronischen Nebenhöhlenentzündungen an und war von den Erfolgen so begeistert, daß sie die Droge den Ärzten in Europa vorstellte. Inzwischen hatte sich auch die Stärkung der Widerstandskraft und eine bessere Befeuchtung der Nasenschleimhäute erwiesen. Daraufhin unternahm Dr. Willmar Schwabe eine eingehende Arzneimittelprüfung, empfahl aber wegen der drastischen Wirkung des reinen Extraktes eine Anwendung in der homöopathischen Verdünnung ab D6. Die therapeutische Erprobung durch mehr als 50 Ärzte an Patienten mit chronischen Nebenhöhlenentzündungen, nervösem Schnupfen und Heuschnupfen-Patienten, zeigte überzeugende Ergebnisse.

Hauptverwendungszweck der Früchte in der kolumbianischen und venezolanischen Volksmedizin ist eben diese Behandlung von Stirnhöhlen- bzw. Nasennebenhöhlenentzündung. Heiler in Maracaibo empfehlen, eine gekochte Frucht über die Nase zu halten und die Flüssigkeit in die Nasenlöcher tropfen zu lassen. Eine Anwendung als drastisches Abführmittel, Brechmittel und als schweißtreibende Droge gilt in Kolumbien wegen der Giftigkeit als riskant; „die Kur kann schlimmer sein als die Krankheit." Auch die in Brasilien praktizierte Nutzung eines Fruchtaufgusses als harntreibendes Mittel bei Syphilis und - mit Blattextrakt von Passionsblumen gemischt - als Abtreibungsmittel ist mit großen Risiken verbunden.

Weitere Anwendungen in Brasilien und Kolumbien sind der Einsatz des Fruchtsaftes als Wurmmittel, wobei ein Alkoholextrakt der Früchte ein optimales Mittel gegen Hakenwürmer sein soll; weiterhin wird der Saft bei Wassersucht verwendet und ein Fruchtaufguß in Nordostbrasilien - mit Vorsicht - sogar bei Bronchitis. Auf Trinidad wird manchmal eine Abkochung oder ein Aufguß in Rum bei Schlangenbissen gegeben.

Schließlich wendet man Fruchtaufgüsse von Luffa auch äußerlich an; in Brasilien zu einer freilich ätzenden Wundreinigung, in Kolumbien zur Behandlung von Ausschlag (Herpes) und - sicherlich sehr riskant ! - von chronischen Augenentzündungen. In verschiedenen Ländern Südamerikas dient eine Salbe mit Alkoholextrakt aus Luffafrüchten als Einreibung bei Gliederschmerzen.

Die Pflanze

Luffa operculata (L.) Cogn. (Luffa purgans Mart.) zählt zu den Kürbisgewächsen (Cucurbitaceae), ähnelt im Wachstum etwas unserer Zaunrübe (Bryonia), zeichnet sich aber wie alle Luffa-Arten durch schwammartige Früchte aus. Die Luffa-operculata-Frucht hat zwar ein leichtes und rauhes Faserbündel, aber unterscheidet sich in vielen Punkten von ihrer großen, gurkenförmigen ägyptischen Schwester (Luffa cylindrica = L. aegyptica), die als Bade- und Putzschwamm, gelegentlich auch in Kosmetika, verwendet wird.

Die fünfkantigen Stengel werden bis zu 10 Meter lang und tragen herzförmige drei- bis fünflappige Blätter. In den Blütenständen sitzen die männlichen Blüten oben, die weiblichen unten; die Blüten sind fünfzipflig und blaßgelb und erreichen 2 cm Durchmesser.

Die Früchte sind länglich-oval, 6 bis 10 cm lang und 3 bis 6 cm breit. Die äußere, grau gefärbte Fruchtwand hat zahlreiche, stacheltragende Längsrippen. Im darunterliegenden, weitmaschigen, schwammartigen Gewebe befinden sich die Samen in einzelnen, rechtwinklig zur Längsachse der Frucht angeordneten, von dem dünnen, pergamentartigen Endocarp ausgekleideten Fächern. Die etwa 10 mm langen, 5 mm breiten und 2 mm dicken Samen sind flach, schmal elliptisch, am oberen Ende abgerundet, am unteren zum Nabel hin durch die flügelartig ausgebildete Randlinie etwas zugespitzt. Die Samen weisen oberhalb des Nabels beiderseits je zwei halbmondförmige Erhebungen auf. Ihre Oberfläche ist stumpf grauschwarz und heller gesprenkelt.

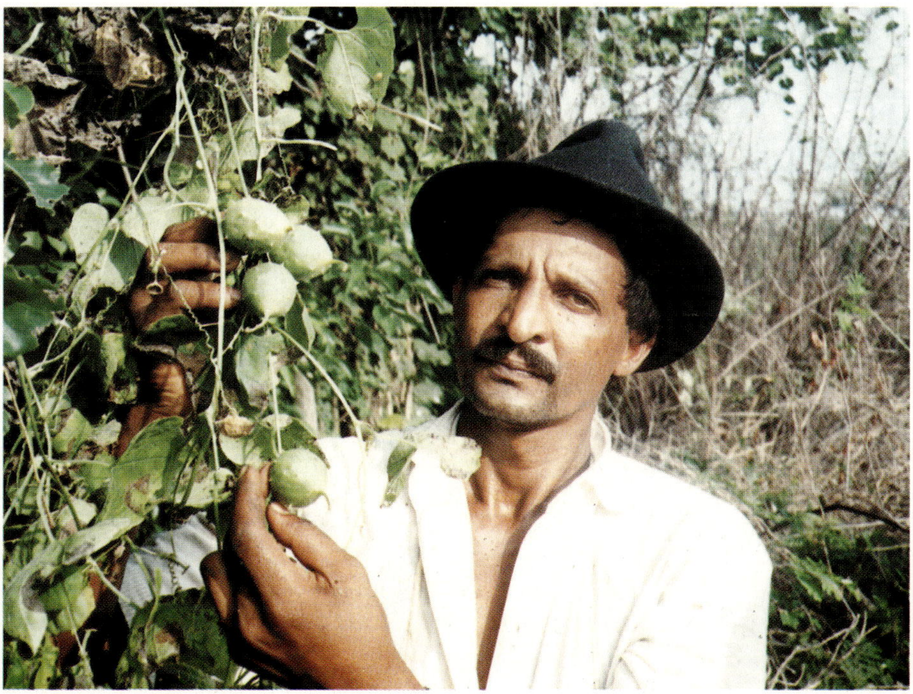

Abb. 1 Luffa-operculata-Pflanze mit Früchten. Foto: Alsitan

Vorkommen

Die tropische Kletterpflanze Luffa operculata wächst verbreitet in Süd- und Zentralamerika und in Peru. Die Pflanze ist häufig an Flußrändern zu finden. Sie wird nicht angebaut, ihre Früchte stammen aus Wildsammlungen.

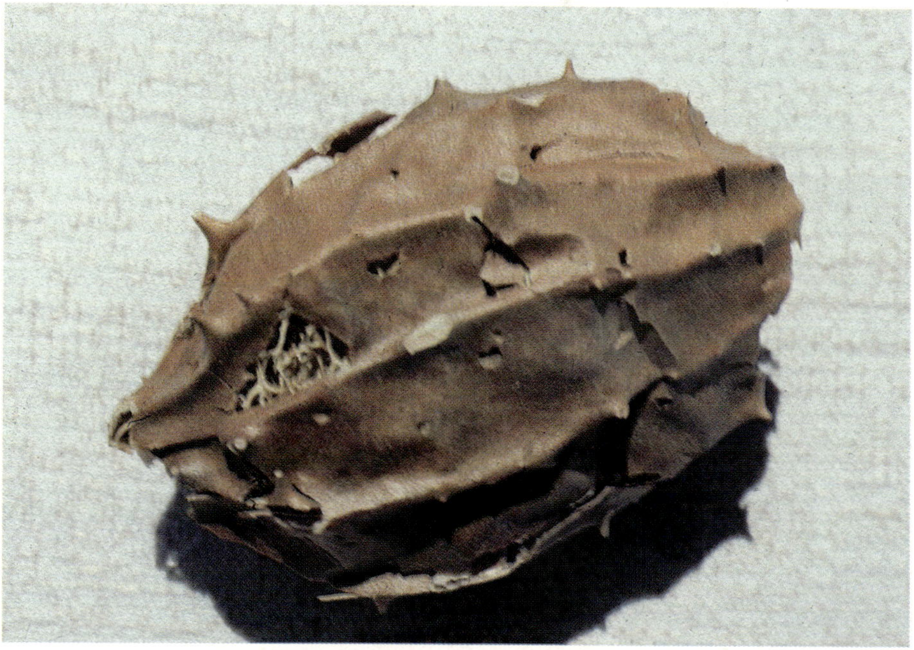

Abb. 2 Getrocknete Frucht von Luffa operculata (L.) Cogn.. Die nur wenige Zentimeter große Frucht trägt an den Rippen kleine Stacheln. An der aufgerissenen Stelle der Fruchtwand ist das Leitbündelnetz zu sehen (vgl. Abb 3).

Die Droge

Die grünen, etwa pflaumengroßen Früchte reifen an der Pflanze und werden von den Einheimischen gepflückt, sobald sie vollkommen reif und gelb-braun sind (Abb. 2), die Fruchtschale wird mit der Hand entfernt. Das übrigbleibende Fasergerüst (Abb. 3) ist sehr leicht und wird im getrockneten Zustand als Volksheilmittel verwendet.

Das schwammartige Gewebe des Fruchtfleisches besteht aus Netzen von knorrigen, getüpfelten, verholzten Fasern und Leitbündeln mit schraubig verdickten Gefäßen und Resten von dünnwandigen Zellen. Die Innenwand der Frucht, die die Samenfächer hautartig umkleidet, besteht aus einer Lage zarter, schmaler, meist gruppenweise paralleler und gegeneinander in wechselnde Richtungen gestreckter Zellen. Die dünne, aber harte Samenschale umgibt den Keimling mit zwei dicken, gelblich-weißen, ölhaltigen Keimblättern.

Die Wirkstoffe

Hauptwirkstoffe der Droge sind die bitter schmeckenden Cucurbitacine. Diese sauerstoffreichen tetracyclischen Triterpene sind zu etwa 1- 2 % enthalten und dürften für die sekretauslösende Reizwirkung verantwortlich sein. Daneben wurden auch Triterpensaponine, immunologisch wirksame Kaffeesäure und in geringen Mengen entzündungshemmende, zellschützende Flavonoide nachgewiesen.

Wirkung

Die künstliche Reizung der Schleimhäute mit Luffa operculata und die dadurch ausgelöste Wirkung eines Heilschnupfens beseitigt zähen Schleim und Borken. Sekundärinfektionen durch nicht abgestoßenen Schleim werden vermieden, das Abwehrsystem dabei entlastet und gestärkt. Der genaue Wirkmechanismus ist trotz vielfältiger Untersuchungen und Anwendungsbeobachtungen noch nicht bekannt; es wird auch eine Trigeminusreizung diskutiert. Unter der Anwendung von Luffa-Extrakten beschriebene Rückbildungen der Nasenschleimhaut sind auf eine zu hohe Dosierung zurückzuführen.

Verwendung

Luffa operculata ist im Homöopathischen Arzneibuch beschrieben und wird meist in der Verdünnung D3, D6 oder D12 als schleimlösendes Mittel und zur Behandlung von Heuschnupfen eingesetzt. Das Luffa-Schwämmchen ist als allopathisches Arzneimittel zur Bereitung eines Aufgusses zur Reinigung von Nase und Nebenhöhlen erhältlich. Dieser wird mittels Wattebausch in die einzeln zu behandelnden Nasenlöcher eingebracht und nach 15 Minuten wieder entfernt. Nach etwa 2 Stunden setzt im Regelfall der Heilschnupfen ein.

Die „Entdeckerin", Frau Anita Backhaus, empfiehlt die Anwendung außer bei Nebenhöhlenentzündungen auch bei „Rotz", chronischer Mandelentzündung, nach Angina, bei Bronchitis und Neigung zu häufigen Erkältungskrankheiten, Augentränen und häufiger Bindehautentzündung sowie bei Raucherhusten und skrofulösem Schorf hinter den Ohren und Ohreneiterung.

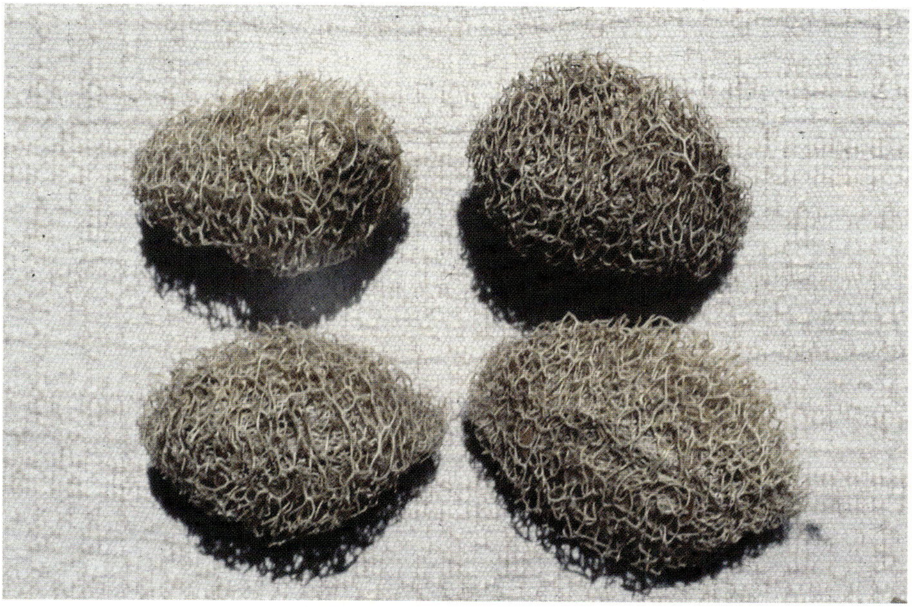

Abb. 3 Luffa„schwämmchen". Wenn sich bei der Reife die Fruchtwand ablöst, bleiben nur das Netz der Leitbündel und das Innere der Frucht mit den hier nicht sichtbaren Samen übrig. Das Leitbündelnetz der viel größeren Früchte von Luffa cylindrica, einer Art aus den Tropen der Alten Welt, ist nach Beseitigung der übrigen Fruchtteile tatsächlich als Schwamm und Frottierlappen verwendbar.

Manakawurzel
Rheumakur aus Brasilien

GESCHICHTE UND VOLKSMEDIZIN

Unter den vielen südamerikanischen Nachtschattengewächsen dienen mehrere sowohl als Arzneipflanze wie als Rauschdroge: Tabak, Stechapfel (Gattung Datura) und Engelstrompeten (Gattung Brugmansia) und Latué (Latua pubiflora); ähnlich wie es auch bei uns in früheren Jahrhunderten mit Tollkirsche (Atropa belladonna), Bilsenkraut (Hyoscyamus niger) und Tollkraut (Scopolia carniolica) der Fall gewesen ist. Zu den wenig bekannten Pflanzen dieses Typs zählen Brunfelsia-Arten der Tropen Amerikas, besonders Brasiliens.

Als Rauschmittel mit dem Namen Chiricaspi finden die Wurzeln von Brunfelsia grandiflora und B. chiricaspi bei Indianern im kolumbianischen und ekuadorianischen Teil Amazoniens Verwendung, allerdings in Kombination mit Ayahuasca (Banisteriopsis caapi), nicht allein. Auch B. uniflora, die einzige bei uns zugelassene Stammpflanze für die Manakawurzel, wirkt in hoher Dosis narkotisch, doch wird der Zustand dabei als Lethargie beschrieben, und die Giftwirkung ist erheblich. Kein Wunder, daß Indianer andere Brunfelsien als Narkotika bevorzugen.

„Manacán“ soll das schönste Mädchen der Tupí in Brasilien gewesen sein und die Blüten von Brunfelsia (Abb. 1) wurden nach ihr benannt. Mehrere andere Brunfelsia-Arten heißen gleichfalls Manacá.

In der indianischen Volksmedizin findet die Manakawurzel vielfältige Anwendungen: Als brechenerregende und abführende Droge, gegen Rheuma und Arthritis, als harntreibendes Mittel sowie zur Menstruationsförderung und als Liebesmittel, aber auch als Abtreibungsmittel, schweißtreibende Droge, bei Syphilis und Gelbfieber und gegen Schlangenbisse. Sie wurde früher auch Pfeilgiften zugesetzt. Zudem soll sie blutdruckerhöhend und schmerzstillend wirken und äußerlich antiseptisch.

In Brasilien wird die Manakawurzel industriell als Rheumamittel verarbeitet. Der brasilianische Name „mercúrio vegetal“ (pflanzliches Quecksilber) bezog sich auf die Anwendung bei Syphilis. Blattpulver findet äußerliche Verwendung bei Hautkrankheiten, besonders Ekzemen und syphilitischen Geschwüren.

Der erste Europäer, der die Manakawurzel erwähnt, ist Georg Marcgraf, Naturforscher und Arzt aus Kleve, der zusammen mit Willem Piso (s. Kapitel „Jaborandiblätter") gegen Mitte des 17. Jahrhunderts Brasilien erforschte. Der Gattungsname ist von Linné zu Ehren des Botanikers und Verfassers eines frühen Kräuterbuches, Otto Brunfels (1488 - 1534), gegeben worden. 1828 wurde Brunfelsia uni-flora als Zierpflanze für Warmhäuser in Europa eingeführt. Vor hundert Jahren wurde die Manakawurzel als Abführ- und Brechmittel bei Syphilis und Rheuma gegeben.

Die Pflanze

Brunfelsia uniflora (Pohl) D. Don (syn. B. hopeana Benth.) ist ein Nachtschattengewächs (Familie Solanaceae). Es ist ein zwei Meter hoch werdender, stark verzweigter Strauch mit lanzettlichen oder verkehrt-eiförmigen dunkelgrünen Blättern. Die stark duftenden Blüten (ähnlich der in Abb.1) stehen einzeln oder zu zweien, sind aber insgesamt sehr zahlreich. Sie haben eine etwa 2,5 cm lange, fast weiße Kronröhre und ausgebreitete rundliche, hellviolettblaue Kronzipfel, die der Blütenkrone einen Durchmesser von 2,5 cm verleihen. Beim Verblühen werden die Blüten fast weiß. Die zweifächrigen Kapselfrüchte enthalten zahlreiche Samen.

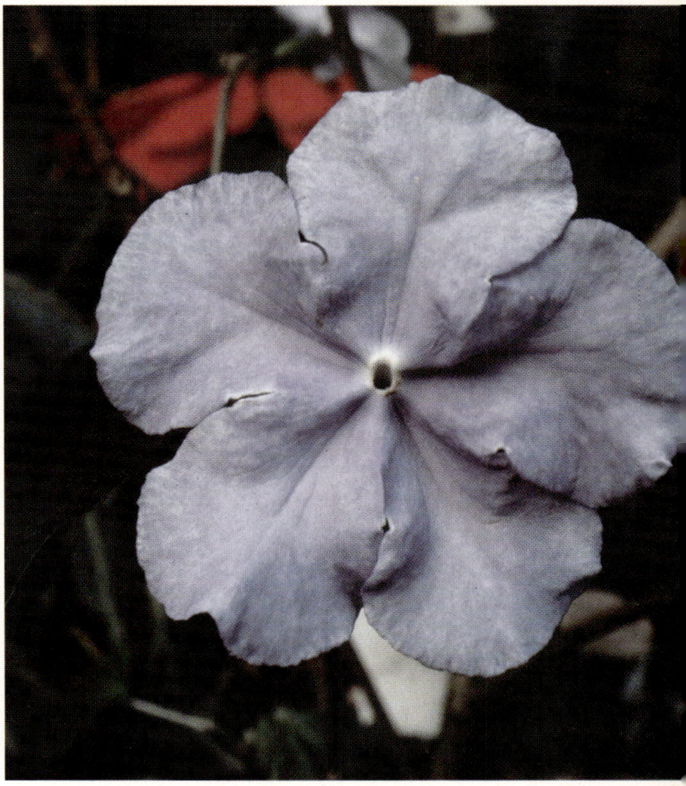

Abb. 1 Blüte von Brunfelsia calycina Benth. Foto: J. Apel

Die Droge

Die Hauptwurzeln werden 1 - 3 cm dick; sie sind außen schwarz bis rostbraun und tragen Nebenwurzeln (Abb. 2). Die Manakawurzel ist geruch- und geschmacklos, aber wie die ganze Pflanze giftig.

Vorkommen und Kultur

Die Art wächst wild in Brasilien, Guayana, Venezuela, Paraguay und Nordost-Argentinien. Sie läßt sich als Zierpflanze aus Stecklingen und Samen (nach künstlicher Bestäubung !) ziehen. In den Wintermonaten muß sie kühl stehen, sonst bei 22 -25 °C.

Wirkstoffe

Die Manakawurzel gilt seit mehr als hundert Jahren als Alkaloiddroge. Damals wurden Manacin (in der Rinde 0,08 %), Manacein und andere Alkaloide beschrieben, später wurde auch Mandragorin angegeben, das ebenso in der Alraunwurzel vorkommt. In Untersuchungen von 1957 und 1973 wurden aber keine Alkaloide wiedergefunden. 1977 wurde als neues Alkaloid Hopeanin benannt, es ist allerdings nur

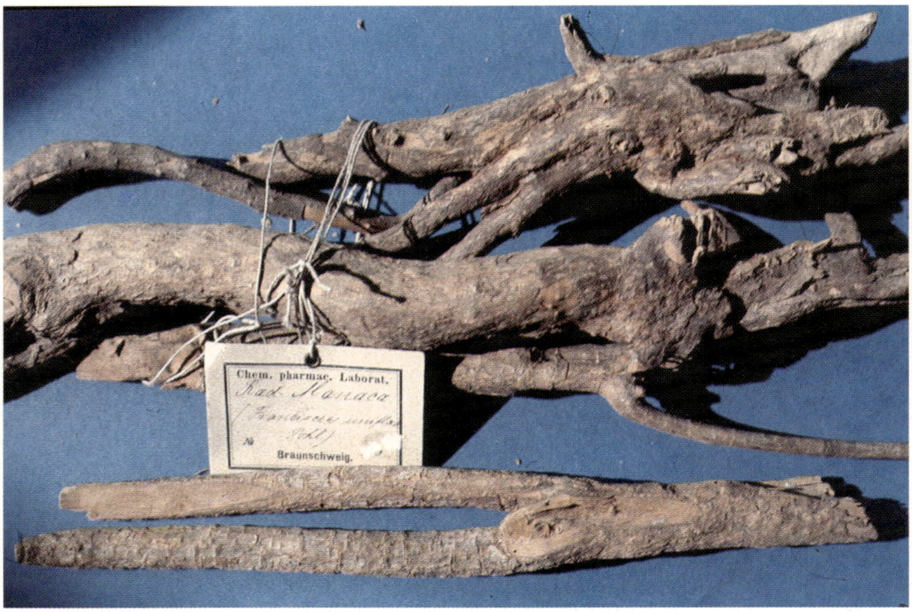

Abb. 2 Manakawurzel von Brunfelsia uniflora. Hauptwurzeln mit dünneren Nebenwurzeln.

mit 0,0004% in der getrockneten Wurzel enthalten. Weil auch Wurzeln anderer Brunfelsien Manacá heißen, mag es sein, daß die früher untersuchten Wurzeln nicht von B. uniflora stammten. Der Alkaloidgehalt der Wurzeln von B. uniflora scheint jedenfalls oft sehr gering zu sein.

Stattdessen wurde in allen Teilen der Pflanze das Cumarinderivat Scopoletin gefunden; vor allem die Wurzelrinde ist stark scopoletinhaltig. Für andere Brunfelsia-Arten werden noch Salicylsäure und Chinasäure angegeben.

Wirkungen

Scopoletin wirkt entzündungshemmend, Hopeanin hat ebenfalls diese Wirkung. Die Wirksamkeit bei rheumatischen Entzündungen erscheint damit bestätigt. Eine gewisse Wirkung bei Schlangenbissen wird heute als vorhanden angesehen, und zwar bei Bissen der Jararaca, einer Lanzenotter, die in den Savannengebieten der Südhälfte Brasiliens häufigste Ursache für Schlangenbisse ist. Die entzündungshemmende Wirkung des wäßrigen Extrakts der Wurzel soll für die Gebissenen eine gewisse Erleichterung bedeuten. Schlangenserum ist natürlich effektiver, steht aber in abgelegenen Gebieten nicht immer zur Verfügung.

Die früheren, z.T. bis heute zitierten Daten über „Manacin“ und „Manacein“ besagten, daß diese Stoffe in höherer Dosierung bei Versuchstieren Speichelfluß, Muskelzittern, Krämpfe und den Tod durch Atemstillstand zur Folge hatten.

Verwendung

Präparationen aus der frischen Manakawurzel werden bei uns in der Homöopathie äußerlich wie innerlich als Rheumamittel verwendet.

Die Anwendbarkeit bei Rheuma und Arthritis haben schon die Indianer entdeckt, doch erfolgt die Mehrzahl der volksmedizinischen Verwendungen, vor allem die brechenerregende, abführende und abtreibende, im toxischen Risikobereich. Auch hier macht die Dosis das Gift. Der Nutzen bei Schlangenbissen ist begrenzt.

Maniok
Vor dem Essen erst entgiften!

GESCHICHTE

Daß der Maniok seit Jahrtausenden eine der wichtigsten Nahrungspflanzen südamerikanischer Indianer ist, ist sehr erstaunlich, denn seine stärkereichen großen Wurzelknollen sind giftig. Sie enthalten Blausäureverbindungen, und der Brei aus den Knollen muß entgiftet werden, bevor er zur Nahrung dient.

Nach dem Schälen werden die Wurzelknollen zerrieben, mit einem rauhen Stein, dornigen Pflanzenteilen, einem mit Quarzsplittern gespickten Brett oder an der Küste auch mit Haifischhaut; dann wird der Brei in einem geflochtenen Korb auf einem Dreifuß gewaschen. Die Giftstoffe sind wasserlöslich; das Spülwasser kann als Fischgift genutzt werden. Manche Indianervölker verwenden zum Waschen des Maniokbreis und zum Auspressen des Wassers ärmelartige, zwei Meter lange geflochtene Bastschläuche (tipiti oder sebucan); zieht man an dem mit Maniokbrei gefüllten Schlauch, verengt er sich. Vielfach wiederholtes Strecken und Quetschen preßt das Wasser mit dem Gift aus. Übrig bleibt das Maniokmehl, das auch geröstet wird. Manche Indianer bauen auch fast giftfreie, „süße", nicht bitter schmeckende Varietäten an. Diese sind aber für Schädlinge anfälliger.

Man weiß nicht, wie und wann Indianer auf die Nutzung des Maniok gekommen sind. Vielleicht hat man bei der Gewinnung von Fischgift für Jagdzwecke bemerkt, daß der Rückstand eßbar ist. Sicher liegt die Erfindung der Entgiftung Jahrtausende zurück, denn der Maniok (Manihot esculenta) ist nur als Kulturpflanze bekannt. Weil es weit über hundert, nach anderen Schätzungen 360 Arten der Gattung Manihot von den La-Plata-Ländern bis Mexiko gibt und die Kulturart mit vielen wildwachsenden Arten kreuzbar ist, kennt man ihre Ahnen nicht. Besonders zahlreich sind wilde Maniokarten in Zentralbrasilien, was aber nicht bedeuten muß, daß die erste Kultivierung dort stattgefunden hat. Meist nimmt man heute das Amazonasgebiet als Heimat an, von wo aus Stämme der Aruak („Volk, das Knollen ißt") den Maniok („yuca") auf ihren Wanderungen bis auf die Antillen mitgenommen haben. Der von uns übernommene Name „Maniok" entstammt aber der Sprache der brasilianischen und paraguayischen Tupí-Guaraní-Völker: „mandió" oder „mandióc". In Westindien war bei manchen dortigen Indianern der Name „cassava" üblich.

Archäologische Funde und Darstellungen kennt man aus dem Regenwaldgebiet nicht, aber auffallend häufig im alten Peru seit rund 3 000 Jahren. Stilisierte Maniokpflanzen sind auf dem Tello-Obelisken in Chavín de Huantar ausgemacht worden. Keramikgefäße in Form von Maniokwurzeln und Malereien von stilisierten Maniokpflanzen auf Gefäßen kennt man aus den Kulturen von Chimbote, Nazca, Moche und Chimú. In den Ruinen von Paracas fand man Wurzelreste, im Tal von Casma 197 Stücke von Wurzelknollen und Rinde sowie vier Fruchtkapseln. Weil wilder Maniok auf der pazifischen Seite Perus von Natur aus nicht vorkommt, müssen es bereits Kultursorten gewesen sein. Die ältesten Maniok-Reibgeräte sind dagegen aus der Nähe des Maracaibosees in Venezuela bekannt, 2 700 Jahre alt.

Kolumbus stieß schon auf seiner ersten Reise nach Española (Haiti) auf den Anbau von Wurzelknollen, „Ages" (Bataten) und „Juca" (Maniok). „Die Knolle der Juca aber wird zerschnitten, dann ausgepreßt - sie ist nämlich saftig - und gemahlen. Aus dem Mehl wird eine Art Kuchen bereitet. Erstaunlich ist jedoch Folgendes: Die Juca enthält nach Angabe der Insulaner einen Saft, der giftiger ist als Eisenhut und den sofortigen Tod herbeiführt. Sie wissen aber aus Erfahrung, daß das Brot aus jener Masse schmackhaft und bekömmlich ist." So berichtet Peter Martyr von Anghiera in seinen „Acht Dekaden über die Neue Welt".

Schon im 16. Jahrhundert wurde Maniok durch portugiesische Sklavenhändler nach Guinea und in das Kongogebiet verpflanzt, später auch nach Indonesien. Heute ist diese ursprünglich indianische Stärkepflanze eine in vielen Tropenländern angebaute Weltwirtschaftspflanze.

VOLKSMEDIZIN

Brei von Bittermaniokwurzeln wird hauptsächlich äußerlich verwendet, so bei den Kariben auf Dominica als Umschlag auf Entzündungen und infizierten Wunden. Die Kallawaya-Heiler in den Anden nehmen frische zerriebene Wurzeln mit Schweineschmalz gemischt zum Reifen von Abszessen und zur Behandlung von Erysipel (Rose). Der Preßsaft dient bei den Mukuna in Kolumbien zur Waschung gegen Krätze; auch in Brasilien ist der Milchsaft der Knollen ein Mittel gegen Krätze wie auch gegen Ekzeme und Bartflechte. In Venezuela und bei den Schwarzen auf Trinidad wird Knollenpulver bei Rose, Ekzemen, Abszessen und Verbrühungen benutzt, in Surinam der Brei einer rohen Wurzelknolle in Zugpflastern; und auf Trinidad legt man eine rohe Wurzelscheibe auf Schlangenbisse.

Maniokstärke (Tapioka) in heißer Milch wird in Argentinien bei Brustentzündungen stillender Mütter verwendet, Tapioka mit Zitronensaft in Pflastern wird zum Reifen und Öffnen von Furunkeln, die Stärke auch innerlich bei Durchfall verordnet. In Venezuela dient Wurzelpulver in Wasser als Gurgelmittel bei Angina und als Klistier bei Durchfall. Die Tikuna in Nordwest-Amazonien benutzen bei Durchfall den Wurzelsaft; Kallawayaheiler geben ihn in geringer Menge in Milch. In Guayana wird der eingedickte Milchsaft dafür verwendet. In Brasilien ist der Maniok-Milchsaft ein Mittel gegen Spulwürmer und wird ebenso bei Bauchwassersucht genommen.

Auch die Blätter dienen relativ häufig als Arzneidroge: Blattsaft innerlich als Wurmmittel, äußerlich als Blätterumschlag bei Hautkrankheiten in Kolumbien und auf Haiti, oder in Argentinien bei Leberentzündung. Blattsaft oder frische Blätter werden bei Kopfschmerzen auf die Schläfen gelegt; damit Kinder ruhig schlafen, legt man Blätter in das Kissen oder einfach auf das Bett. Auf Trinidad baden Grippekranke in einer Abkochung von Blättern. Die Kuna-Indianer in Panama verwenden Insektengallen auf Maniokblättern zur örtlichen Behandlung von Akne.

Weiterhin wird über volksmedizinische Anwendung von Maniok bei Krebs, Warzen, Prostataleiden, Krämpfen und Zahnweh und als harntreibendes Mittel berichtet. Und schließlich wird Maniok von Indianern auch zur Herstellung von Bier (Chicha, Kaschirí) benutzt.

Die Giftwirkung des Wurzelpreßsaftes wurde früher zum Fischfang ausgenutzt. Spix und Martius berichten von ihrer Reise in Brasilien über eine originelle Methode der Sertanejos in Bahia und Pernambuco, Vögel zu fangen: Irdene Schüsseln mit Wurzelabsud wurden während der Trockenzeit im Erdbodenniveau eingegraben. Vögel, die aus den Schüsseln den Manioksaft tranken, fingen bald an, zu zittern und verloren die Kraft zum Wegfliegen. Sie wurden dann mit den Händen gefangen.

Die Pflanze

Maniok (Manihot esculenta Crantz; syn. M. utilissima Pohl) ist ein Wolfsmilchgewächs (Familie Euphorbiaceae). Es ist ein mehrjähriger Strauch mit aufrechtem, 2 - 6 cm dickem verholztem Stengel, der je nach Sorte kurz sein kann (1,5 m) mit zahlreichen Seitentrieben und etwas schirmförmiger Wuchsform oder wenig verzweigt mit einer Höhe von mehreren Metern. Die Stengel sind im Querschnitt rund und oft farbig gefleckt. Die spiralig angeordneten Blätter sind langgestielt und tief handförmig gelappt; je nach Varietät sind es drei bis dreizehn mehr oder weniger lanzettliche Lappen (Abb. 1). Die Blattfläche von 16 - 34 cm Durchmesser ist grün oder gescheckt.

Die Pflanze bildet weibliche und männliche Blüten in der gleichen Rispe: unten viele männliche mit Staubblättern, weiter oben relativ wenige weibliche, die früher als die männlichen blühen (Verhinderung der Selbstbestäubung).

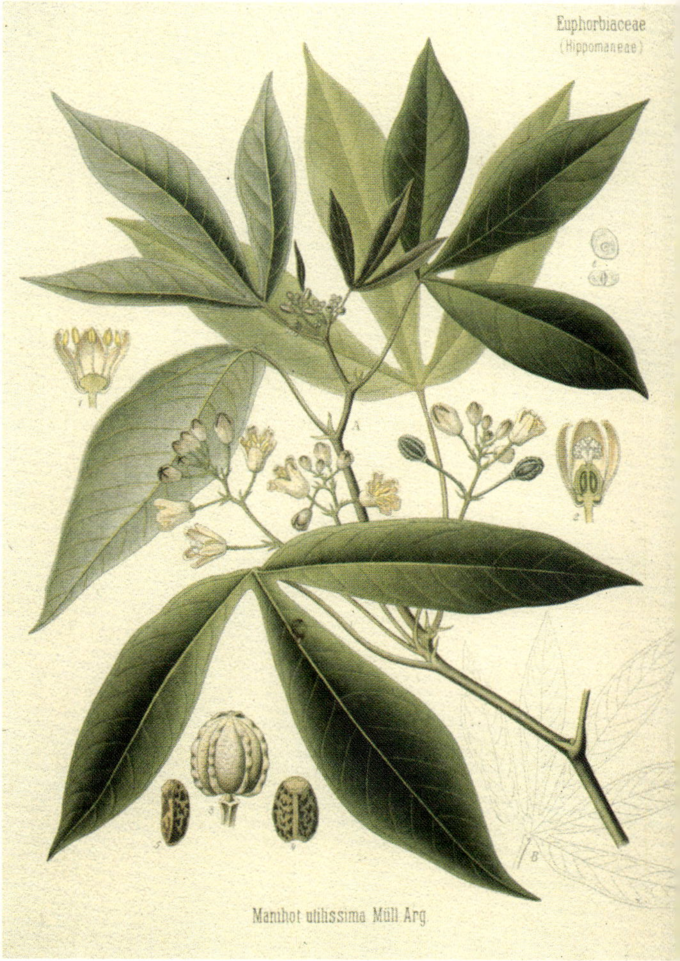

Abb. 1 Maniok (Manihot esculenta), blühender Zweig einer Pflanze. Details: Links männliche Blüte, rechts weibliche Blüte im Längsschnitt, unten Frucht und Samen. Aus Köhler's Medizinal-Pflanzen, 1883.

Manche Sorten haben zwittrige Blüten. Die Blüten sind grünlich, gelblichweiß oder violett getönt; es sind die Kelche, eine Krone fehlt. Die Fruchtknoten der weiblichen Blüten entwickeln sich zu dreiteiligen Kapseln mit drei braunen Samen (Abb. 1).

Jede Pflanze bildet ein Büschel bis 50 cm langer und bis 10 cm dicker Speicherwurzeln (Wurzelknollen) (Abb. 2). Diese haben außen eine braune Korkschicht, innen sind sie weiß und sehr stärkereich; sie enthalten außerdem viel weißen Milchsaft (Latex) (Abb. 3).

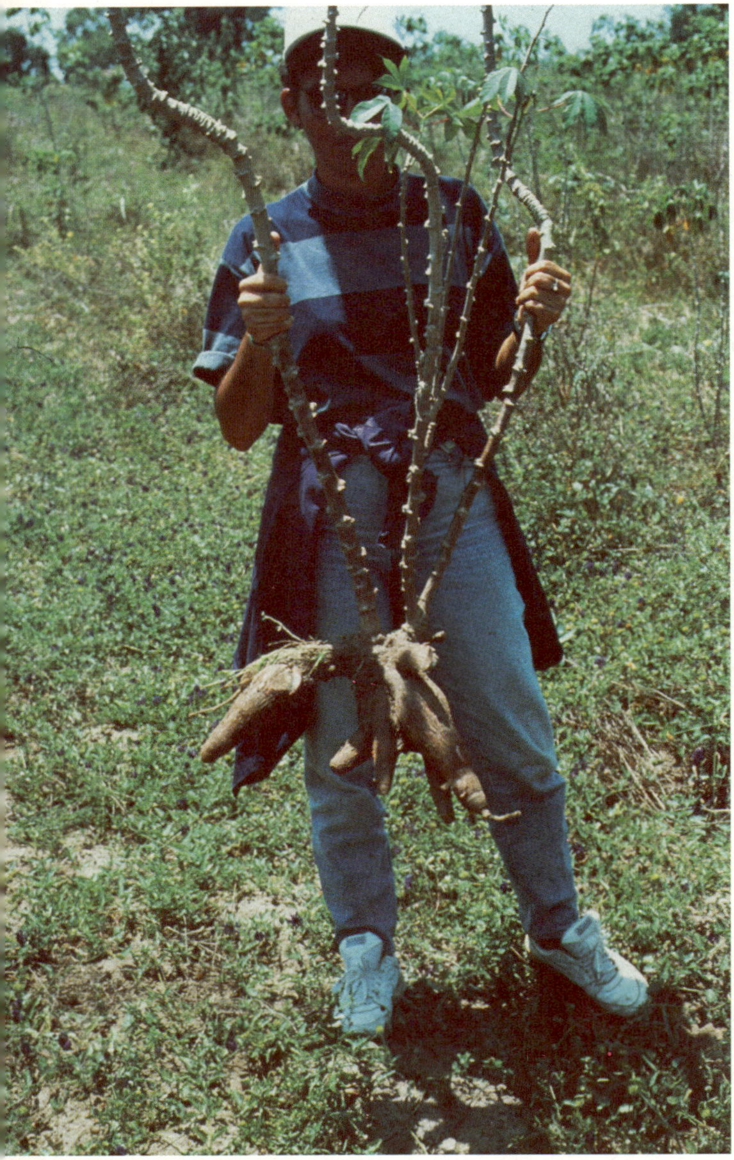

Abb. 2 Geerntete Maniokpflanze mit Speicherwurzeln Foto: Dr. D. Selmar.

Kultur

Maniok wächst in den Tropen bis in 2 000 m Höhe (Frostgrenze). Er wird ausschließlich durch Stengelstecklinge vermehrt, nicht aus den Wurzeln. Man nimmt dazu 30 cm lange Stengelstücke, die in jeder Blattachsel eine Seitenknospe haben, aus der nach dem Auspflanzen im Boden eine neue Pflanze regeneriert. Maniok wächst auch auf armen tropischen Böden; dort verdoppelt oder verdreifacht die Gabe von Zinksalzen die Ernte. Geerntet wird 6 - 24 Monate nach dem Auspflanzen. Die Wurzelknollen müssen dann rasch verarbeitet werden.

Als Stärkeproduzent ist Maniok lohnender als Mais. Ein Problem ist sein geringer Proteingehalt; manche wilden Maniokarten enthalten weit mehr davon und man könnte durch Kreuzungen den Kulturmaniok sicher erheblich verbessern. Eine Ernte von etwa zehn Tonnen pro Hektar ist üblich, gut organisierte Pflanzungen liefern 30 - 40, experimentelle mit optimaler Düngung guter Sorten sogar mehr als 100 Tonnen pro Hektar. Die Weltproduktion liegt heute bei 137 Millionen Tonnen; außer Brasilien sind afrikanische und asiatische Tropenländer heute führend.

Die Droge

Bei uns wird ausschließlich die Stärke verwendet (Tapioka; Manihot amylum). Die Stärke wird mit Wasser ausgeschlämmt, mehrfach gewaschen und an der Sonne oder bei 70 °C getrocknet. Die so erhaltene Stärke wird gewalzt oder zu Perltapioka verarbeitet. Weil die Stärke bei dem Gewinnungsverfahren teilweise verkleistert, ist sie leichter löslich und verdaulich.

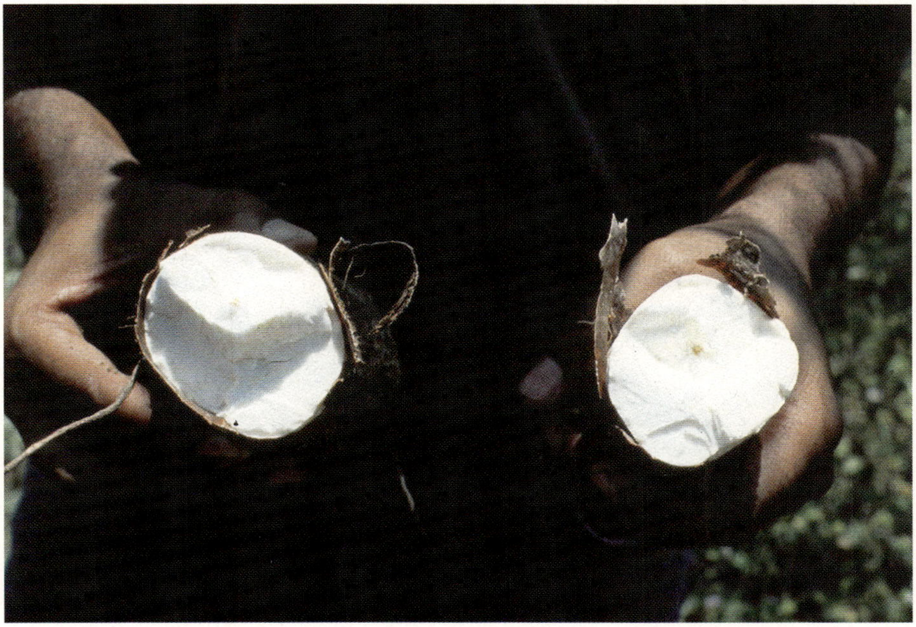

Abb. 3 Quergeschnittene Maniokknolle. Dunkles Kork- und Rindengewebe umgibt das weiße, stärke- und milchsafthaltige Innere. Foto: Dr. D. Selmar.

Wirkstoffe

Frische Knollen enthalten, außer etwa 32 (20 - 40) % Stärke und etwas Zucker, im Mittel 0,9 % Eiweiß, 0,4 % Mineralstoffe und Vitamin C. In allen Teilen der Pflanze und im Milchsaft, vor allem in der Rindenschicht der Speicherwurzeln ist das bittere, giftige Blausäureglykosid Linamarin enthalten und dazu geringe Mengen des verwandten Stoffes Lotaustralin. Der Gehalt an Linamarin liegt um 0,33 - 0,4 % in den Knollen, er ist je nach Varietät aber unterschiedlich; „süße", nicht bittere Sorten enthalten kaum Blausäureglykoside. Im Preßsaft frischer Wurzelknollen sind auch 1,1 % Saponine und 0,13 % eines schwefelhaltigen ätherischen Öls enthalten.

In den Blättern findet man außerdem Flavonoide (Quercetin- und Luteolinglucosid; auch dimere Flavone), Chlorogensäure, Kaffeesäure und weitere Zimtsäurederivate, viel B-Vitamine sowie Sulfide.

Wirkungen

Die Giftwirkung frischer, nicht ausgewaschener Pflanzenteile beruht auf der Freisetzung von Blausäure aus Linamarin sowie aus Lotaustralin. Schwere akute Vergiftungen sind nur bei kurzfristiger Aufnahme größerer Mengen zu befürchten, was aber vorkommt. Über Todesfälle durch ungenügend entgifteten Maniok wird immer wieder berichtet, besonders aus Afrika. Symptome sind Schwindel, Übelkeit, Erbrechen, Herzschmerzen, Krämpfe, Nervenkrankheiten bis zum geistigen Verfall (bei chronischer Vergiftung). Eine gründliche Entgiftung ist also sehr wichtig ! Getrocknete Wurzeln zeigten im Tierversuch bei Ratten Wirkungen gegen Hypercholesterolämie und Hyperlipidämie, förderten aber auch Mißbildungen. Wegen des Gehalts an Blausäureglykosiden kann Maniok nicht als Arzneidroge empfohlen werden, ausgenommen die Stärke.

Damit sind die meisten volksmedizinischen Anwendungen in Südamerika als riskant zu beurteilen, jedenfalls die innerlichen, auch wenn Flavonoide, Saponine und auch Chlorogensäure möglicherweise an einer harntreibenden Wirkung beteiligt sind. Sicherlich wirkt die Stärke äußerlich reizlindernd und feuchte Umschläge mit ihr könnten Abszesse zur Reife bringen.

Verwendung der Stärke

Die Maniokstärke ist wegen ihrer guten Verdaulichkeit für Diät geeignet und wird unter anderem bei Magen-Darm-Störungen verwendet. Außer als Diätnährmittel dient sie als Pudergrundlage und kosmetischer Hilfsstoff, als Gleitmittel bei medizinischen Handschuhen und zur Herstellung von Dextrinen. Sie wird auch in der Papier- und Textilindustrie benutzt, für Appreturen und zu Klebstoffen. Neuerdings interessiert in Brasilien außerdem die Produktion von Alkohol aus Maniokstärke als Autotreibstoff.

Maté
Der Tee der Gauchos

GESCHICHTE

Die Indianer im natürlichen Verbreitungsgebiet des Matebaums in Südbrasilien, dem östlichen Paraguay und Nordost-Argentinien trinken seit altersher Matetee als Genuß- und Arzneimittel. In der Sprache der Guaraní ist „matí“ allerdings nur die Kalebasse, aus der man den Tee trinkt (in Brasilien heißt sie Cuia), der Tee selbst heißt „ka'á“ oder Caa-mí.

Im Jahre 1536 gründeten die Spanier Asunción, die Hauptstadt von Paraguay. Nur wenig später, nämlich 1541, vermachte ein Asunceno seinen Erben „eine große Kalebasse mit gemahlenem Kraut“; dies scheint die erste Erwähnung von Matetee zu sein. Vom Ende des 16. Jahrhunderts an wurde der Mategebrauch bei den Spaniern in weiten Teilen Südamerikas populär. 1628 beschrieb der Jesuit Nicolás Mastrill Durán den Matebaum, den Nutzen seiner Blätter und den Gebrauch des Tees am La Plata, in Tucumán, Chile, Potosí und Peru.

Die Geschichte des Matetees ist eng verbunden mit dem Jesuitenorden, der von 1608 bis 1767 in Paraguay und der heute argentinischen Provinz Misiones die Guaraní zum Christentum bekehrte und einen Jesuitenstaat innerhalb des spanischen Kolonialreichs aufbaute, mit einer begrenzten Selbstverwaltung durch die Indianer. Es gab Missionsorte mit 5 - 6 000 indianischen Einwohnern.

Yerba Maté, der Matetee, war ein Haupterzeugnis der Jesuitenmissionen, das bis nach Peru vertrieben wurde. Dabei bestanden zunächst große Schwierigkeiten, den Matebaum in Plantagen anzubauen, denn seine Samen keimen nicht ohne weiteres. Die harte Samenschale anzuschlagen, um die Keimung zu erleichtern, brachte kaum etwas; man konnte natürlich Keimpflanzen unter den wildwachsenden Bäumen sammeln und auspflanzen. Im 17. Jahrhundert beobachtete man, daß die natürliche Verbreitung von Vögeln vorgenommen wird und die Samen gut keimen, wenn die kleinen Früchte vom Tukan gefressen werden und dessen Verdauungstrakt passiert haben. Das hat einen argentinischen Autor zu der kuriosen Vermutung verleitet, man habe in den Missionen von den Indianern eine „siembra con el culo“ praktizieren lassen, zu deutsch: Eine Aussaat mit dem Hinterteil.

Wie dem auch sei, als die Jesuiten nach dem Verbot ihres Ordens im Jahre 1768 aus Paraguay vertrieben wurden, waren ein Großteil der „yerbales" jedenfalls richtige Pflanzungen und nicht einfach durch Ausholzen anderer Bäume angereicherte Wildbestände. Mit dem Ende des Jesuitenstaates verließ der größte Teil der Guaraní die Missionen, und deren Einwohnerzahl sank von 133 000 (1730) auf 14 000 (1801). Erst nach der 1814 errungenen Unabhängigkeit begann sich Paraguay von diesem Rückschlag zu erholen. 1848 erhielten die Guaraní das Bürgerrecht. Heute sind fast 90 % aller Paraguayer guaranísprechende Mestizen.

MATETEE UND VOLKSMEDIZIN

Matetee ist bei der Bevölkerung des südlichen Südamerika, bei Indianern, Mestizen und Weißen, bei den Gauchos, den Viehhirten auf dem Lande, wie bei den Städtern, ein täglich genossenes Getränk; man begrüßt auch seine Gäste damit. Zu einem zünftigen Tee aus Yerba Maté (in Brasilien Chimarrão genannt) gehören (Abb. 1):

1) Eine Kalebasse, meist aus dem Flaschenkürbis hergestellt;

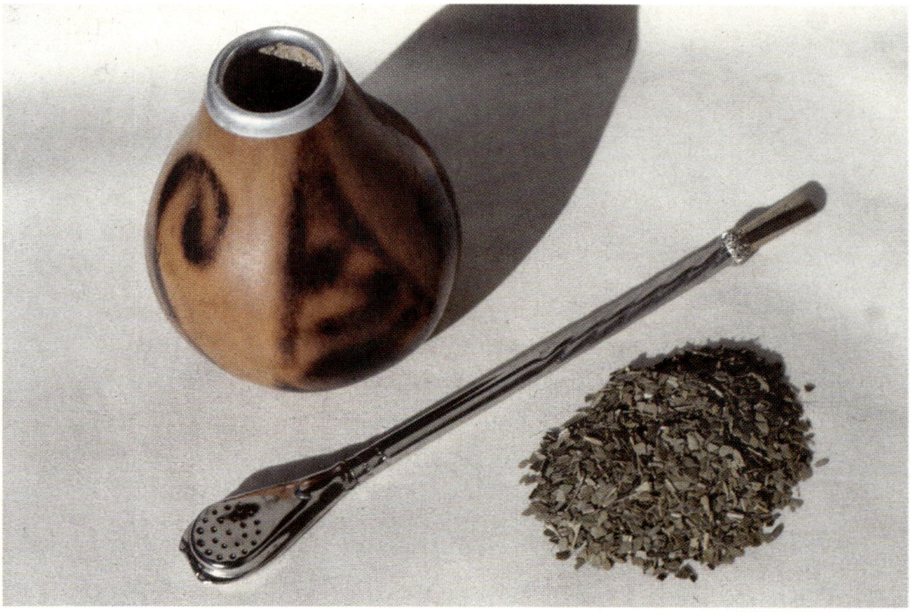

Abb. 1 Was man für einen zünftigen Matetee braucht: Eine Kalebasse, eine Bombilla (Trinkröhrchen mit siebartiger Erweiterung am Ende), die Teedroge und dazu heißes Wasser.

2) ein metallenes, möglichst silbernes, Trinkröhrchen mit einer siebartigen Erweiterung am Ende, die sogenannte Bombilla;

3) die Teedroge, in Südamerika nicht nur aus zerstoßenen Blättern, sondern mit Zusatz von Zweigstücken (dann schmeckt er besser!);

und dazu

4) sehr heißes Wasser, auf 30 - 40 Gramm Droge ein Liter zum mehrmaligen Aufbrühen.

Und die Gauchos sitzen dabei um das Lagerfeuer, und der heiße Mate kreist von einem zum andern...; das Pendant zur Cowboyromantik Nordamerikas.

Matetee war und ist auch ein vielseitig verwendetes Mittel der Volksmedizin. Vasquez de Espinosa schreibt 1628, der Tee wirke purgierend, in großer Menge in heißem Wasser genossen brechenerregend, und werfe alle Schleime hinaus. „Mit dieser Arznei leben die Indianer dieser Gegenden lange und auf gesunde Weise. Sie schätzen sie sehr." Im 18. Jahrhundert galt Mate als wirksam bei gichtigen und geschwollenen Beinen; er sei harntreibend, reinige den Magen, helfe bei Migräne und sei menstruationsfördernd. Er entferne auch Pickel. Außerdem eigne er sich für die Herstellung von Tinte.

In Paraguay wird Matetee heute als Anregungsmittel, Tonikum und harntreibendes Mittel angewendet; er wird sowohl in heißem wie in kaltem Wasser getrunken. In Brasilien gilt er als verdauungsfördernd und gut für die Gallensekretbildung, als abführend, schweißtreibend, vorbeugend gegen Gicht, günstig bei Arteriosklerose und Blutarmut sowie Depressionen und wird äußerlich bei Entzündungen, Wunden und Geschwüren benutzt.

Über solche Indikationen hinaus wird er in Argentinien noch empfohlen zur Stützung des Herzens bei Fieber und Lungenentzündung, zur Bekämpfung von Schlaflosigkeit, wegen seines bitteren Geschmacks als Aperitif. Kalte Mateumschläge sollen bei Verbrennungen schmerzlindernd und heilend wirken, und bei Hitzschlag wird kalter Matetee empfohlen. Mißbrauch könne Verdauungsstörungen auslösen. Manche der genannten Anwendungen werden auch in Uruguay und Peru vorgenommen.

Bei uns hat der Matetee lange Zeit keinen rechten Anklang gefunden. Most nennt 1843 „Ilex Matha" als „Mittel gegen üble Laune und

Hypochondrie". Dragendorff führt ihn 1898 als harntreibendes und anregendes Mittel an. Als Getränk war er keine Konkurrenz für schwarzen Tee. Aber neuerdings wird er bei uns als hungerhemmendes Mittel in Form von Tee und Extraktkapseln angeboten.

Die Pflanze

Der Matebaum, Ilex paraguariensis St. Hil., ist nahe verwandt mit unserer einheimischen Stechpalme, Ilex aquifolium L.(Familie Aquifoliaceae, Stechpalmengewächse), einer der wenigen immergrünen Pflanzen Mitteleuropas. Er ist ein zweihäusiger (getrenntgeschlechtiger) Baum mit dichter Krone und heller Borke. Er kann 18 - 20 Meter hoch werden, doch hält man die in Pflanzungen wachsenden Bäume auf 2 - 5 Meter Höhe wegen der bequemeren Ernte der Blätter, und man stimuliert etwa alle zwei Jahre seine seitliche Verzweigung durch Zurückschneiden mit der Machete.

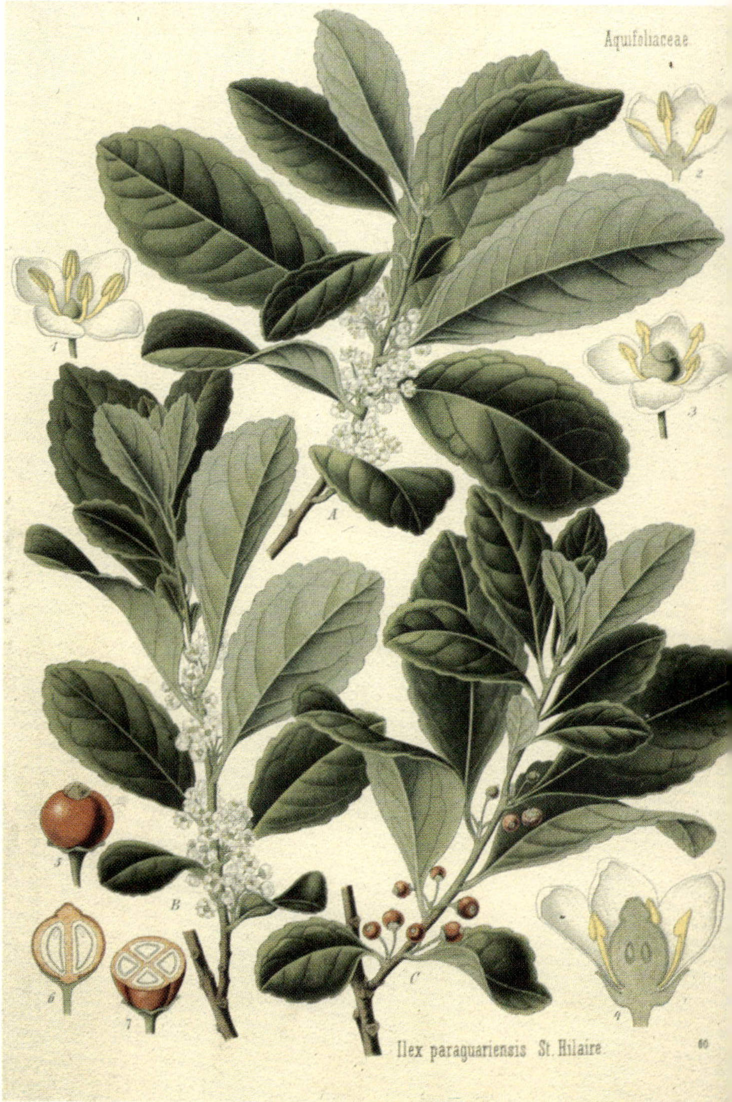

Abb. 2 Matebaum, Ilex paraguariensis. Oben ein Zweig mit männlichen Blüten und einzelne Blüten mit Staubblättern und verkümmerten Fruchtknoten. Unten links ein Zweig mit weiblichen Blüten, rechts mit Früchten; daneben rechts weibliche Blüte mit großem Fruchtknoten und sterilen Staubblättern, ganz links reife Früchte mit Samen. Aus Köhler's Medizinal-Pflanzen, 1883.

Die immergrünen, verkehrt-eiförmigen, lederigen Blätter sind oberseits dunkelgrün, unterseits hellgrün und haben eine maschenförmige Netznervatur. Sie stehen an kurzen Stielen und werden 2 - 8 cm breit und 5 - 20 cm lang. Der Blattrand ist gesägt-gekerbt (Abb. 2).

Männliche Pflanzen entwickeln büschelige Blütenstände mit einem bis mehreren Dutzend kleinen Blüten in den Blattachseln. Weibliche Bäume bilden in ihren Blütenständen weniger Blüten aus. Die wie der Kelch meist vierblättrige Krone ist weiß. Die Staubblätter der männlichen Blüten sind kurz, die Fruchtknoten der weiblichen oval bis kugelförmig. Die Früchte färben sich bei der Reife dunkelrot bis schwarzviolett. Sie bleiben ziemlich klein (5 - 7 mm Durchmesser) und enthalten vier bis acht Samen (Abb. 2).

Vorkommen und Anbau

Natürliche Standorte des Matebaums sind die Araukarienwälder Südbrasiliens oberhalb 500 m und die Bergwälder Paraguays im Einzugsgebiet des Rio Paraná, wo der halbhohe Baum zum Unterholz gehört.

Plantagenwirtschaft besteht vor allem in den argentinischen Provinzen Misiones und Corrientes; in Brasilien machen Pflanzungen nur 30 % der Anbaufläche aus, in Paraguay noch weniger. Bislang werden vielfach immer noch Samen in Wildbeständen für die Plantagen gesammelt, und die Pflanzungen sind zum großen Teil eigentlich Wildbestände, die durch Auslichten anderer Baumarten zu einer Art Pflanzung geworden sind: eine Art „Anreicherungsverfahren“ für gewünschte Bäume, das vielleicht schon die Indianer praktiziert haben.

Die Samen werden 5 bis 6 Monate lang zur Nachreifung in feuchtem Sand gehalten (Stratifizierung). Nach der Aussaat keimen sie erst nach 4 - 6 Monaten, und die Jungpflanzen werden im Laufe eines weiteren Jahres zweimal pikiert. Erst dann werden sie in der Plantage ausgepflanzt, zunächst geschützt vor zu starker Sonnenstrahlung durch gegeneinander gestellte Holzschindeln. Die erste Ernte ist nach drei bis sechs Jahren möglich; bis zu 60 Jahre alte Bäume können genutzt werden. Vegetative Vermehrung durch Stecklinge führt schon nach einem halben Jahr zum Auspflanzen, ist aber bislang äußerst kostenaufwendig.

In Nordost-Argentinien gibt es 70 - 100 000 Hektar Matepflanzungen, die pro Jahr 160 000 Tonnen Blätter erzeugen. Die gleiche Menge wird für Brasilien und Paraguay zusammen geschätzt. 10 % der Ernte gehen ins Ausland, hauptsächlich aus Brasilien.

Die Verarbeitung der Droge

Große Mengen beblätterter Zweige werden abgeschnitten oder abgeschlagen, so daß die Bäume nach der Ernte völlig gerupft aussehen. Blätter und Zweige werden kurzzeitig erhitzt, damit die Blätter beim Trocknen nicht schwarz werden: entweder, indem man sie durch die Flamme eines Holzfeuers fallen läßt (dann schmeckt der Tee deutlich rauchig), oder indem man sie in einer rotierenden Metalltrommel hitzebehandelt. Das ist aber erst die Vorröstung (Zapekierung).

Die weitere Trocknung erfolgt nach dem Barbacua-Verfahren auf Hürden oder Holzförderbändern bei 60 - 80°C oder gleichfalls in heißen Trommeln für wenige Minuten. Dann wird die Droge nur grob zerkleinert, weil sie so länger haltbar ist. Gerösteten Matetee stellt man her, indem man die Schnittdroge auf 50 - 100°C erhitzt und nach 20 Minuten abschreckt; man läßt sie dann in Säcken zur Geruchs- und Geschmacksentwicklung 3 - 4 Tage lagern.

Je mehr Zweiganteile die Droge hat, desto geringer ist der Coffeingehalt, aber der Geschmack ist angenehmer. Bei uns kommen nur die Blätter in den Handel. Mate folium ist Droge des Deutschen Arzneimittelcodex.

Wirkstoffe

Hauptwirkstoffe sind Coffein (Gehalt 0,4 - 1,6 %) sowie Theobromin (0,3 - 0,45 %). Bei den früher genannten „Gerbstoffen“ handelt es sich in Wirklichkeit um 10 - 12 % Chlorogensäure-Derivate, die z.T. in Verbindung mit Kaffeesäure vorliegen. Außerdem kommen Flavonoide (Rutin u.a.), zehn verschiedene Triterpensaponine, Vitamine (Provitamin A, Vitamine B_1, B_2, C und Nicotinsäure) und Mineralstoffe (relativ viel Eisen, Calcium) vor sowie geringe Mengen ätherisches Öl und ein Blausäureglykosid.

Wirkungen

Die Wirkungen sind vor allem durch Coffein bedingt: Zentral erregend, harntreibend, Steigerung von Schlagfrequenz und Kontraktionskraft des Herzens, Aktivierung von Reservestoffen (geförderter Abbau von Glykogen und Fetten); Theobromin ist sicherlich an der Wirkung beteiligt. Die Bindung von Coffein an Chlorogensäuren beeinflußt die Wirkungen: Bei kurzem Aufbrühen sind sie stärker als bei längerem.

Reine Chlorogensäure steigert die harntreibende Wirkung auf das zwei- bis dreifache, außerdem verringert sie den Krampfschwellenwert. Flavonoide und Saponine sind vermutlich an der harntreibenden Wirkung beteiligt. Der Mineral- und Vitamingehalt kann Ernährungsdefizite ausgleichen.

Bei übermäßigem Gebrauch von Matetee tritt Gewöhnung ein. Das in Südamerika übliche sehr heiße Aufbrühen fördert die Entstehung von Speiseröhren-, Kehlkopf- und Mundkrebs. Andere schädliche Wirkungen sind auf Beimengungen anderer Pflanzen zurückzuführen, die bei der Ausbeutung von Wildbeständen vorkommen.

Anwendung

Matetee ist in den Ländern der Südhälfte Südamerikas geradezu Nationalgetränk; er ist auch als Instantpulver im Handel und Extrakte werden Limonaden zugesetzt.

Bei uns werden Fertigpräparate mit Tinkturen oder Gesamtextrakt aus Blättern bei körperlicher und geistiger Ermüdung, homöopathisch bei Verdauungsschwäche verordnet. Im übrigen sind Mateblätter in Teemischungen als harntreibende Droge enthalten (in Blasen-Nieren-Tees, Blutreinigungstees) sowie, wie andere Coffeindrogen, in Kopfschmerztees.

Die vielseitigeren Anwendungen in Medizin und Volksmedizin Südamerikas erscheinen in erheblichem Maße gesichert oder möglicherweise begründet: Die anregende, belebende und herzleistungssteigernde Wirkung durch Coffein, die harntreibende durch mehrere Wirkstoffe (und die vorbeugende gegen Gicht damit evtl. auch), die bei Blutarmut durch den Eisengehalt, die bei Arteriosklerose könnte auf der gefäßerweiternden Wirkung des Coffeins beruhen. In Kopfschmerztees wird Mate auch bei uns verwendet; auch die verdauungsanregende und galletreibende Wirkung könnte evtl. durch Coffein mitbedingt sein, die schweißtreibende durch Kreislaufanregung (und heißes Wasser). Die antibiotische Wirksamkeit von Saponinen richtet sich allerdings nur gegen Pilze, kaum gegen Bakterien.

Mimose
Das Rührmichnichtan aus den Tropen

WARUM SO EMPFINDLICH ?

Die Sinnpflanze, Mimosa pudica, ist geradezu sprichwörtlich empfindlich. Während schnelle Reaktionsfähigkeit für die meisten Tiere charakteristisch ist, sind rasche Bewegungen bei festgewachsenen Pflanzen etwas Ungewöhnliches. Berühmte Ausnahmen sind unser Springkraut, das seine Samen durch plötzliches Öffnen der lebenden Fruchtwand mehrere Meter weit fortschleudert, die Venusfliegenfalle, die zum Insektenfang ihre Blatthälften ruckartig zusammenklappt und die Mimose, die ihre Blätter bei Berührung oder Verletzung schnell zusammenfaltet.

Bei den doppelt gefiederten Blättern der Mimose sind an drei Stellen Gelenke vorhanden: An der Basis der Blattfiederchen zweiter Ordnung, an der Basis der Fiedern erster Ordnung und an der Basis des Blattstiels. Die Fiederchen klappen gegeneinander nach oben und die anderen Gelenke lassen das ganze Blatt nach unten klappen. Die Erregungsleitung erreicht bei starker Reizung bis zu 10 cm pro Sekunde. Zusammenklappen und Wiederentfalten kosten Energie; wozu leistet sich die Mimose diesen „Luxus“ ?

Drei Deutungen werden angeboten:

1. Das Zusammenfalten bei starkem Wind verringert erheblich den Wassserverlust durch Verdunstung aus den Blättern.

2. Ein starker Regen läßt die Blätter gleichfalls sich zusammenfalten: er läuft schneller ab.

3. Für Weidetiere, die die Blätter fressen wollen, sehen sie zusammengeklappt uninteressant aus. Und zugleich werden die kurzen Dornenpaare neben der Blattbasis besser sichtbar. Der österreichische Botaniker Kerner von Marilaun meinte vor hundert Jahren, Weidetiere würden „befremdet und erschreckt“. Verdunstungsschutz und Irritierung großer Freßfeinde erscheinen als Vorteile im Kampf ums Dasein.

Auf Spanisch heißt die Mimose „Sensitiva" (die Empfindliche), auch „Dormidera" (Schlafpflanze). Denn die Mimosenblätter falten sich bei Anbruch der Nacht (ohne Berührung) zusammen und das wird von Indianern ebenfalls als „Schlaf" gedeutet. So ist es nicht verwunderlich, daß man in Guatemala für Babys ein Bad mit Mimosen ansetzt, damit die Kleinen besser einschlafen oder daß man in Ekuador Mimosenblätter in Kopfkissen steckt, für alte Leute und Kinder, die nicht einschlafen können. Schwarze Amerikaner auf Trinidad nehmen Kraut- und Wurzeltee von Mimosen als Schlafmittel und auf Jamaika gegen Nervosität. In Kolumbien dienen aus der ganzen Pflanze bereitete Bäder überhaupt als Tonikum für das Nervensystem, speziell bei epileptischen Anfällen und gegen Krämpfe bei Kindern.

Das Zusammenklappen bei Berührung macht die Mimose auch zur Zauberpflanze: Bei den Wayampi in Guayana war es in Kriegszeiten Brauch, die um ihre Dörfer herum wachsenden Mimosen zu schütteln, damit die Arme vorbeikommender Feinde genau so wie die Mimosenblätter herunterhängen sollten und damit unschädlich würden. Die Palikur präparieren aus Mimosen, alten Palmbesen und der Pflanze Scoparia dulcis eine Abkochung, in der man badet. Nähert sich eine Person, die Streit sucht, dann wendet sie sich plötzlich ab, unfähig, mit dem frisch Gebadeten zu streiten. Also eine aggressionshemmende Zauberpflanze !

Außer als Schlaf- und Beruhigungsmittel wird die Mimose auch bei Krankheiten verwendet: Gegen Durchfall und in Paraguay als galletreibendes Mittel und für die Leber, bei Zahnschmerzen bringt man zerriebenes Wurzelgewebe in hohle Backenzähne. In Mexiko dient die Mimose als blutungshemmendes Mittel bei der Menstruation. Indios in Vichada in Kolumbien behandeln mit ihr Frauen, die bei Geburt oder Menstruation viel Blut verlieren. Maya benutzen sie als Droge bei Abgespanntheit und Depressionen. Wurzeln und Samen wirken in gewisser Dosis brechenerregend.

In Brasilien heißt die Mimose auch „Malicia das mulheres" (List der Frauen), wahrscheinlich, weil der Wurzeltee als Sexualtonikum für ältere Männer gegeben wird; in hoher Dosis verursacht er schmerzhafte Dauererektion (Priapismus). Im übrigen verwendet man dort Wurzel und Blattsaft als Abführmittel, Tee aus der Pflanze zum Gurgeln bei Angina und Extrakte bei Krebsgeschwülsten und Gebärmutterbeschwerden.

Die schwarzen Amerikaner des karibischen Raumes kauen Mimosenblätter bei Nierenentzündung und Hexenschuß. Auf Trinidad werden Blatt- und Wurzelabkochungen als harntreibendes Mittel verwendet, besonders bei brennendem Harnlassen, auch bei Geschlechtskrankheiten und Durchfall sowie bei Hitze und Fieber als kühlendes Mittel. Auf Kuba dient die Wurzelabkochung äußerlich gegen Ekzeme, innerlich als Fiebermittel sowie als Abtreibungsmittel.

Die verwandte Art Mimosa hostilis ist eine Rauschdroge; aus ihrer Wurzel haben eine Anzahl früherer brasilianischer Indianerstämme einen Trank hergestellt, dessen Genuß zu farbigen Visionen führte. Dieser „Jurema-Kult" scheint in Rituale von Afroamerikanern übergegangen zu sein. Die Pflanze enthält als verantwortlichen Wirkstoff N,N-Dimethyltryptamin.

Die Pflanze

Die Mimose oder Sinnpflanze, Mimosa pudica L. (pudicus = schamhaft), ist namengebend für die ganze Familie der Mimosengewächse (Mimosaceae); es sind hauptsächlich tropische und subtropische Bäume und Sträucher, unter denen die Akazien (die „Mimosen" der Blumengeschäfte, s. unten !) am bekanntesten sind. Sie zählen zur Ordnung der Hülsenfrüchtler (Leguminosae oder Fabales).

Mimosa pudica (Abb. 1) ist ein kleiner verzweigter Halbstrauch, dessen Stengel 50 - 90 cm hoch werden. Die Stengelknoten, an denen die Fiederblätter entspringen, tragen je zwei 2 - 4 mm lange, gerade oder zurückgekrümmte Dornen. Jedes Blatt hat vier „Federstrahlen" (Fiedern erster Ordnung), deren jeder 15 - 25 Paar Blättchen von 5 - 10 mm Länge trägt.

Die rötlichen Blüten sind winzig, stehen aber in 1 - 2 cm dicken Köpfchen zu je etwa 120 Blüten dicht beisammen (Abb. 1). Die Krone ist vierblättrig; die zahlreichen rötlichen Staubblätter ragen morgens weit hervor und sind nachmittags verwelkt. Die langgestielten Köpfchen stehen einzeln oder zu zweien bis dreien in den Blattachseln und manchmal auch endständig. Die 1 - 2 cm langen Hülsenfrüchte sind zwei- bis fünfgliedrig mit Einschnürungen; bei der Reife zerfällt jede Hülse in ihre zwei bis fünf kurzen Glieder, die klettenartig am Fell von Tieren oder an der Kleidung haften bleiben. Die Samen sind flach und rund, olivbraun, und haben 3 mm Durchmesser.

Vorkommen

Im tropischen Amerika verbreitet, als „Unkraut" auf Rasenplätzen, liegengelassenen Feldern, an Straßenrändern, Flußufern und auf Viehweiden. Eingebürgert im tropischen Afrika, in Südostasien, Nordaustralien und auf Hawaii. Bei uns wegen ihrer Blattbewegungen interessante Gewächshauspflanze.

Die „Mimosen" der Blumengeschäfte sind Akazien!

In jedem Jahr gegen Weihnachten erscheinen in unseren Blumengeschäften Sträuße von Zweigen mit kleinen gelben Blütenköpfen: „Mimosen", die in Wirklichkeit von Arten der in wärmeren Ländern der Welt verbreiteten Gattung Acacia stammen (Abb. 2). Akazien gibt es auch in Südamerika in erheblicher Artenzahl, so z.B. Acacia jurema Mart., deren gerbstoffreiche Rinde früher als „Cortex adstringens brasiliensis" in Europa verwendet wurde. Oder A. caven Mol. in Mittelchile und Nordargentinien, Espinillo („Dörnchen") oder Churqui genannt, bis fünf Meter hoch. Die Hülsen enthalten bis 33 % Gerbstoff; die gerbstoffhaltige Rinde dient in der Volksmedizin als Antiseptikum bei Hautentzündungen. A. caven ist auch Zierstrauch, und aus den Blüten wird Parfüm gewonnen.

Die Droge

Bei uns werden nur die frischen Laubblätter der Mimose zur Herstellung der homöopathischen Urtinktur verwendet.

Wirkstoffe der Mimose

Vor mehr als 20 Jahren wurde in der Pflanze Norepinephrin (= Noradrenalin) nachgewiesen, das inzwischen auch bei anderen Pflanzen gefunden wurde (San-Pedro-Kaktus, Banane, kanadische Gelbwurzel). Seit 1949 weiß man, daß Noradrenalin die natürliche Reizübertrágersubstanz (Neurotransmitter) im Nervensystem des Menschen ist. Es ist aber nicht die Erregungssubstanz für die raschen Reizbewegungen

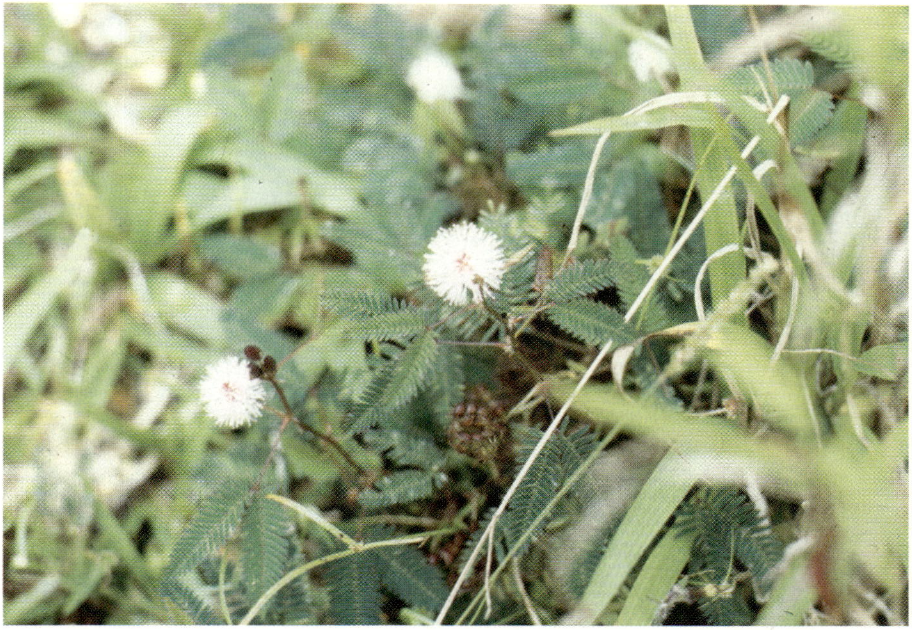

Abb. 1 Mimose (Mimosa pudica). Pflanzen mit kopfförmigen Blütenständen und Fiederblättern. Ein tropisches „Unkraut". Die Staubblätter sind weit länger als die millimetergroßen Blüten im Blütenstand. Foto: Prof. Dr. B. Biehl.

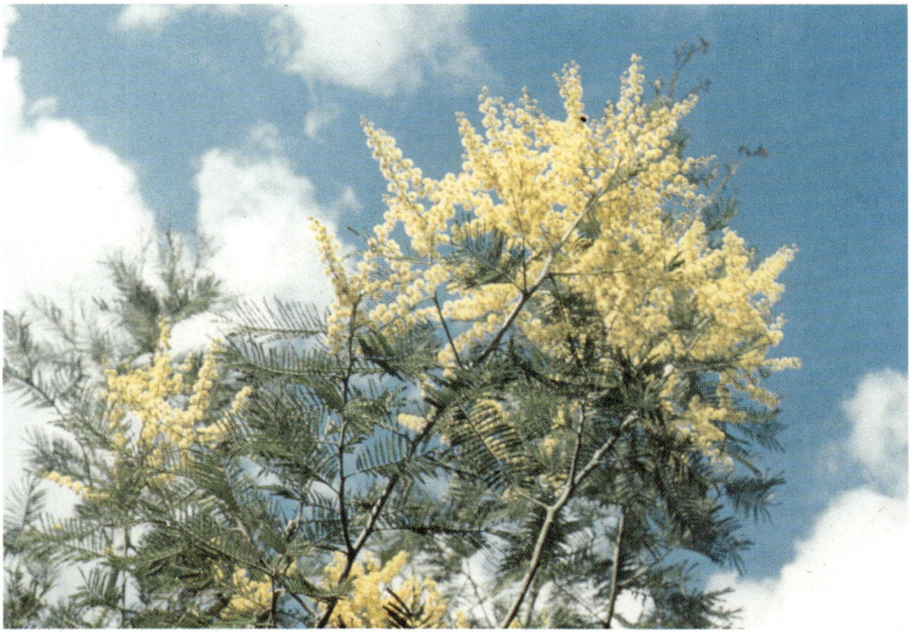

Abb. 2 Die gelbblühenden Akazien heißen im Blumenhandel „Mimosen". Sie sind Verwandte der Mimosen, aber meist baumförmig.

der Mimose. Als entsprechender Wirkstoff für die Mimose und manche anderen Pflanzen wurde vor wenigen Jahren Turgorin aufgefunden, ein schwefelhaltiges Glykosid der Gallussäure, das zuerst aus der verwandten Acacia karroo isoliert wurde.

An weiteren Stoffen kommen bei der Mimose Triterpensaponine vor, speziell in den Samen, und 10 % Gerbstoffe in der Wurzel. Samen, Blätter und Wurzeln sollen alkaloidhalig sein. Das „Alkaloid" der Samen, das L-Mimosin, entpuppte sich als untypische Aminosäure, als eins der Lektine, die gerade bei Hülsenfrüchtlern häufig anzutreffen sind (vgl. Kapitel „Gartenbohne"). Die Samen enthalten außerdem Schleim, fettes Öl und Sitosterin.

Wirkungen

Noradrenalin und Turgorin wirken als Erregungssubstanzen über die Veränderung des elektrischen Potentials an Zellmembranen, Noradrenalin bei tierischen und menschlichen Nervenzellen, Turgorin bei pflanzlichen Zellen. Noradrenalin ist bei Zufuhr über die Blutbahn weit wirksamer als bei Aufnahme durch den Mund. Es bewirkt eine Verengung der Blutgefäße und damit eine Erhöhung des Blutdrucks, eine Beschleunigung der Herztätigkeit mit Erweiterung der Herzkranzgefäße (daher Therapie bei Kollaps), eine Erschlaffung der Bronchialmuskulatur (deshalb Anwendungsmöglichkeit bei Asthma) sowie eine Hemmung der Darmperistaltik, der Muskelkontraktionen des Darmes, jedoch eine Aktivierung der Gebärmuttermuskulatur.

L-Mimosin hemmt wegen struktureller Ähnlichkeit mit der lebenswichtigen Aminosäure L-Tyrosin die Bildung des Schilddrüsenhormons Thyroxin und löst eine Kropfbildung aus. Es verursacht bei Menschen und Säugetieren totalen Haarausfall durch Blockierung der Synthese der Aminosäure L-Cystein. Außerdem wurde bei Tieren Gewichtsverlust, Grauer Star und Unfruchtbarkeit durch L-Mimosin beobachtet; der Verzehr der Hülsenfrüchte löst Darmentzündungen aus.

Gerbstoffe wirken stopfend bei Durchfall, blutstillend und antiseptisch.

Verwendung

Zubereitungen der Blätter werden bei uns ausschließlich homöopathisch zur Behandlung von Rheuma, zum Einnehmen bei akuten

Zuständen wie auch bei chronischen Beschwerden benutzt, ggf. auch gespritzt.

Zur volksmedizinischen Verwendung in Südamerika: Die Samen und in hoher Dosierung auch die Wurzeln sind giftig und daher als Arzneimittel zu risikoreich. Gerbstoffe können blutstillend und stopfend bei Durchfall wirken. Noradrenalin könnte die Anwendung bei Abgespanntheit erklären und auch die bei Gebärmutterbeschwerden, wirkt im Tee aber nur schwach, weil es in Darm und Leber inaktiviert wird. Die Benutzung der Mimose als Schlaf- und Beruhigungsmittel beruht auf dem Analogieschluß: Diese Pflanze „schläft" des nachts, also ist sie ein Schlafmittel. Freilich wäre es wunderschön, wenn es wirklich eine aggressionshemmende Zauberpflanze gäbe, die die Arme der Feinde wie ein Mimosenblatt heruntersinken ließe .... !

Papaya
„Melonenbaum“ mit heilendem Milchsaft

GESCHICHTE

Die Papayapflanze, Carica papaya, ist nur als Kulturpflanze bekannt; sie ist also sicher schon in präkolumbischer Zeit gezüchtet worden. Ihre Vorfahren stammen wahrscheinlich aus den östlichen Kordillerentälern, wo in Peru, Ekuador und Kolumbien zahlreiche verwandte Arten wild vorkommen, die zum Teil miteinander und mit der kultivierten Art bastardieren und von denen die Früchte mehrerer Arten wie die Papayafrüchte gegessen werden.

Archäologische Funde von Papayaresten gibt es nicht, weil sie nicht haltbar sind. Ob Papayafrüchte auf den bemalten Gefäßen der Mochica-Kultur vor 1 500 - 2 000 Jahren dargestellt sind, ist ungewiß. Schwedische Forscher sind der Meinung, es handle sich bei vielen von anderen Archäologen als Ulluco-Knollen angesprochenen Objekten (von der Knollenpflanze Ullucus tuberosus) um Früchte der in Nordostperu wild wachsenden Papaya-Art Carica candicans. Die auf einigen Gefäßen abgebildete Blutzeremonie der Moche, bei der vornehme Personen rituell Blut von Gefangenen tranken, setzt jedenfalls eine Verhinderung der Blutgerinnung voraus, wie sie durch das im Milchsaft der unreifen Früchte vorhandene Papain bewirkt wird.

Die erste Nachricht über Papayafrüchte und ihren Nutzen stammt von Gonzalo Fernandez de Oviedo y Valdés, der sie 1526 in Panama und Nicaragua als eine Art Feigen (higos) beschreibt. Der Konquistador Francisco Pizarro traf Papayakulturen auf bewässerten Feldern im Jahre 1531 bei seiner Landung im Nordwesten des Inkareichs an. Die Papayapflanze war schon damals von Bolivien bis Mittelamerika bei den Indianern in Kultur. Bernabé Cobo schreibt 1654, die Indios in Peru behandelten mit dem Milchsaft aus grünen Früchten Hautkrankheiten, Krätze und Verbrennungen.

Bei den Maya wurden medizinisch nur Wurzeln und Triebspitzen der Pflanze verwendet: Nach dem Chilam Balam de Nah, einer Handschrift in Maya-Sprache aus der spanischen Kolonialzeit, benutzte man zerkleinerte Wurzeln als Umschlag bei Hautausschlag, die gekochten weichen Spitzen in Honig wurden mit Baumwolle auf Hämorrhoiden und auf Entzündungen in den Mundwinkeln getupft, und nach den Angaben von „El Judío", einer anderen Schrift, auch bei Augenentzündungen und Skrofulose verwendet.

In Europa wird Papaya zuerst 1756 von Endlicher und Vauquelin als verdauungsförderndes und gegen Würmer wirksames Mittel genannt. Seit etwa 1880 wurde der Milchsaft in den USA als Verdauungshilfe und gegen chronischen Durchfall bei Kindern verwendet. Das Enzym Papain (damals Rohpapain, weil die modernen Reinigungsverfahren noch fehlten) wurde nach Dragendorff 1898 „bei Darmentzündungen, gegen Würmer, neuerdings auch bei Diphtheritis etc. benutzt"; bei Diphtherie deshalb, um die die Atmung behindernde Diphtheriemembran im Kehlkopf abzubauen. 1893 untersuchte Linde das Alkaloid Carpain in den Blättern der Pflanze.

PAPAYA IN DER HEUTIGEN AMERIKANISCHEN VOLKSMEDIZIN

Die Kallawaya-Wanderheiler verwenden in Bolivien und Peru den Milchsaft grüner Papayafrüchte und eine Blattabkochung als Mittel gegen Würmer (Bandwürmer u.a.), den mit Wasser verdünnten Milchsaft ebenso wie Tee aus frischen oder getrockneten Blättern zur Förderung der Verdauung (nach dem Essen, was sinnvoll ist; s.u.); sowie einen Blütentee bei Bronchitis. Diese drei Verwendungszwecke sind auch sonst in der indianischen und lateinamerikanischen Volksmedizin verbreitet:

Auch in Venezuela, Brasilien und Guatemala dient der Milchsaft (Latex) als Wurmmittel. Die Wayampi in Französisch-Guayana verwenden dafür die Samen, Indianer Yucatans die Wurzel und die Mestizen auf Puerto Rico beides. Der Milchsaft wird auf Puerto Rico zur Förderung der Verdauung, in Brasilien und Mexiko bei Verdauungsstörungen eingesetzt. Blütentee gegen Husten und Bronchitis wird auch von den Oyapoc in Guayana, in Mexiko und auf Puerto Rico getrunken; in Brasilien und Mexiko nimmt man dafür außerdem kleine Mengen Latex. Blütensirup oder ein milder Blattdekokt ist in Mexiko Asthmamittel.

Darüberhinaus werden Hauterkrankungen in Brasilien und Mexiko äußerlich mit Milchsaft behandelt, während die Kariben auf der Antilleninsel Dominica gekochte, noch warme Hälften grüner Früchte auf Entzündungen aller Art legen. Manche Indianervölker verstehen es auch, zähes Fleisch und Geflügel durch Einwickeln in Papayablätter weich zu machen (Wirkung des Enzyms Papain !), so die Chocó in Panama und Kolumbien wie die Kariben von Dominica.

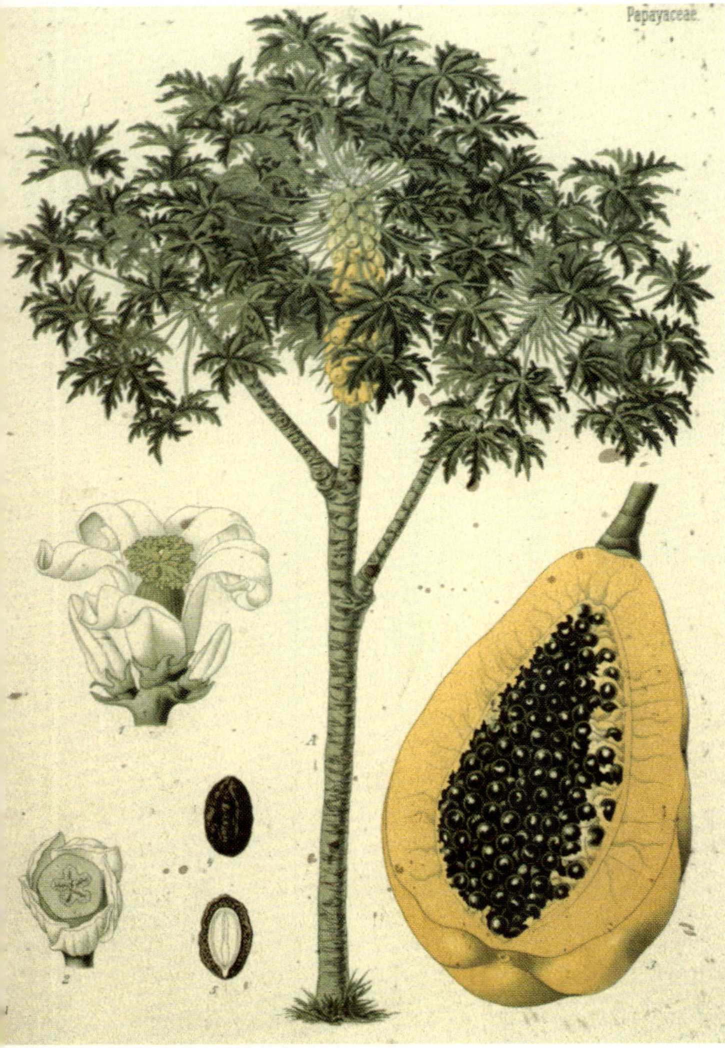

Seltene Verwendungen sind schließlich der Gebrauch der Blütenabkochung als menstruationsförderndes Mittel in Mexiko, und der der Blätter als Aphrodisiakum bei den Palikur in Guayana. Beides hängt wohl mit mythologischen Vorstellungen von der Pflanze und ihrem Milchsaft zusammen.

Auch die schwarzen Amerikaner der Karibik verwenden Papaya-Latex oder -Samen als Wurmmittel. Auf den Bahamas benutzt man die Samen zur Förderung der Verdauung, den Fruchtsaft äußerlich

Abb.1 Der Papaya- oder Melonenbaum (Carica papaya) ist eine krautige, bis 10 Meter hohe Pflanze. Die Früchte sitzen kurz gestielt am Stamm unter dem Blattschopf. Links weibliche Blüte, unten quergeschnitten, und Same; rechts aufgeschnittene Frucht mit zahlreichen Samen. Aus Köhler's Medizinal-Pflanzen, 1883.

bei Hautentzündungen und Stücke grüner Früchte auf Hautpilzinfektionen. Darüberhinaus findet stellenweise die Wurzel männlicher Pflanzen Verwendung als Abführmittel und bei Skorpionstichen (auf Trinidad), eine Abkochung grüner Früchte bei hohem Blutdruck (auf Bermuda und den Caicosinseln). Nach der Meinung der Kreolen von Cayenne soll die Wurzelrinde als Liebesmittel, das Wurzelmark als Antiliebesmittel wirken !

Die Pflanze

Der Papaya- oder Melonenbaum, Carica papaya L. (Familie Caricaceae; eine hauptsächlich amerikanische Pflanzenfamilie, sonst nur noch in Westafrika), ist eine ausdauernde krautige Pflanze von 3 - 10 Metern Höhe (Abb. 1). Er ist ein „baumförmiges Kraut", dessen bis 25 cm dicker Stamm keinen Holzkörper aufweist, nur die wasserleitenden Gefäße sind, wie bei Kräutern üblich, verholzt. Der Stamm ist entweder unverzweigt oder über der Mitte wenig verzweigt und trägt außen rauhe Blattnarben.

Die Blätter stehen als dichter Schopf um den Scheitel; sie haben bis zu einem Meter lange Stiele. Die Blattspreite ist sieben- bis elflappig und hat 30 - 80 cm Durchmesser, eine hellere Unterseite und hervortretende Blattnerven.

Die Pflanzen sind normalerweise getrenntgeschlechtig, d.h., es gibt solche mit rein weiblichen und mit rein männlichen Blüten, doch kommen gelegentlich auch Zwitterblüten vor und männliche Exemplare können zu weiblichen werden. Die Blüten entwickeln sich unterhalb des Blattschopfes am Stamm, die weiblichen zu wenigen mit kurzen Stielen, die männlichen zahlreich an langen Stielen. Die Blüten sind weiß und 1,5 - 3 cm lang.

Jede weibliche Pflanze bildet etwa 50 Früchte. Die Frucht ist eine große Beere; sie kann rund, birnenförmig, oval oder länglich sein und erreicht üblicherweise eine Größe von 15 - 30 cm. Die Früchte bleiben monatelang grün und besitzen vor allem dann reichlich Milchsaft (Latex) in ihrer Schale. Bei der Reife färben sie sich tiefgelb bis orange. Die größten Kultursorten wachsen in Venezuela. Deren Früchte werden 60 - 100 cm lang, bis zu 10 Kilogramm schwer und machen einem ihrer spanischen Namen, „fruta bomba", alle Ehre. Das Fruchtfleisch ist saftig und süß. Der zentrale Raum der Frucht ist von einer hautartigen Gewebeschicht umgeben, an der zahlreiche kaviarartig aussehende, pfefferige Samen sitzen, mit glitzernder durchsichtiger Außenschicht. Die reifen Früchte enthalten etwa 10 % Zucker, verschiedene Vitamine und nur 0,1 % Säuren. Sie sind wenig haltbar und werden deshalb für den Export gewachst.

Vorkommen und Kultur

Carica papaya ist ausschließlich Kulturpflanze. Sie wird heute überall in den Tropen als Obst kultiviert. Sie wird aus Samen gezogen, wächst sehr rasch und benötigt für ihre Entwicklung eine Temperatur von 22 - 26 °C, 1 500 - 2 000 mm Regen im Jahr und gute Düngung. Unreife Früchte können als Gemüse gegessen werden, doch muß man dann die milchsafthaltige Schale entfernen. Wegen der hautreizenden Wirkung des Milchsaftes erntet man unreife Früchte am besten in Schutzkleidung, denn etwa 15 % der Plantagenarbeiter leiden bei der Ernte an Dermatitis.

Zu pharmazeutischen Zwecken, der Gewinnung von Papayotin (Rohpapain) aus dem Milchsaft vor allem, werden papainreiche Sorten mit länglichen Früchten gezogen. Weibliche Pflanzen der Sorte „Red Panama“ geben die höchste Ausbeute. Schon fünf bis sieben Monate nach dem Auspflanzen der Keimlinge beginnt die Blüte; männliche Pflanzen werden nur zur Bestäubung benötigt. Alle zwei bis zweieinhalb Jahre werden neue Pflanzen gesetzt, weil die Papayotin-Ausbeute bald nachläßt. Im zweiten Jahr können 90 - 100 kg Rohpapain pro Hektar gewonnen werden.

Einige wild vorkommende Papaya-Arten übertreffen den Papaingehalt von Carica papaya und sollten in Zukunft bevorzugt werden, vor allem C. quercifolia in Nordargentinien und Paraguay.

Die Droge

Benötigt wird der Milchsaft der großen grünen Früchte. Zur Latexgewinnung werden die Fruchtwände mit vier vertikalen, bis 3 mm tiefen Schnitten versehen und der Latex wird in Schalen oder mit einem rund um den Stamm angebrachten Schirm aufgefangen. Bei sonnigem Wetter erntet man am besten morgens. Danach werden die Schnitte gereinigt und sie werden 12 - bis 14-mal in Intervallen von je 5 - 8 Tagen wiederholt. Frischer Milchsaft enthält etwa 75 % Wasser,

5 % Rohpapain, 4,5 % Kautschuk, 0,1 % Harz, 0,4 % Pektin und andere Polysaccharide, 1 % Glucoside, 0,4 % organische Säuren und 7% anorganische Bestandteile. Der Latex wird getrocknet, am besten im Vakuum, zur Konservierung mit Salz gemischt und gepulvert.

Wirkstoffe im Milchsaft

Das aus dem Latex gewonnene Rohpapain ist ein Gemisch verschiedener Enzyme, hauptsächlich von Papain und Chymopapain A und B sowie kleiner Mengen Amylasen, Lipasen, Pektinasen, Lysozym und anderen. Man gewinnt daraus die ersten drei als hochgereinigte kristallisierte Präparate: Sie spalten Eiweiße in Aminosäuren. Papain hat ein Molekulargewicht von 23 000; es ist teilweise löslich in Wasser oder Glycerin. In Lösung wird es erst bei 82,5 °C inaktiviert. Bei längerer Lagerung geht seine Aktivität verloren. Der Weltbedarf beträgt 200 - 400 to/Jahr.

Wirkstoffe in anderen Pflanzenteilen

Früchte enthalten außer dem Latex ein stark antibakterielles Protein. Auch ein blutgerinnungshemmender Stoff wurde isoliert. - Ältere Blätter schmecken bitter durch ihren Gehalt an Alkaloiden. Es sind 0,1 - 0,15 % Carpain und 0,01 % Pseudocarpain sowie die Dehydrocarpaine I und II. Diese Alkaloide werden beim Kochen der Blätter zerstört. - Samen vor allem, aber auch Stengel, Blätter und Wurzeln enthalten das Senfölglucosid Glucotropaeolin, aus dem bei Trocknung der Organe Benzylsenföl frei wird (vgl. Kapuzinerkresse). Alle Organe enthalten Cyanogene (Blausäureglykoside).

Wirkungen

Das Enzym Papain fördert die Verdauung: Es verdaut die 45-fache Menge Fleisch, wie sein eigenes Gewicht beträgt. Es verdaut auch Eiweiße von Würmern und wirkt wundreinigend, indem es totes Gewebe angreift, aber kein lebendes („biologisches Skalpell") und beschleunigt damit die Wundvernarbung. Experimentell wirkt es ebenfalls entzündungshemmend, schmerzlindernd und löst Blutgerinnsel auf.

Das Enzym Chymopapain A baut Proteoglykane ab (Verbindungen von Eiweißen und Kohlehydraten).

Die Alkaloide der älteren Blätter, Carpain, Pseudocarpain und stärker noch die Dehydrocarpaine I und II wirken auf Herz und Atmung ähnlich wie Digitalis (Fingerhut). Carpain ist auch gegen Amöben wirksam.

Die antibakterielle Wirksamkeit der verschiedenen Organe beruht teils auf Benzylsenföl, teils auf einem proteinartigen Stoff und auch auf dem Lysozym im Milchsaft. Mit der indianischen Methode, Streifen von grünen Papayafrüchten auf Entzündungen zu legen, wurde 1977 in London ein Patient geheilt, der nach einer Nierentransplantation an einer Infektion litt, die anders nicht zu beheben war. In manchen Fällen von Resistenz gegen Antibiotika können „alte" Mittel hilfreich sein, siehe Emetin der Brechwurzel und Chinin der Chinarinde.

Leider gibt es auch bei Papaya Nebenwirkungen. Frischer Milchsaft kann Augenentzündungen verursachen und auch schwere Magenreizungen; die Wurzel wirkt blasenziehend. Auch beim Hantieren mit Präparaten ist Vorsicht geboten. Papain kann Hautentzündungen und Allergien, auch mit asthmatischen Beschwerden, verursachen. Bei Blutgerinnungsstörungen kann es zu verstärkter Blutungsneigung kommen. Unreife Papayafrüchte wirken im Experiment embryotoxisch und teratogen (mißbildungsfördernd), sie können bei Schwangeren auch abortiv wirken.

Verwendung

Papain dient in standardisierten Präparaten als Ersatz von Verdauungsenzymen bei mangelhafter Eiweißverdauung, besonders bei vorliegenden Erkrankungen der Bauchspeicheldrüse. Dabei ist Papain erst nach (!) dem Essen einzunehmen, anders als ein Aperitif oder ein Magentee. Außerdem wird es zur enzymatischen Reinigung schlecht heilender Wunden verwendet. Ein Nachteil dabei ist die eventuelle Auslösung einer Kontaktdermatitis (Hautentzündung). Die wurmwidrige Wirkung ist lange Zeit ausgenutzt worden bei Befall mit Band- und Spulwürmern, doch gelten die Erfolge neuerdings als unsicher.

Erhebliche Bedeutung hat Papain auch in der Lebensmittelindustrie, um Fleisch durch den Verdauungseffekt zarter zu machen, Trübungen durch Eiweiße im Bier abzubauen, und zur teilweisen Hydrolyse von Eiweißen in Mehl für bestimmte Gebäcke. In anderen Industriezweigen wird es zur Vorbehandlung von Häuten zum Gerben, zur Veredlung von Wolle und Seide vor dem Färben etc. benutzt.

Chymopapain A wird zur Behandlung des Bandscheibenvorfalls verwendet. Man injiziert es in den Kern der Bandscheibe; dort verringert es durch den Abbau von Peptidoglykanen dessen Wasseraufnahmefähigkeit und damit sein Volumen, ohne die äußeren Gewebe der Bandscheibe zu beeinträchtigen. Durch die Verkleinerung des Volumens des Bandscheibenkerns werden der Druck auf die Nervenwurzel und damit die Schmerzen verringert. 0,4 - 1 % der Patienten reagieren auf Chymopapain A allerdings allergisch; die Behandlung wird nur in Spezialkliniken vorgenommen.

Papayablätter werden in Kombination mit Papain zur Unterstützung der Verdauung verwendet, insbesondere nach eiweißreichen und schwerverdaulichen Speisen. Frische Blätter allein benutzt man als Tinktur und andere Darreichungsformen in der Homöopathie bei Harnröhrenreizung.

Von den volksmedizinischen Verwendungen in Süd- und Mittelamerika sind die verdauungsfördernden Wirkungen und auch der fleisch-weichmachende Effekt durch Papain bestätigt; Wundreinigung und Wurmkuren werden bzw. wurden auch bei uns betrieben. Wirkung bei Infektionen kann durch die antibiotische Aktivität von Benzylsenföl und anderen Stoffen gedeutet werden, die aber meist nicht mit unseren Antibiotika konkurrenzfähig ist, von Ausnahmen (s.o.) abgesehen. Manche anderen Verwendungen sind bei unserem Erkenntnisstand nicht nachvollziehbar.

Peru- und Tolubalsam
Perubalsam stammt nicht aus Peru

GESCHICHTE UND VOLKSMEDIZIN

Zu den berühmtesten Arzneipflanzen der spanischen Kolonialzeit zählten die Balsambäume der Gattung Myroxylon. Die Botaniker sind sich bis heute nicht einig, ob es sich um zwei Baumarten oder nur um eine Art handelt; meist pflegt man den südamerikanischen Tolubalsambaum und den mittelamerikanischen Perubalsambaum als Varietäten von Myroxylon balsamum zu betrachten.

Der „Perubalsam" stammt nicht aus Peru. Er wurde und wird vor allem an der „Balsamküste" von El Salvador gewonnen, gelangte früher zuerst nach Peru und wurde über den dortigen Hafen Callao ausgeführt; daher sein irreführender Name. Ein zweites Zentrum der Balsamgewinnung war die Stadt Tolú im nördlichen Kolumbien im damaligen Vizekönigreich Neugranada; von dort stammt der Tolubalsam.

Ein drittes Zentrum war die Provinz Chuquisaca im heutigen Bolivien. In den dortigen Bergwäldern wurde aus der Rinde eines „Quinaquina" genannten Baumes ein Balsam unter dem Namen Quinoquino gewonnen. „Kina" bedeutet Rinde; die Verdoppelung von Wörtern drückt in Indianersprachen eine Steigerung oder etwas besonders großes oder wertvolles aus: Quina-quina, die „Rinde der Rinden", war eine arzneilich besonders wertvolle Rinde. Der Name ging später auch auf die Chinarinde über (s. dort). Merkwürdigerweise haben die Spanier lange Zeit nicht gemerkt, daß Quino-quino mit dem Tolubalsam praktisch identisch war. Erst ab 1700 bezeichneten einige Autoren dann den Tolubalsam als Quino-quino.

Die ältesten archäologischen Funde von Balsam stammen aus dem Gräberfeld von Ancón (400 - 1 200 v.Chr.) bei Lima, wo ein Klumpen harzartiges Material in einem Korb neben einer Mumie und zwei Kalebassen mit einer schwarzen harzartigen Substanz gefunden wurden, die als „Perubalsam" angesprochen wurden, aber wohl eher Quino-quino waren. Ob die Leichname der Inkaherrscher mit Quinoquino einbalsamiert wurden oder mit dem Harz des Pfefferbaums (Schinus molle), ist umstritten.

Bis zur spanischen Eroberung Mittelamerikas um 1530 war Perubalsam ein Teil des Tributs, den die Indianer der Balsamküste den Häuptlingen von Cuscatlán (dem heutigen El Salvador), zu entrichten hatten. Der Balsambaum war von den Azteken in dem Botanischen Garten von Huaxtepec bei ihrer Hauptstadt Tenochtitlan angepflanzt worden, wo Cortez ihn 1522 sah und ihn in einem Brief an Kaiser Karl V. erwähnte.

Der Tolubalsam wurde anscheinend zuerst 1532 von der Expedition des Ambrosius Alfinger in die Täler des Rio César und des Rio Magdalena in Kolumbien bemerkt, wo es bei den Indios einen Balsam unter der Bezeichnung „lupo" gab. Alfinger war einer der ersten Deutschen in Südamerika, denn Karl V. hatte den Welsern in Augsburg die Kolonie Coro in Venezuela überlassen. Die Unternehmungen der Welser erschöpften sich dann aber in der illusionären Suche nach der „goldenen Stadt" Dorado.

Der spanische Arzt Nicolas Monardes beschrieb den Tolubalsam 1574: Der durch Einschneiden der Rinde herauströpfelnde Balsam wurde am Fuß des Baumes in großen Kellen aufgefangen „als eine Art schwarzes Wachs". Dieser zwischen Cartagena und Nombre de Diós

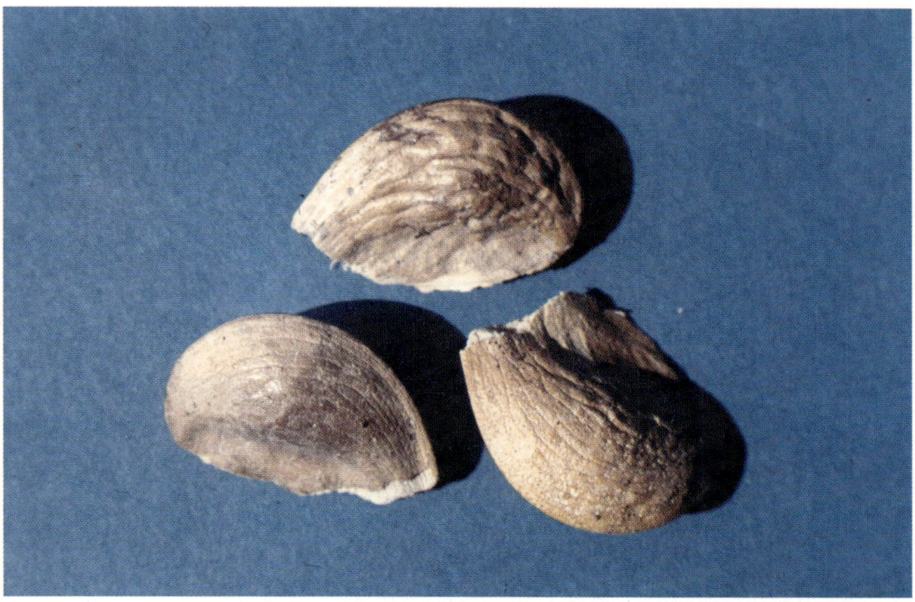

Abb. 1 Abgebrochene Enden der geschlossen bleibenden Hülsenfrüchte des Tolubalsambaums. Sie enthalten einen nierenförmigen Samen und werden als „Mandeln" bezeichnet. Die Samen spielen in der indianischen Volksmedizin neben dem Balsam eine erhebliche Rolle.

gewonnene Balsam sei dem aus Neuspanien (Mittelamerika) überlegen. Seine Haupteigenschaften beständen darin, frische Wunden ohne Narbe verheilen zu lassen. Gegen Asthma nehme man einige Tropfen in Wein, er sei sehr gut, um geschwollene Muskeln in jedem Teil des Körpers zu kurieren, das Pulver (des getrockneten Balsams) eigne sich gut zum Zähneputzen, und als Räuchermittel wie Weihrauch sei der Balsam gut gegen Kopfschmerzen.

Über den Balsam aus Neuspanien (der später Perubalsam genannt wurde) informierte Monardes schon 1565. Dieser Balsam wurde durch Verletzung der Rinde und nachfolgenden Auszug der zerkleinerten Zweige und Späne der Rinde mit siedendem Wasser gewonnen. Das oben schwimmende dunkelrote „Öl" wurde dann abgeschöpft. Dieser Balsam wurde äußerlich als Wundheilmittel und bei Entzündungen aufgetragen, oder innerlich bei Magen- und Blasenbeschwerden, Verstopfung und Asthma verwendet. Bei den dortigen Indianern hieß der Balsam Xiló. Die katholische Kirche ließ 1571 Perubalsam als Ersatz für Weihrauch im Gottesdienst zu.

Über Quino-quino schrieb Vasquez de Espinosa am Anfang des 17. Jahrhunderts: „Vom Baum Quina-quina entnimmt man ein leberfarbenes Harz, das sehr intensiv riecht und heilsam ist; mit seinem Räucherpulver behandelt man Erkältungen und Rheuma; mit diesem Harz, gemischt mit Öl, kuriert man Entzündungen und Verletzungen, und den gleichen Effekt hat das Öl, das man aus seinen Samen gewinnt, und das mit größerer Wirksamkeit. Der Baum Quina-quina ist sehr schön, und sein Holz sehr wohlriechend und fest, die Farbe seines Holzes weiß mit falber Maserung." Ähnlich drückt sich Antonio de la Calancha 1639 aus: Heilmittel für viele Krankheiten, und „ein Wunder bei Wunden." Der Dichter Pedro de Peralta verfaßte 1732 sogar ein Gedicht auf den Balsam !

Verwunderlich ist es angesichts der Empfehlungen für den Quinoquino, daß man den mittelamerikanischen Balsam nach Lima in Peru importierte, wo das einheimische Produkt doch viel näher lag. Auch der Ausfuhrweg nach Europa wäre für den mittelamerikanischen „Perubalsam" von Anfang an über Panama näher gewesen.

Gegen 1770 wird über die Indianermedizin in Bolivien mit Quinaquina, und zwar Samen, Rinde, Blättern und Balsam, berichtet: Wenn man die Zähne mit seiner Rinde putzt, erhält und festigt man sie. Zerkleinerte Blätter auf Wunden gelegt, reinigen und heilen. Die „Mandeln" (Früchte; Abb. 1) dienen geröstet und pulverisiert mit etwas Wein zur Behandlung von Leberleiden. Zerkleinerte Samen dienen zur Linderung von Ohrenschmerzen. Das Harz des Stammes, fein gepulvert, mit Fett oder Speck in Öl gekocht, bringt frische Wunden zur Vernarbung. Als Räucherung ist das Harz bei starken Kopfschmerzen und Katarrhen angezeigt. Es werden noch weitere Rezepte in Kombination mit Weihrauch, Myrrhe, Harz vom Pfefferbaum (Schinus molle), Anis und Senna gegeben. Einige Drogen der Spanier waren schon in die indianische Volksmedizin übernommen.

Kallawaya-Heiler empfehlen heute die Rinde, getrocknet und fein zerkleinert und in Mischung mit verschiedenen anderen Drogen, abgekocht für Bäder bei beginnender Paralyse, Samen geröstet und zerkleinert in Alkohol gegen Ohrensausen sowie bei beginnender Entzündung in den Gehörgang gebracht, ebenso wie als Füllung kariöser Zähne gegen Schmerzen, und als feines Puder auf Wunden und Verletzungen. Bei Sumpffieber und Nervenanfällen werden geröstete und zerkleinerte Samen in Alkohol mit Pomeranzen und anderen Heilpflanzen kombiniert. Diese Therapien sind oft integriert in Opfer für die Ahnengeister und die Erdgöttin Pachamama.

Eine Tinktur der Samen wird auch als Magenmittel und bei Koliken angewendet, und man legt die Samen bei Kopfweh auf die Schläfen. Die Rinde wird zudem zum Parfümieren von Kleidung und Frisur benutzt.

Indianer in Peru tragen Quina-quina-Samen in den Taschen, damit sie nie Mangel an Geld haben; eine Alraunwurzel als „Heckmännchen" im Portemonnaie gab es früher zum gleichen Zweck auch in Deutschland ! In Huarás tragen sie Samen bei sich, um „Aire" (Schmerzen durch Luftzug) vorzubeugen, in Arequipa macht man ein Getränk aus Samenpulver, Korallen, Stückchen eines Altarsteins und Weihwasser bei Krankheit. Therapie und Magie sind nach wie vor miteinander kombiniert.

In Kolumbien wird Tolubalsam als Husten-, Asthma- und Rheumamittel eingesetzt. Perubalsam wird in Salben bei Hautkrankheiten, vor allem Krätze und Ausschlag, verwendet, und als Parfüm. Die Chocó-Indianer benutzen zerriebene Rinde bei Gebärmutterblutungen und für die Nabelnarbe, außerdem als Deodorant in den Achseln.

In Mittelamerika wird aus Samen des Perubalsambaums eine Abkochung bereitet, die nach der Geburt getrunken wird. In Yucatan dient der Extrakt des Samenpulvers in Alkohol bei Menstruationsstörungen. Perubalsam wird in Guatemala bei Hautjucken, in Yucatan zur Blutstillung, bei Geschwüren und Knochenvereiterung verwendet, innerlich gegen Husten. In Costarica wird Balsamsalbe bei Zahnschmerzen verrieben, in Mexiko bei Rheuma. Bei den Maya wurde Perubalsam nach der Sotuta-Handschrift als Räuchermittel bei Hämorrhoiden empfohlen. Abkochungen der Blätter vom Perubalsambaum werden in Yucatan ebenfalls bei Rheuma, Asthma und Katarrhen verwendet, in Mexiko bei Gonorrhöe und - in Alkohol - als harntreibendes Mittel und gegen Würmer.

Nachdem Monardes die Balsame beschrieben hatte, wurden sie auch in Europa eingeführt. 1582 erschien in der Arzneitaxe von Worms der Perubalsam als „Myrrha stillatitia, Balsamum peruvianum, Peruvianischer Balsam" erstmals in Deutschland, der Tolubalsam erst 1691 in der Frankfurter Apothekenliste.

Eine erste grobe Abbildung des Perubalsambaums gab der spanische Arzt Francisco Hernández, der von König Philipp II. mit dem Auftrag zur Erforschung der Heilpflanzen Neuspaniens nach Mexiko geschickt worden war, gedruckt im Jahre 1628.

1666 wurde der Perubalsam in Nürnberg in die Neuauflage des Dispensatoriums des Valerius Cordus aufgenommen, und von da an setzte er sich in Deutschland durch. Nach Nicolas Lémery (1721) diente der Balsam zur Stärkung der Nerven, des Herzens, des Hauptes und des Magens; er säubere und schließe die Wunden und zerteile Geschwülste. Er wurde innerlich und äußerlich verwendet. Als erster Inhaltsstoff wurde 1827 Benzoesäure gefunden.

Die Pflanzen

Der Perubalsambaum, Myroxylon balsamum (L.) Harms var. pereirae (syn. M. peruiferum L.f.; Abb. 2) und der Tolubalsambaum, M. balsamum (L.) Harms var. balsamum (syn. M. balsamum L.f.) werden meist nur als Varietäten einer Art betrachtet; sie zählen zu den Schmetterlingsblütlern (Familie Fabaceae).

Der Tolubalsambaum wird bis zu 34 Meter hoch und hat eine ausgebreitete Krone; die Verzweigung setzt meist erst bei 13 - 19 Metern ein. Seine Rinde ist gelblichgrau oder braun und bildet nach Verletzung einen gelbbraunen wohlriechenden Balsam. Der Perubalsambaum wird meist nur bis 18 Meter hoch, selten höher; seine Krone verzweigt sich schon weiter unten und ist mehr eiförmig. Der Balsam ist hier dunkelbraun.

Die Blätter sind bei beiden Varietäten gefiedert. Die 5 - 13 Fiederblättchen des Tolubalsambaums werden bis 5 cm breit und 7,5 - 10 cm lang und sind lang zugespitzt. Die 7 - 11 Fiederblättchen des Perubalsambaums sind etwas kleiner und weniger spitz.

Die Blüten stehen bei beiden Varietäten in einfachen blattachselständigen, reichblütigen Trauben von 10 - 20 cm Länge; die Fahne (das obere Kronblatt) der Schmetterlingsblüten ist ausgebreitet (Abb. 2 rechts oben). Beim Tolubalsambaum sind die fünf Kronblätter gelblich, die Krone ist 12 mm breit, der Kelch röhren- bis glockenförmig. Beim Perubalsambaum sind die Blüten weiß, der Kelch tonnenförmig.

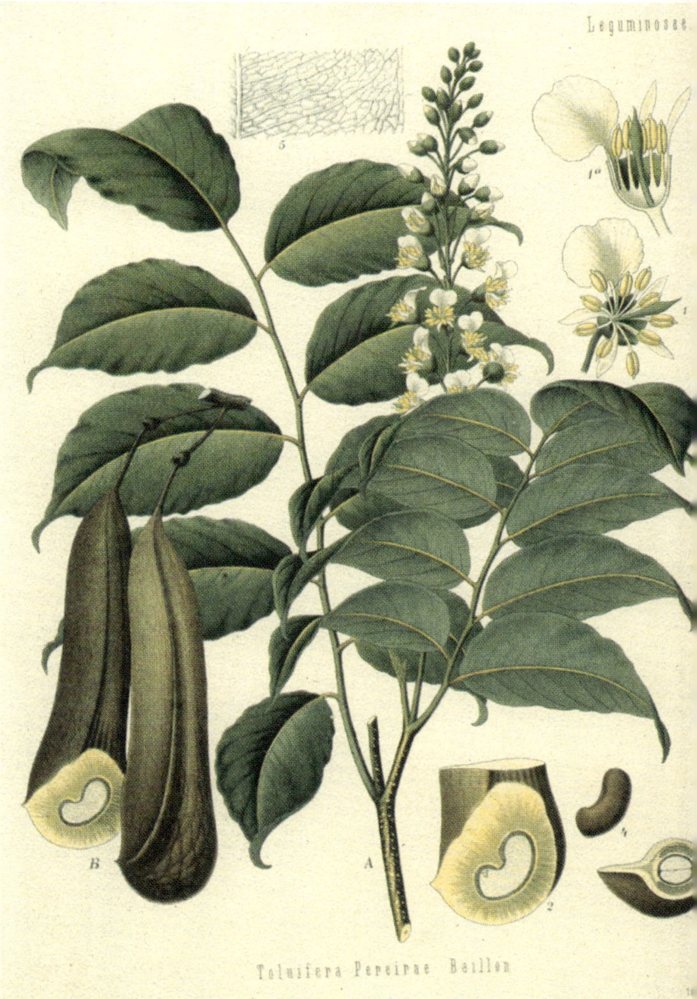

Abb. 2 Zweig des Perubalsambaums (Myroxylon balsamum var. pereirae) mit einem Blütenstand und zwei noch nicht ganz reifen Früchten, die linke angeschnitten, um die Lage des Samens zu zeigen. Oben rechts Blüten im Längsschnitt und von vorn. Unten rechts Details von Fruchtquerschnitten und ein reifer, nierenförmiger Same. Aus Köhler's Medizinal-Pflanzen, 1883.

Die langgestielten, nicht aufspringenden Hülsenfrüchte sind am Ende gekrümmt und haben geflügelte Kanten. Sie werden beim Tolubalsambaum 8 - 12,5 cm lang und enthalten im dickeren Ende (Abb. 1) einen einzigen braunroten, nierenförmigen Samen von 12 - 14 mm Länge. Die Hülsenfrüchte des Perubalsambaums werden 7 - 9 cm lang und enthalten im unteren Ende einen bis zwei meist gelbe, nierenförmige Samen.

Vorkommen und Kultur

Der Tolubalsambaum wächst in Südamerika von Venezuela und Kolumbien bis Paraguay und Brasilien wild. Er wird als Zierpflanze in West- und Ostindien und auf Hawaii, wegen seines harten schweren Holzes, das für Furniere und Bahnschwellen geeignet ist, in Nordargentinien und Brasilien kultiviert. Seine Samen keimen leicht.

Der Perubalsambaum kommt in Mittelamerika von Veracruz bis Panama vor, am häufigsten an der Pazifikküste von El Salvador. Angepflanzt wird er im tropischen Amerika nur als Schattenbaum für Kaffeeplantagen; ansonsten ist er Zierpflanze im tropischen Amerika, Afrika und Indien und in der Flora von Sri Lanka mittlerweile eingebürgert. Auf Jamaika und Sri Lanka wird er auch zur Balsamgewinnung angebaut. Er wird aus Samen und Stecklingen gezogen.

In Amerika werden beide Balsame meist immer noch aus Wildbeständen gewonnen, mit unterschiedlichen Verfahren.

Die Drogen

Zur Gewinnung von Tolubalsam ritzt man die Rinde wie bei Kautschukbäumen mit V-förmigen Einschnitten an und fängt den Balsam, dessen Bildung durch die Verletzung angeregt wird, in Kalebassen auf. Pro Baum kann man 8 - 10 kg Balsam ernten. Tolubalsam ist gelbbraun gefärbt, zähflüssig und infolge seines hohen Harzgehaltes manchmal auch knetbar; bei Alterung verharzt er zunehmend.

Beim Perubalsam veranlaßt man seine Bildung zuerst unten am Stamm, dann von Jahr zu Jahr weiter oben, durch Abschaben der Außenrinde und Behandlung mit heißen Eisen oder Fackeln. Nach sechs Tagen schält man Streifen der Rinde ab, bedeckt die Wunden mit Tüchern, in die der Balsam einsickert, und bringt während 3 - 4 Wochen weitere Verletzungen an. Rindenstreifen und Tücher werden mit Wasser zur Gewinnung von „Rindenbalsam" und „Lappenbalsam" ausgekocht. Perubalsam ist dunkelbraun (Abb. 3) und siruparitg; er trocknet nicht ein. Man erntet jährlich 1,3 - 2,3 kg pro Baum. Die Bäume sind sehr robust: Nach etwa 8 - 10 Jahren haben sie an den mißhandelten Teilen neue Rinde angelegt, die wieder bearbeitet werden kann. El Salvador erzeugt jährlich 52 000 kg Perubalsam.

Wirkstoffe

Die Balsame

Peru- und Tolubalsam unterscheiden sich in ihrer stofflichen Zusammensetzung vorwiegend quantitativ. Perubalsam besteht zu 50 - 70 % aus einem Estergemisch, das zu zwei Dritteln aus Benzylbenzoat und einem Drittel aus Benzylcinnamat besteht (Verbindungen von Benzoe- und Zimtsäure). Demgegenüber enthält Tolubalsam nur 4,3 - 12,8 % Benzylbenzoat und bis 3,6 % Benzylcinnamat. Andererseits besteht Tolubalsam bis zu 80 % aus Harz, darin 4,4 - 20,9 % Benzoesäure und 6,1 - 12,9 % Zimtsäure. Perubalsam hat einen Harzanteil von nur 20 - 30 %; er besteht vorwiegend aus Benzoe- und Zimtsäureestern verschiedener Alkohole,

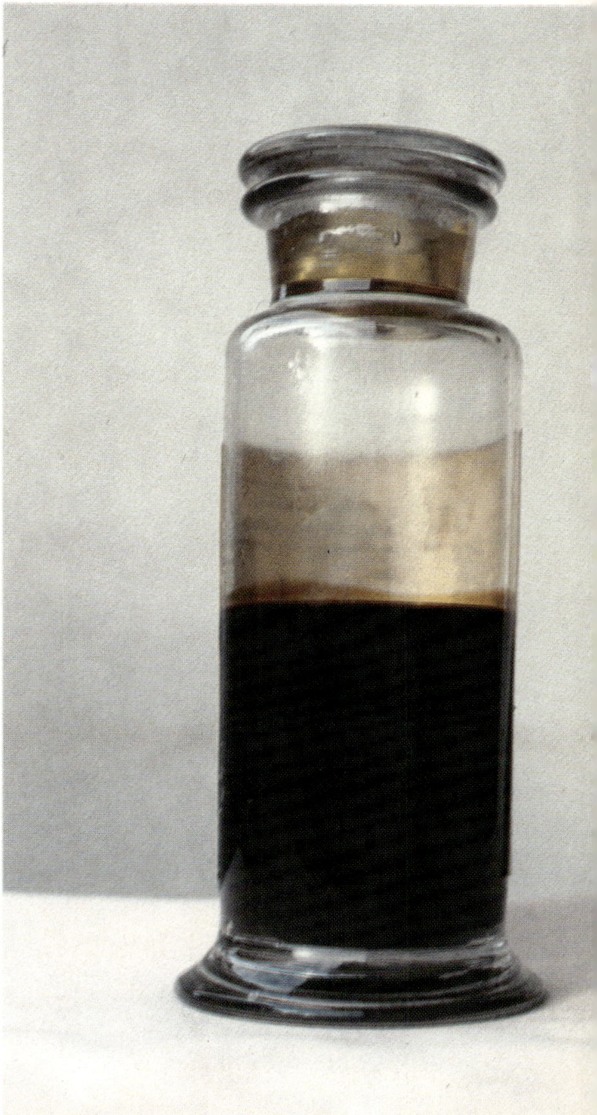

Abb. 3 Ein Standgefäß mit Perubalsam.

freie Benzoesäure und Zimtsäure kommen nur in geringen Mengen vor. Beide Balsame enthalten ätherisches Öl, Tolubalsam 1,5 - 3 %, Perubalsam 3,4 % (hier Nerolidol, ein Sesquiterpen). In Tolubalsam wurden neuerdings auch Triterpenderivate gefunden.

Rinde des Tolubalsambaums

Diese enthält auch Flavonoide (Isoflavone) und Sesquiterpene.

Samen des Perubalsambaums

Sie enthalten ein harzartiges Stoffgemisch mit 67,7 % Harzanteil, 14,8 % Wachs, 11,9 % Harzsäuren, 0,4 % Cumarin und 0,4 % Gerbstoff.

Wirkungen

Perubalsam

Er wirkt antiseptisch, antibakteriell, und fördert die Entwicklung von Narbengewebe (Wundgranulation). Das ätherische Öl allein wirkt bakterien- und pilzhemmend. Perubalsam ist auch gegen manche Parasiten aktiv: Das Benzylbenzoat tötet Krätzmilben ab und wird heute als Reinsubstanz verwendet.

Allergische Reaktionen auf Perubalsam sind leider nicht selten, Lichtdermatosen (Hautentzündungen durch UV-Licht) sind bei Behandlungen möglich. Die Empfindlichkeit tritt besonders häufig bei Kindern auf (bis zu 24 %), bei 7,6 % der Frauen und 4,6 % der Männer. Bei Unterschenkelekzemen und -geschwüren (Ulcus cruris) beträgt die Überempfindlichkeitsrate 14 - 22 %. Diese möglichen Nebenwirkungen müssen bei der Anwendung bedacht werden. Bei Kleinkindern sollte man Perubalsam nicht verwenden.

Überdosierung ist bei innerlicher Anwendung zu vermeiden, wegen Gefahr von Schädigungen der Magen- und Darmschleimhaut und der Nieren; auch Ödeme können ausgelöst werden.

Tolubalsam

Er wirkt ebenfalls stark antibakteriell: Schon das ätherische Öl allein hemmt Bakterien und Pilze und tötet sie ab. Im Tierversuch wurde durch Tolubalsam eine Steigerung der Abwehr und ein gewisser Infektionsschutz beobachtet. Allergien sind auch durch Tolubalsam möglich.

Verwendung

Perubalsam

Er wird bei schlecht heilenden und infizierten Wunden angewendet, bei Wundliegen, Prothesendruckstellen, Verbrennungen, Frostbeulen und Hämorrhoiden; bei chronischen Schleimhautentzündungen der Atemwege und Harnorgane nur noch in der Homöopathie. Im übrigen dient er als Geschmackskorrigens in Mundwässern. Außerdem ist er Bestandteil von Parfüms, Deosprays, Haarpflegemitteln, Rasierwässern und Lippenstiften. Auch in der Lebensmittel- und Getränkeindustrie wird er verwendet. Er sollte für alle diese nichtmedizinischen Zwecke destilliert werden, weil man dann Nebenwirkungen vermeidet.

Tolubalsam

Er wird bei Katarrhen der Luftwege verwendet; klinische Studien dazu fehlen freilich. Zudem wird er für Überzüge von Pillen benutzt, als Fixateur in Parfüms, als Geschmackskorrigens in der Back- und Zuckerwaren- und Getränkeindustrie.

Die Anwendung des Perubalsams bei Verletzungen, Hautkrankheiten, Krätze und Hämorrhoiden ist zuerst von den Indianern praktiziert worden und durch unsere Medizin bestätigt. Tolubalsam ist auch bei uns Hustenmittel, und seine desinfizierende Wirkung macht die Verwendung als Zahnpflegemittel einsichtig. Auch auf die Verwendbarkeit der Balsame als Deodorant sind zuerst die Indianer gekommen. Die innerliche Verwendung in ihrer Volksmedizin wirft Dosierungsprobleme auf. Schmerzlinderung ist bei uns nicht belegt. Über Samen und Rinde liegen bei uns zu wenige Daten für eine Beurteilung vor, über Blätter gar keine.

Pfeilwurz
Diät für Kinder und Kranke

GESCHICHTE UND VOLKSMEDIZIN

Die Herkunft der englischen Bezeichnung „arrowroot“ (Pfeilwurz) für diese Pflanze ist umstritten. Sloane hat im Jahre 1696 über die Anwendung von „indian arrow-root“ auf Jamaika und Dominica berichtet, die Kariben Westindiens rieben einen Brei aus den Rhizomen der Pflanze als Gegengift auf Wunden durch Schlangenbisse und Giftpfeile und er hat den Namen darauf zurückgeführt. Andererseits bedeutet das ähnlich klingende Wort „ara-ruta“ in der Sprache der Karibenvölker „mehlige Wurzel“, und manche Autoren halten „arrowroot“ für eine sprachliche Verballhornung der karibischen Vokabel; ähnlich, wie im Deutschen aus der lateinischen Pflanzenbezeichnung „libysticum“ bzw. Levisticum „Liebstöckel“ wurde.

Leider nennen die letzten überlebenden Kariben Westindiens auf der Antilleninsel Dominica die Pfeilwurz heute nicht „araruta“, sondern „túlala“, so daß die Streitfrage nicht mehr zu entscheiden ist. Sie verwenden das stärkereiche Pulver des Rhizoms und der Speicherknollen als Säuglingsnahrung, und außerdem in Mischung mit dem schwarzen Wachs stachelloser Bienen äußerlich bei Entzündungen und infizierten Wunden, früher auch bei Schlangenbissen.

Die Anwendung als Gegengift bei Schlangenbissen hängt mit der Mythologie der Kariben zusammen. Das Rhizom der sich entwickelnden Pflanze dringt zwei bis drei Fuß weit in den Boden ein und windet sich dann manchmal um sich selbst in der Art einer Schlange. Daraus leitet sich die Stammesüberlieferung ab, die Pfeilwurz sei eine Gabe des „Herrn Hundskopf“, des menschenähnlich gedachten Oberhaupts der Hundskopfschlangen (einer lokalen Boa-Art). Dieser Herr der Schlangen lehrte die Vorfahren der Kariben, wie die Pflanze zu gebrauchen sei. Pflanzung und Ernte dieser wichtigen Nahrungspflanze sind heute noch mit magischen Riten verbunden: Beim Pflanzen muß eine kleine Silbermünze als „Bezahlung“ der Gabe mit vergraben werden.

Die Pfeilwurz wurde zuerst von Indianervölkern im Orinokogebiet Venezuelas und im angrenzenden brasilianischen Regenwald kultiviert. Karibenstämme haben die Pflanze bei ihrer Nordwanderung im 15. Jahrhundert auf die Antillen mitgenommen. In Venezuela heißt die Pflanze seit altersher „guapo". Schon Diego de Ordaz stieß 1536 auf dem Weg durch die Llanos zum Orinoko auf Guapo als Nahrungspflanze und auch für Trinidad und Guayana ist sie belegt.

Fusée Aublet, der erste Erforscher der Flora von Französisch-Guayana (Cayenne), berichtet 1775, daß die dortigen Kariben die Rhizome der rund um ihre Siedlungen wachsenden Pfeilwurz unter heißen Kohlen garen lassen und sie dann essen, und daß sie sie zur Abkürzung von Wechselfieber anwenden.

Die erste botanische Beschreibung der Pfeilwurz gab Sloane 1696 in seinem Katalog der Flora von Jamaika, als „Canna Indica radice alba alexipharmaca" (Canna indica mit weißer, als Gegengift dienender Wurzel). Als Gegengift sei sie wirksam gegen Schlangenbisse, das Gift von Manchineel (Hippomane mancinella, ein Wolfsmilchgewächs, dessen Milchsaft als Pfeilgift diente, das aber auch bei Berührung Hautentzündungen auslösen kann), und gegen das Gift der Wespen von Guadeloupe, und sie hemme ein beginnendes Gangrän (brandige Entzündung, die zum Absterben von Gewebe führt).

Weitere volksmedizinische Anwendungen werden heute vor allem aus Yucatan genannt. Dort ißt man bei Blasen- und Harnwegserkrankungen die Rhizome roh; als harntreibendes Mittel trinkt man alle zwei Stunden eine Abkochung von zwei bis drei Pfeilwurzrhizomen in gesüßtem Wasser. Eine ungesüßte Abkochung oder Saft aus rohen Rhizomen benutzt man zum Augenwaschen. Bei chronischem Durchfall wird Pfeilwurzstärke in gesüßtem Wasser mehrmals täglich getrunken, zusätzlich auch als Klistier gegeben.

Auf Trinidad wird die Stärke äußerlich bei Sonnenbrand und bei Erysipel (Rose, Wundrose) verwendet.

Nachdem Patrick Browne 1756 den Wert der Pfeilwurz als Stärkepflanze hervorgehoben hatte, kam Arrowroot schließlich am Anfang des 19. Jahrhunderts in England in den Handel. 1827 ist Pfeilwurzstärke (Amylum Marantae) erstmals im Preußischen Arzneibuch aufgeführt, ab 1872 im Deutschen Arzneibuch.

Georg Friedrich Most empfahl 1843 zwei bis drei Teelöffel „Arrowmehl" für eine nahrhafte Suppe, „Arrow-Weinsuppe" bei chronischen Durchfällen ohne Fieber und Leibschmerzen. Für Kinder sei die Zubereitung mit Milch oder Wasser vorzuziehen, und sie sei eine beliebte Kinderspeise. „Sie nährt bedeutend, passt bei Darrsucht und Skropheln der Kinder, bei Lungensucht und sonstigen Zehrkrankheiten Erwachsener.“. Also Diät für Kinder und Kranke.

Die Pflanze

Die Pfeilwurz, Maranta arundinacea L., zählt zur tropischen Pflanzenfamilie der Pfeilwurzgewächse (Marantaceae), die mit den Ingwergewächsen verwandt ist. Die Pflanze (Abb. 1) ist ein Kraut mit unterirdischen im Boden kriechenden Rhizomen (Abb. 2). Die Rhizome sind einen bis wenige Zentimeter dick, treiben Ausläufer und bilden außer Wurzeln auch spindelförmige Speicherknollen. Die Speicherknollen werden 10 - 35 cm lang und bis zu 8 cm dick; sie sind weiß und mit überlappenden, trockenen, schuppigen Niederblättern bedeckt, die bei der Ernte entfernt werden. Ältere Rhizome haben eine bittere harzige Außenschicht.

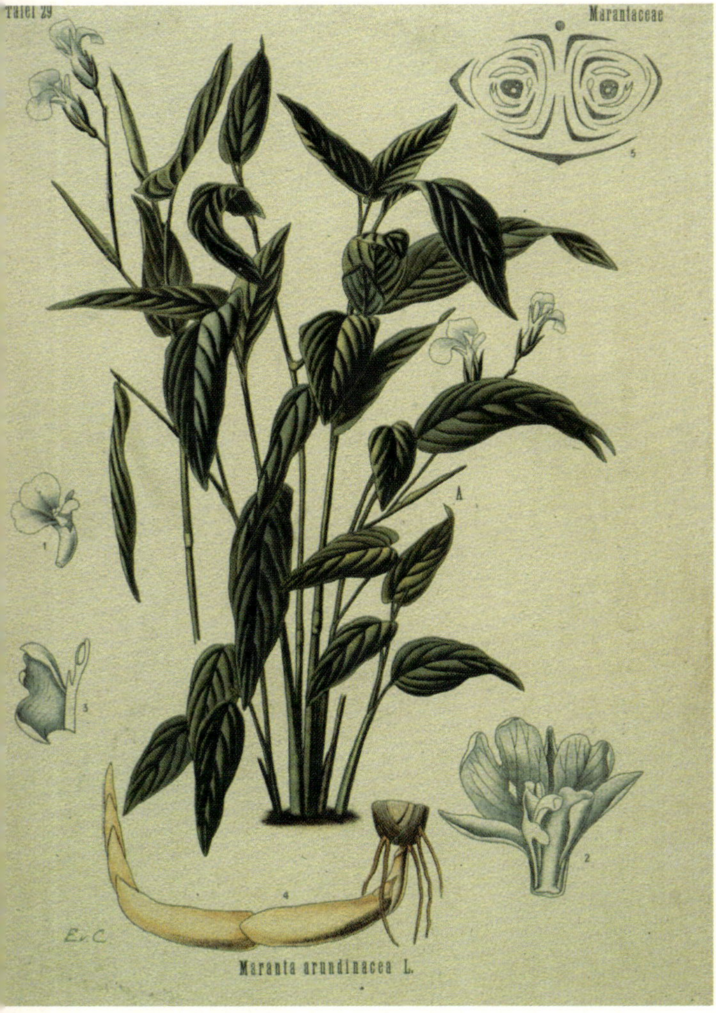

Abb. 1 Pfeilwurz (Maranta arundinacea), blühende Pflanze. Unten ein ausläufertreibendes Rhizom, rechts und links Details der unsymmetrisch gebauten Blüte. Bildtafelsammlung des Instituts für Pharmazeutische Biologie der TU Braunschweig

Die oberirdischen Teile der Pflanze sind einjährig. Die schlanken Stengel entspringen aus den Rhizomen und werden 60 - 180 cm hoch; sie sind verzweigt. Die langen Stiele der wechselständigen Blätter haben an der Basis eine Blattscheide. Die behaarte Blattfläche wird 5 - 10 cm breit und 10 -25 cm lang, ist oval-lanzettlich und am Scheitel zugespitzt.

Die Blüten haben drei lanzettliche Kelchblätter; die weißen Kronen sind zwei bis dreieinhalb Zentimeter lang, röhrenförmig verwachsen und unsymmetrisch mit zwei stehenden Kronzipfeln und einem hängenden. Die Blüten sind im Blütenstand paarweise angeordnet. Nur eines der sechs Staubblätter ist fruchtbar. Der unterständige Fruchtknoten ist dreiteilig, in der Fruchtkapsel entwickelt sich aber nur ein Samen. Dieser ist rosa, rauh und mit einem blaßgelben Samenmantel (Arillus) versehen; er wird bei den modernen Kultursorten nicht mehr ausgebildet.

Vorkommen und Kultur

Die Pfeilwurz ist heimisch im Orinokogebiet. Sie wird heute in verschiedenen Kultursorten im gesamten tropischen Amerika von Mexiko und den Bahamas bis Bolivien und Brasilien als stärkehaltige Nah-

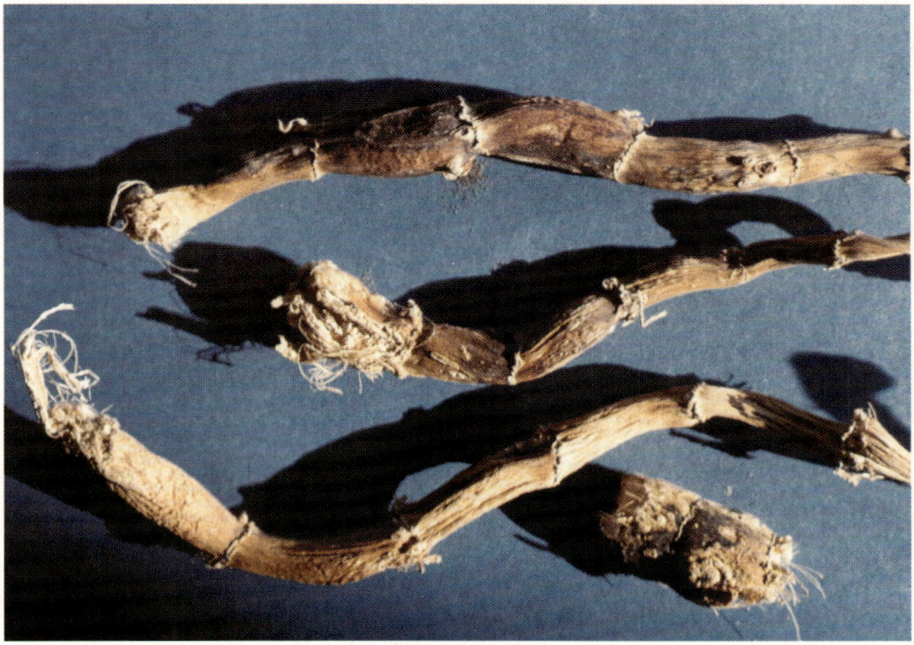

Abb. 2 Pfeilwurzrhizome. Unten rechts ein kurzes Stück mit Wurzelnarben.

rungspflanze angebaut, ebenso in Tropenländern der Alten Welt. Die modernen Kulturformen können nur vegetativ vermehrt werden. Die Rhizome und Speicherknollen werden nach 10 - 11 Monaten geerntet. Der Ertrag beträgt 7 - 13, bei guter Düngung bis zu 37 Tonnen pro Hektar. Jede Pflanze gibt während fünf bis sechs Jahren wiederholte Ernten. Die Pfeilwurz ist auch eine tropische Zierpflanze.

„heilsames“ Nahrungsmittel

Junge Rhizome und Speicherknollen können direkt gekocht und geröstet werden, ältere werden vorher geschält und getrocknet. Wegen des Rohfasergehaltes ist das Essen aber nicht sehr populär. Der größte Teil der Ernte dient deshalb der Stärkegewinnung. Die Stärke wird direkt durch Ausschlämmen gewonnen, ohne Einsatz von Chemikalien. Hauptexporteur der Pfeilwurzstärke (Drogenbezeichnung Marantae amylum) ist die Antilleninsel St.Vincent.

Wirkstoffe

Frische Rhizome und Speicherknollen enthalten 65,5 % Wasser, 20 - 25 % Stärke, 1 % Fett, 1,5 % Eiweiß und 6 % Rohfaser sowie Calcium, Phosphat, Eisen, Vitamin C und andere Vitamine. Andere Stoffe sind nicht untersucht. Die Stärkepräparate bestehen zu 85 % aus Stärke, etwas Wasser und 0,7 % Eiweiß sowie 0,2 % Fett.

Wirkung

Die Pfeilwurzstärke ist leicht verdaulich. Im Tierversuch führte die Verfütterung der Stärke in einer cholesterolreichen Diät zu einem beträchtlich verringerten Cholesterolgehalt im Herzmuskel, im Vergleich zur Kontrolle um 53 %. Ebenfalls im Tierversuch verringerte ein wäßriger Auszug aus dem Rhizom die durch Choleratoxin verursachte Wasserabgabe in den Darm. Der Wirkstoff ist unbekannt.

Verwendung

Bei uns wird ausschließlich die Stärke verwendet, als Diätetikum für Kinder, alte Menschen und Genesende, in der Medizin bei Magen- und Darmerkrankungen und bei Durchfall, vor allem in der Kinderheilkunde. Die Stärke ist in manchen Gesichtspudern enthalten, sie dient in der Pharmazie als Tablettierhilfsstoff, und in der Lebensmittelindustrie für Kindernährmittel, als Bindemittel, für feine Backwaren und sie wird bei der Schokoladeherstellung verwendet.

Zur Beurteilung der volksmedizinischen Verwendung in Süd- und Mittelamerika läßt sich nur wenig sagen, weil nur spärliche pharmakologische Untersuchungen und gar keine chemischen über die Nährstoffe hinaus vorliegen. Die Verwendbarkeit als Säuglingsnahrung haben schon die Kariben entdeckt und für die Wirkung gegen Durchfall ist ein experimenteller Hinweis gegeben; bei Sonnenbrand und Hautentzündungen könnte die Stärke reizlindernd wirken. Der Einsatz als Gegengift basiert auf der Schlangen-Mythologie.

Quebracho blanco
Antiasthmatikum aus dem Gran Chaco

GESCHICHTE UND VOLKSMEDIZIN

„Gran Chaco“ bedeutet „Großes Treibjagdfeld“. Nachdem die zumeist halbnomadischen Indianerstämme dieses weiten Gebietes zwischen dem Fuß der Anden und dem Rio Paraguay von den Spaniern das Pferd übernommen hatten, wurden große Treibjagden zu Pferde üblich, und die Reiterstämme wurden auch gefürchtete Krieger, bis die argentinische Armee sie 1870 und 1884 unterwarf. Heute sind die meisten Chaco-Indianer Lohnarbeiter bei den Weißen.

Einer der Gründe zur wirtschaftlichen Erschließung des Gran Chaco war und ist die Gewinnung von Bauholz, Holzkohle und Tannin (Gerbstoff) von den Quebracho-Bäumen. Man unterscheidet zwei botanisch ganz verschiedene Gattungen dieser Bäume: Den Quebracho colorado (quebracho bedeutet „Beilbrecher“, wegen seines harten Holzes; colorado = rot), Schinopsis quebracho-colorado und andere Arten, aus der Familie der Sumachgewächse (Anacardiaceae; auch Pistazien, Mango- und Cashewnußbäume gehören dazu), deren hartes Holz schwerer als Wasser ist und die 8 - 20 % Gerbstoff in der Rinde enthalten , und den Quebracho blanco (den „weißen“) aus der Familie der Hundsgiftgewächse (Apocynaceae), dessen Holz ebenfalls hart ist und dessen Rinde 12 % Gerbstoff enthält, der aber zugleich eine Arzneipflanze ist. In Europa wurde die Rinde des weißen Quebracho erst im 18. Jahrhundert bekannt .

Die Indianer benutzen die Rinde seit altersher als Heilmittel, aber auch zu anderen Zwecken. In der argentinischen Volksmedizin werden Auszüge der Rinde bei Atmungsbeschwerden und Asthma, Fieber, Husten und Leberschmerzen verwendet, sowie äußerlich bei Entzündungen und Gonorrhöe; außerdem - bei Indianern - auch das Holz- als Aphrodisiakum.

In Paraguay werden Abkochungen der Rinde äußerlich als Antiseptikum bei Entzündungen und Geschwüren, Umschläge aus Rinde und Früchten bei Prellungen benutzt, Rindentee innerlich bei Durchfall und Ruhr, chronischer Bronchitis und Asthma.

Mit Matetee gemischt wird die Weiße Quebrachorinde von Indiofrauen als menstruationsförderndes Mittel, bei Schmerzen und Geburtskomplikationen getrunken. Die Mischung dient aber auch zur Einleitung von Abtreibungen und zur Empfängnisverhütung.

Bei den Lengua-Maskoy im paraguayischen Chaco hat der Stamm des Weißen Quebrachobaumes auch eine zeremonielle Funktion, deren Symbolik angesichts der Verwendung seiner Rinde in der Frauenheilkunde und als Aphrodisiakum wohl deutlich ist. Bei der Initiationsfeier der jungen Mädchen holen die Männer nach den Maskentänzen einen jungen Quebrachostamm aus dem Wald und graben auf dem Festplatz ein Loch in den Boden. Nun versuchen die Frauen den Stamm im Ringkampf mit den Männern zu erobern, was ihnen nach längerer Kabbelei auch gelingt. Sie errichten den erbeuteten Baumstamm aufrecht in der vorbereiteten Vertiefung; dann singen sie und umtanzen ihn.

Anschließend folgt das Festessen.

Die Pflanze

Der Weiße Quebrachobaum, Aspidosperma quebracho-blanco Schlecht., zählt zur Familie der Hundsgiftgewächse (Apocynaceae; wie unser Immergrün, Vinca minor L.). Er ist ein 5-20 Meter hoher Baum mit oft starkem Stamm und

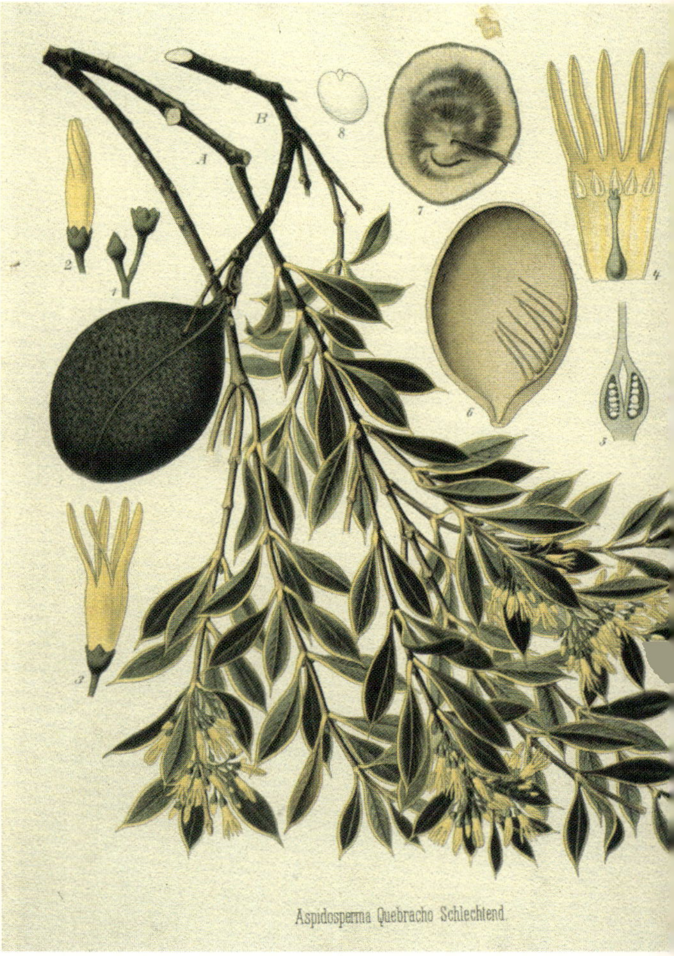

Abb. 1 Weißer Quebracho (Aspidosperma quebracho-blanco). Blühender und fruchtender Zweig sowie Details von Blüten, Fruchtknoten, Frucht und Samen. Aus Köhler's Medizinal-Pflanzen, 1883.

einer Pfahlwurzel, der in seiner Wuchsform an eine Trauerweide erinnert. Die immergrünen, elliptischen bis lanzettlichen Blätter sind 3-5 cm lang, gegenständig oder in Dreierwirteln angeordnet und häufig gelbgrün (Abb.1). Die weißen bis gelbgrünen Blüten sind etwa 1 cm lang und haben eine Kronröhre; sie stehen in vielblütigen Blütenständen. Die stark verholzten Früchte werden 4-10 cm lang und enthalten geflügelte Samen.

Vorkommen

Vor allem in den Trockenwäldern des Gran Chaco (Nordargentinien, Paraguay, Südostbolivien) und in Trockentälern der argentinischen Kordilleren, sowie im „Zwischenstromland" zwischen Paraná und Rio Uruguay und in Südbrasilien.

Die Droge

Die bis 3 cm dicke Stammrinde mit tiefgefurchter rissiger Borke (Abb. 2) schmeckt sehr stark bitter. Ihre Innenseite ist gelblichgrau bis gelbbraun gefärbt und längsstreifig. Quebrachorinde ist Droge des Deutschen Arzneimittelcodex (DAC). In der Homöopathie ist auch die dünnere Zweigrinde zugelassen.

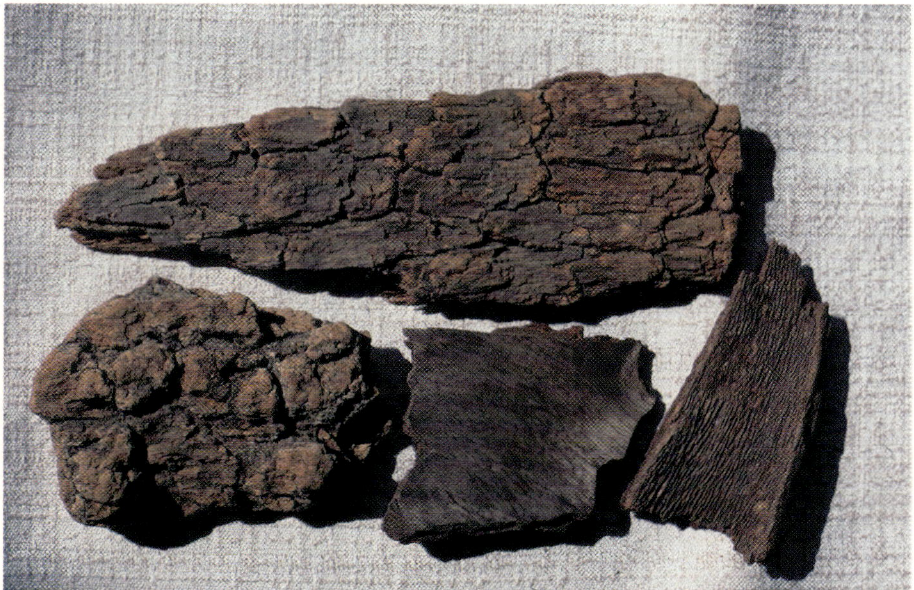

Abb. 2 Weiße Quebrachorinde. Oben und links rissige Borke der Außenseite, rechts unten längsstreifige Innenseite (nachgedunkelt).

Wirkstoffe

Die Rinde enthält 0,3-1,5 % Indolalkaloide; mindestens 1 % wird für zulässige Drogenchargen verlangt. Hauptalkaloide sind Aspidospermin und Yohimbin. Insgesamt kennt man etwa 30 verschiedene Alkaloide. Auch Früchte und Blätter des Baumes sind alkaloidhaltig. Der Gerbstoffgehalt der Rinde liegt bei 12 %.

Wirkungen

Aspidospermin stimuliert im Tierversuch die Atmungstätigkeit. Für die Rindendroge ist deshalb die gleiche Wirkung anzunehmen; eine kontrollierte klinische Untersuchung liegt aber bisher nicht vor. Yohimbin wurde zuerst bei einer afrikanischen Pflanze entdeckt: Pausinystalia yohimba aus der Familie der Krappgewächse (Rubiaceae). Yohimbin verursacht in gewisser Konzentration eine verstärkte Durchblutung aller Unterleibsorgane. Über die damit mögliche Wirksamkeit als Aphrodisiakum ist man sich nicht einig: Manche nehmen an, daß sie erst bei einer toxischen Dosis auftritt, nach anderer Meinung ist Yohimbin die bislang einzige aphrodisierende Substanz mit objektivierbarer Wirkung ohne schwerwiegende Nebenwirkungen. Bei der Verwendung standardisierter Quebrachopräparate tritt diese Wirkung nicht auf. Überdosierung von Yohimbin verursacht Schwindel, Herzklopfen und Blutdrucksenkung; bei Erkrankungen von Niere oder Leber, chronischen Herzkrankheiten und niedrigem Blutdruck darf Yohimbin nicht gegeben werden. Gerbstoffe wirken bei innerlicher Gabe stopfend gegen Durchfall, äußerlich angewendet antiseptisch.

Eine Überdosierung der Droge oder von reinem Aspidospermin hat Übelkeit und Erbrechen zur Folge, im Tierexperiment auch den Tod.

Vergleicht man die Erkenntnisse unserer modernen Medizin mit der Verwendung der Droge in der indianischen und südamerikanischen Volksmedizin, so ist die Wirksamkeit bei Asthma und anderen Atmungsbeschwerden durch Aspidospermin belegt, die antiseptische und stopfende Wirkung durch Gerbstoffe. Yohimbin könnte auch die Anwendung als Aphrodisiakum erklären. Die Chaco-Indianer haben also einiges herausgefunden!

Anmerkung: Viel berühmter als Aphrodisiakum aus Südamerika ist das „Potenzholz" Muira-puama von Ptychopetalum olacoides Benth. und P. uncinatum Anselmino, zwei brasilianischen Pflanzen aus der Familie der Olacaceen. Holz und Rinde von Stamm und Wurzel dienen als Droge. Von den bis jetzt gefundenen Inhaltsstoffen hat keiner eine bemerkenswerte Wirkung. Nach dem Urteil von Professor Varro E. Tyler ist allem Anschein nach das Potenzholz wenig potent.

Verwendung

Die Rinde selbst wird bei uns kaum verordnet; meist sind es Quebracho-Tinkturen und -Trockenextrakte in Arzneimitteln, die innerlich bei Asthma, Bronchitis und Atemstörungen, ferner bei Fieber, Krämpfen und zur Appetitanregung verordnet werden. Auch in der Homöopathie dienen Tinkturen und andere Zubereitungen bei chronischen Atemwegserkrankungen mit Atemnot. Schließlich werden Quebrachoextrakte in der sehr geringen Dosis von 0,003 % als Geschmackskorrigentien Getränken, Backwaren und Süßwaren zugesetzt.

Ratanhiawurzel
Zahn- und Mundpflegemittel aus Peru

GESCHICHTE UND VOLKSMEDIZIN

Die Ratanhiawurzel ist eine alte Arzneidroge der peruanischen Indianer. In der Ketschuasprache heißt der Ratanhiastrauch „puma kachu“. Luis de Monzón hat in der „Descripción de la tierra de repartimiento Atunsora“ (repartimientos waren die den spanischen Adligen nach der Eroberung Perus zugewiesenen Landesteile) im Jahre 1586 geschrieben: „Gegen Lungenerkrankungen benutzen die Indios die Wurzeln einer Pflanze, genannt pomachoc; zerkleinert und erhitzt, legen sie sie auf die Brust, und so sind sie (die Erkrankungen) gelindert“. Also eine Anwendung als warmer Umschlag.

In Europa wurde die Wurzel erst vor 200 Jahren eingeführt. Von 1779 - 1788 erforschte Hipolito Ruiz, Adjunkt am Botanischen Garten in Madrid, zusammen mit dem Spanier Joseph Pavon und dem Franzosen Dombey die Flora von Peru und Chile. 1779 entdeckte Ruiz den Ratanhiastrauch und 1784 beobachtete er, daß die Frauen in Huanuco und Lima Zubereitungen dieser Wurzel zur Zahnpflege benutzten. Nach Europa zurückgekehrt, erreichte Ruiz 1796 die Zulassung der Ratanhiawurzel als Arzneidroge in Spanien, von wo aus ihr Gebrauch sich allmählich über Europa verbreitete.

Die Rückreise von Ruiz und Pavon verlief allerdings nicht glatt: Sie verloren durch einen Schiffbruch den größten Teil der gesammelten Pflanzen. Trotzdem konnten sie in Madrid 1798 - 1802 eine vierbändige „Flora peruviana et chilensis“ mit 425 Bildtafeln von Pflanzen veröffentlichen. Schon 1792 schrieb Ruiz eine „Quinologia“ über Perubalsam und Chinarinde. Dombey, der eine Erstbeschreibung des Ratanhiastrauchs gab, bevor seine Kollegen ihr großes Werk herausbrachten, hatte ein unglückliches Schicksal: Auf seiner zweiten Reise nach Südamerika geriet er als Franzose in den Krieg Englands und Spaniens gegen Frankreich, wurde 1793 von englischen Korsaren gefangen, nach Spanien gebracht und starb 1795 in einem spanischen Gefängnis, - trotz seiner Verdienste um die botanische Erforschung der spanischen Kolonie Peru !

In Deutschland hat man Ratanhia erstmals 1819 verwendet, und zwar wie andere gerbstoffhaltige Drogen bei Entzündungen und

Durchfall. Seit 1827 war sie im Preußischen Arzneibuch aufgeführt. Im Königreich Hannover waren auch einige mit ihr verwandte Arten aus anderen Gegenden Südamerikas zulässig.

In Bolivien und Peru verwenden die Kallawaya-Wanderheiler die Ratanhiawurzel trocken und pulverisiert als blutstillendes Mittel bei Verletzungen, als Abkochung zum Waschen von Hämorrhoiden, bei Blutungen im Mund und im Vaginalbereich, innerlich gegen Durchfall und Ruhr sowie bei Lungenentzündungen, in Wasser zerkocht gegen Magengeschwüre. Neuerdings wird sie in Bolivien auch bei Zuckerkrankheit benutzt.

In südamerikanischen Rezepten für den Hausgebrauch wird das Wurzelpulver heute für Mundwässer verwendet, die das Zahnfleisch festigen und die Zähne weiß machen sollen, innerlich als Tinktur, Sirup oder Abkochung bei Blutungen vor allem im Magen-Darm-Bereich, und in einer Art Klistier gegen Gonorrhöe. In Kolumbien soll der Ratanhiadekokt auch zur Stützung der Zähne dienen, wenn sie sich lockern.

Die Pflanze

Stammpflanze der Droge ist der Ratanhiastrauch, Krameria lappacea (Dombey) Burdet & Simpson (syn. K. triandra R. et P.; R. et P. ist Abkürzung für Ruiz und Pavon). Die Familie der Krameriaceae ist auf Amerika beschränkt und umfaßt nur diese eine Gattung mit 17 Arten. K. lappacea (Abb. 1) ist ein 30 - 100 cm hoher Halbstrauch mit einer sehr kräftigen Bewurzelung. Die Hauptwurzel kann nahe der Bodenoberfläche dick wie eine Faust sein, die Nebenwurzeln sind bis 3 cm dick und meterlang.

Die grünen, später knorrigen und schwarzen Zweige tragen kleine, bis 1,5 cm lange, dichtstehende, silbergrau behaarte länglich-eiförmige Blätter. Die gestielten Blüten fallen durch ihre Farbe auf: Ihre vier grau behaarten Kelchblätter sind auf der Innenseite purpurn gefärbt, die vier Kronblätter ebenfalls purpurrot. Die Blüten von Krameria erinnern etwas an die der Schmetterlingsblütler (Fabaceae), man betrachtet die Krameriaceen aber heute eher als Verwandte unserer Kreuzblumen (Polygalaceae). Die Blüten haben nur drei Staubblätter. Aus dem oberständigen Fruchtknoten entwickelt sich eine schwarzrot bestachelte Frucht.

Vorkommen

In den Kordilleren Perus und Boliviens bis nach Ekuador und Nordargentinien hinein, oft auf sandigen Abhängen zwischen 1 000 und 2 500 m Höhe, stellenweise bis in 3 600 m Höhe. Die Wurzeldroge wird ausschließlich aus Wildbeständen gesammelt. Krameria-Arten sind Halbparasiten, wie man neuerdings weiß, d.h., sie sind zwar grün und assimilieren Kohlendioxid wie andere grüne Pflanzen, bilden aber zugleich Saugwurzeln, mit denen sie in andere Pflanzenwurzeln eindringen und Nährstoffe aus diesen aufnehmen. In unserer Flora gibt es auch solche Halbparasiten wie z.B. Klappertopf und Augentrost (Familie Rachenblütler, Scrophulariaceae). Man kann versuchen, den Ratanhiastrauch auf Wurzeln von Opuntien zu ziehen, es ist aber sehr schwierig.

Die Droge

Die 1 - 3 cm dicken getrockneten Wurzeln (Abb. 2) haben eine oft rissige dunkel-rotbraune Rinde; man kann mit der Rinde braune Striche auf Papier ziehen. Das Holz ist heller braun und sehr zäh. Die Wurzelrinde schmeckt zusammenziehend und etwas bitter, das Holz ist fast geschmacklos.

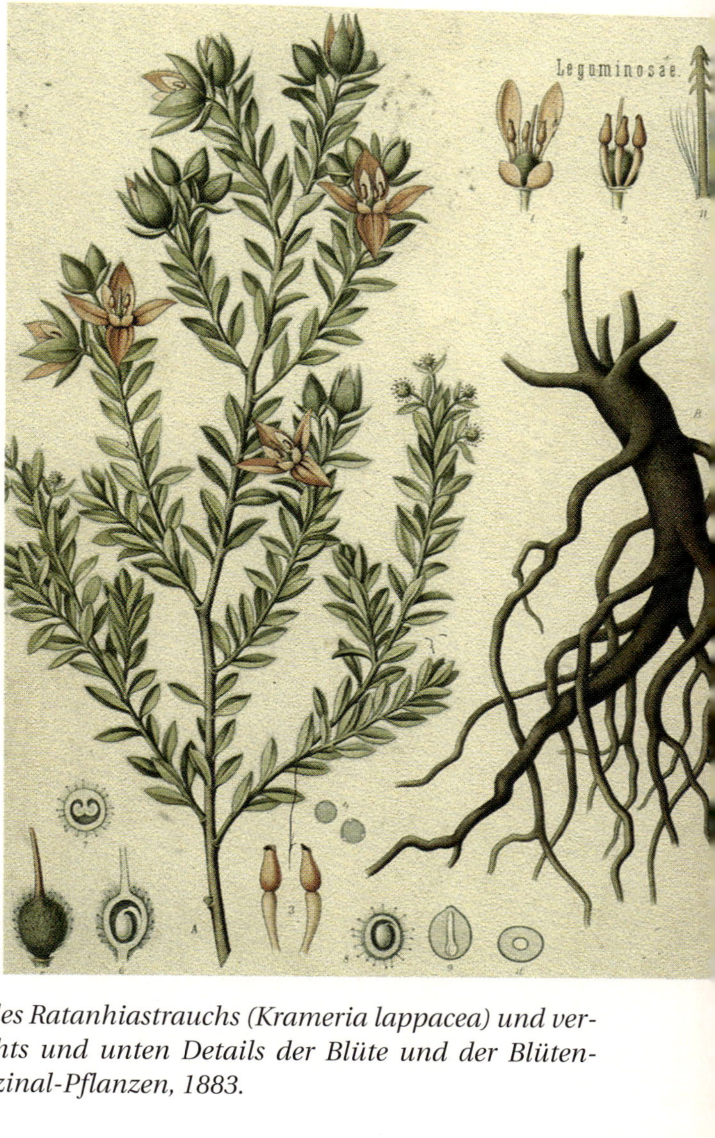

Abb. 1 Blühender Zweig des Ratanhiastrauchs (Krameria lappacea) und verzweigte Wurzel. Oben rechts und unten Details der Blüte und der Blütenorgane. Aus Köhler's Medizinal-Pflanzen, 1883.

Ratanhiawurzel ist Arzneibuchdroge in Deutschland, Österreich und der Schweiz, und ebenso im Homöopathischen Arzneibuch.

Wirkstoffe

Die Wurzel enthält etwa 10 % Gerbstoffe vom Catechintyp, die Wurzelrinde allein maximal 40 %. Bei längerer Lagerung der Droge kondensieren diese vor allem im Korkgewebe der Rinde zum unlöslichen „Ratanhiarot“. Während man sich früher nur mit den wasserlöslichen Gerbstoffen befaßt hat, sind 1981 von Stahl und Ittel in Saarbrücken fettlösliche Benzofurane gefunden worden, die Ratanhiaphenole. Sie zählen zur großen Stoffklasse der Lignane. Man kennt heute zahlreiche Neo- und Norneolignane sowohl bei K. lappacea wie anderen Krameria-Arten, vor allem mexikanischen.

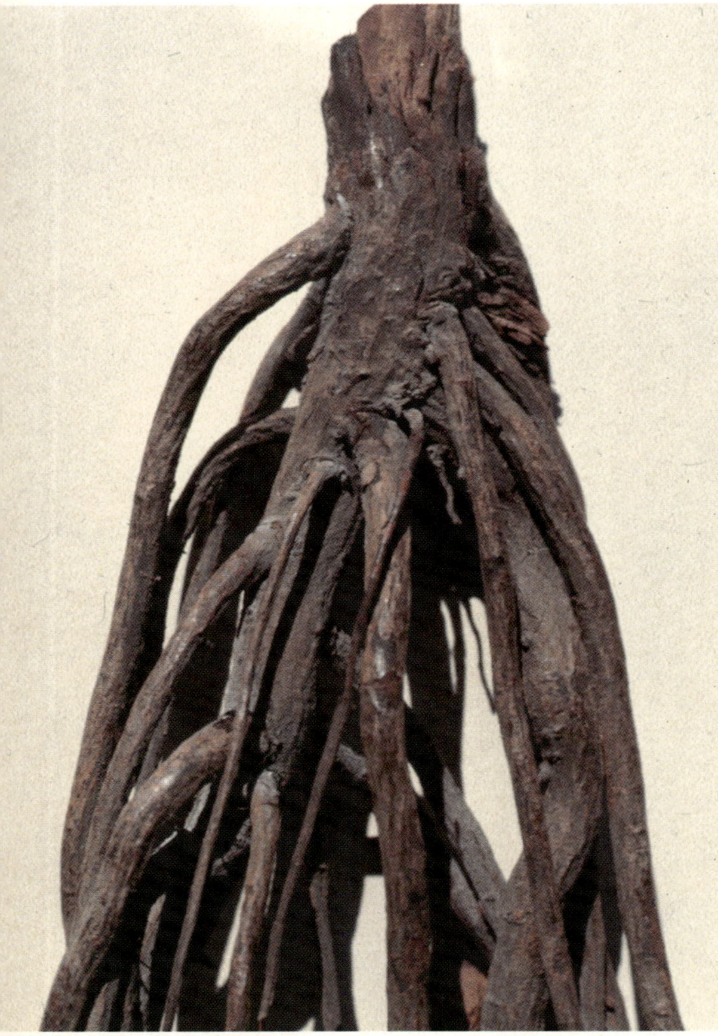

Abb. 2 Ratanhiawurzel. Kurze Hauptwurzel mit langen Nebenwurzeln. Oben ist die Rinde z.T. abgesprungen und das hellere Holz zu sehen.

Wirkungen

Gerbstoffe wirken antiseptisch bei Entzündungen und, bei innerlicher Anwendung, stopfend bei Durchfall (bzw. ohne Durchfall in hoher Dosis verstopfend!). Über die Wirkung von Krameria-Lignanen ist bisher bekannt, daß einige das Wachstum von Bakterien und Pilzen hemmen.

Die beiden Ratanhiaphenole absorbieren ultraviolettes Licht (UV B; als Sonnenschutzmittel brauchbar). - Allergische Schleimhautreaktionen sind bei Anwendung von Ratanhia äußerst selten.

Anwendung

Aufgrund des hohen Gerbstoffgehaltes geeignet gegen Entzündungen von Zahnfleisch und Mundschleimhaut als Gurgelmittel, Tinktur und Pinselung; in Fertigarzneimitteln oft in Mischung mit Myrrhentinktur. Auch Bestandteil von Zahnpasten. Seltener zur Behandlung von Frostbeulen und Schenkelgeschwüren und innerlich gegen Durchfall.

Die Anwendung in der Medizin und Volksmedizin Südamerikas als Zahn- und Mundpflegemittel, gegen Entzündungen, bei Hämorrhoiden, zum Blutstillen und gegen Durchfall ist durch den Gerbstoffgehalt durchaus begründet. Andere Anwendungen (Lungenentzündung, Zuckerkrankheit) erscheinen nach unseren jetzigen Kenntnissen zweifelhaft, es sei denn, die Untersuchung der Krameria-Lignane bringt noch etwas Neues.

Seifenrinde (Quillajarinde)
Eine alte Droge mit neuentdeckten Wirkungen

GESCHICHTE UND VOLKSMEDIZIN

Die erste Beschreibung der Pflanzenwelt Chiles hat der Jesuitenmönch und Bibliothekar Juan Ignacio Molina gegeben, ein gebürtiger Chilene. Er sammelte zahlreiche Pflanzen, und als er nach dem Verbot des Jesuitenordens in Südamerika Zuflucht in Italien gefunden hatte, beschrieb er sie in einem Buch. Dieses erschien 1782 in Bologna und schon 1786 in deutscher Sprache in Leipzig: „Versuch einer Naturgeschichte von Chili“. Eine zweibändige Ausgabe kam in Madrid 1788 und 1795 heraus. Molina gehört, wie José Celestino Mutis, der Gründer des Botanischen Gartens in Bogotà, und Hipolito Ruiz und Joseph Pavon, die 1779 - 1788 die Flora Perus erforschten (s. Ratanhia), zu den bedeutenden Botanikern der spanischen Kolonialzeit.

Zahlreiche Arten der Flora Chiles tragen seinen Autorennamen, unter anderem der Boldobaum und der Seifenrindenbaum, Quillaja saponaria Mol. Quillay, abgeleitet vom araukanischen Wort „cüllai“, ist der einheimische Name des Baumes; er bedeutet „waschen“ und „sapo“ im Lateinischen Seife. Der wäßrige Rindenextrakt schäumt nämlich stark und wird in Chile seit altersher als Waschmittel benutzt. Im 19. Jahrhundert wurde die Rinde ein wichtiger Exportartikel für die Herstellung von Waschmitteln in Europa und Nordamerika. Wegen der Ausfuhr über Panama nannte man sie auch „Panamarinde“.

Die Araukaner oder Mapuche, wie sie sich selbst nennen (mapu = Land, che= Leute), das größte Indianervolk Chiles, verwenden die Rinde außer als Waschmittel auch als schleimlösendes Hustenmittel und zum Zähneputzen. Zahnpflege gibt es durchaus auch bei Indios (vgl. Ratanhia). Die Landbevölkerung Chiles verwendet den wäßrigen Rindenauszug ebenfalls als Wasch- und Hustenmittel, aber auch bei Schuppen und Haarausfall. Die Blüten dienen für Bäder bei Rheuma, die Blätter in Bolivien auch gegen Asthma.

Die Pflanze

Der Quillay oder Seifenrindenbaum, Quillaja saponaria Mol., ist ein Rosengewächs (Familie Rosaceae). Der bis 15 Meter hohe Baum trägt kleine immergrüne Blätter und weißliche Blüten von etwa 1,5 cm Durchmesser (Abb. 1). Die fünffächrigen Früchte sind sternförmig; sie enthalten zahlreiche geflügelte Samen und bleiben geöffnet noch lange Zeit am Baum.

Vorkommen

Der Baum ist in Mittelchile trotz weitgehender Rodung und Vernichtung der Quillaywälder noch relativ häufig, in den Kordilleren bis in 2 000 Meter Höhe. Er kommt auch in Peru und Bolivien vor und man trifft ihn außerdem in Südeuropa, wo er gelegentlich angepflanzt wird.

Die Droge

Als Arzneidroge wie zu technischen Zwekken dient die von dem bis einen Meter dicken Stamm abgelöste, aschgrau bis graurosa gefärbte, mehrere Millimeter dicke Rinde (Abb. 2). Die Droge wird ausschließlich aus Chile importiert. Die Seifenrinde (Quillajae cortex) wurde 1890 in das Deutsche Arzneibuch aufgenommen und wird heute im Deutschen Arzneimittelcodex geführt. Sie ist auch Droge des Österreichischen Arzneibuchs und der Schweizerischen Pharmakopöe.

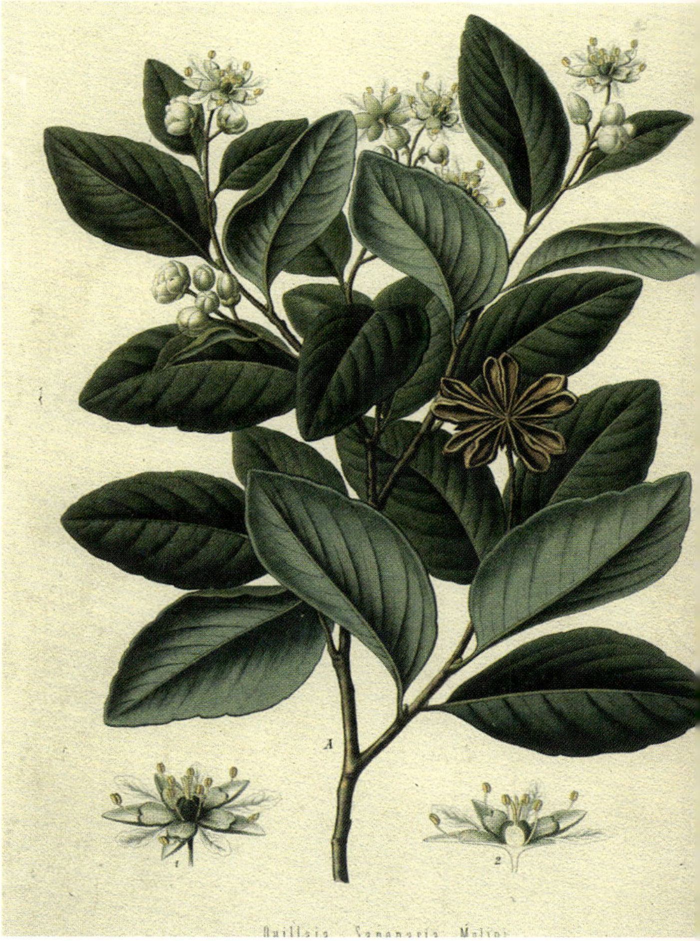

Abb. 1 Zweig des Seifenrindenbaumes (Quillaja saponaria) mit Blüten und geöffneter Frucht; unten Blüten im Detail. Aus Köhler's Medizinal-Pflanzen, 1883.

Wirkstoffe

Die Rinde enthält 8,5 - 16,4 % stark schäumende Saponine vom Triterpentyp, vor allem Quillajosid, außerdem Gerbstoffe.

Wirkungen

Wie manche anderen Saponine, z.B. die der Primel, wirken Quillajasaponine als schleimlösendes Hustenmittel: Die Wirkung auf die Schleimdrüsen in den Bronchien wird reflektorisch über eine Reizung von Nervenendigungen in der Magenschleimhaut ausgelöst, ähnlich wie durch die Alkaloide der Brechwurzel (Ipecacuanha).

Seifenrindenpulver reizt beim Einatmen zum Niesen. Bei Überdosierung der Droge kommt es zu Reizerscheinungen mit Magenschmerzen, Durchfall und anderen schweren Folgen. Über zwei Jahre dauernde Langzeitversuche bei Versuchstieren erwiesen die normale Dosis als ungiftig. 0,2 g als Einzeldosis sollte man beim Menschen aber nicht überschreiten.

Einige Wirkungen von Quillajasaponin wurden erst in den letzten Jahren entdeckt: Im Tierversuch wurde nach oraler Gabe von Quillajasaponin ein Sinken des Serum-Cholesterolspiegels im Blut beob-

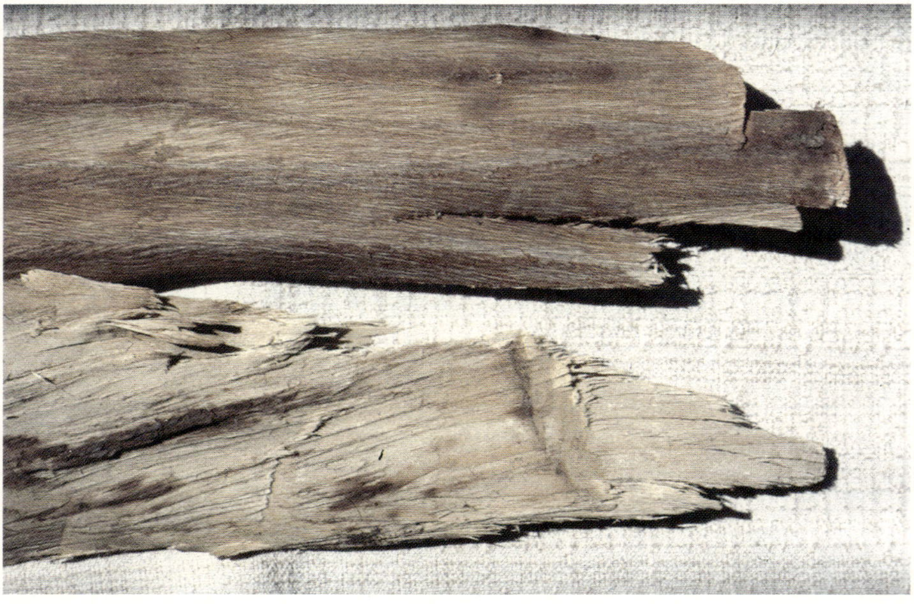

Abb. 2 Seifenrinde. Oben Außenseite, unten Innenseite. Die Rinde ist sehr stark mit längs verlaufenden Fasern durchsetzt.

achtet. Möglicherweise beruht dieser Effekt auf einer Anlagerung der Saponinmoleküle an die der Gallensäuren (Micellbildung), die für die Emulgierung der mit der Nahrung aufgenommenen Fette und fettartigen Substanzen wie Cholesterol zuständig sind. Dadurch würde die Wiederaufnahme der Gallensäuren aus dem Darm gestört und damit auch die Aufnahme von Cholesterol verringert.

Bei Versuchstieren wurde eine unterstützende Wirkung von Quillajasaponin auf die Immunabwehr festgestellt, ebenfalls schon bei oraler Gabe: Bei Mäusen steigert das Saponin die Produktion von Antikörpern und nach einer Infektion mit Viren ist die Immunreaktion beschleunigt.

Saponin aus Süßholz hat den gleichen Effekt und wird in Japan bereits bei chronischen Viruserkrankungen der Leber angewendet. Süßholzsaponin ist allerdings viel weniger toxisch, weil es bei intravenöser Anwendung keine Zerstörung der roten Blutkörperchen (Hämolyse) verursacht, im Unterschied zu fast allen anderen Saponinen einschließlich Quillajasaponin. Weil Quillajasaponin schon bei oraler Verabreichung wirksam ist, könnte es vielleicht gleichfalls neues Interesse in der Medizin wecken.

Verwendung

Die Seifenrinde wird bei Husten nur noch selten verordnet. Quillajasaponin dient hauptsächlich als Emulgator in Haarwaschmitteln, Zahnpasten und Mundwässern. In den USA wird das Saponin in Kombination mit Bergamottöl als Haarwuchsmittel empfohlen. Die genannten Verwendungen entsprechen weitgehend denen in der Volksmedizin der Araukaner und Chilenen.

Tabak
Magischer Rauch, Medizin und Genußgift

GESCHICHTE DES TABAKS UND DES RAUCHENS

Indianer benutzen zehn verschiedene Arten von Tabakpflanzen (Gattung Nicotiana) als Narkotikum für rituelle Zwecke und als Zaubermittel, als Medizin oder als Genußmittel; geraucht, gekaut, geschnupft und medizinisch auch als Klistier. Archäologische Belege für den Gebrauch in präkolumbischer Zeit sind die Darstellung eines rauchenden Priesters in einem Relief in der Mayastadt Palenque sowie eine Schnupftabakpalette und Tabakpulver in einem Grab der Tiahuanaco-Kultur in Bolivien.

Die Tatsache, daß die beiden wichtigsten Tabakarten ausschließlich als Kulturpflanzen und nicht in wildem Zustand bekannt sind, beweist ebenso ihr hohes Alter. Der Bauerntabak, Nicotiana rustica, ist in Peru als Bastard von N. undulata und N. paniculata entstanden, die beide heute noch wild an den Westhängen der Anden vorkommen. Der Tabak, Nicotiana tabacum, ist ein Bastard aus N. sylvestris und N. tomentosiformis (oder evtl. N. otophora); der erste wächst in Nordargentinien in den Kordilleren von Salta, der zweite in Westbolivien. Der Bauerntabak wurde zur Zeit der Entdeckung Amerikas von Chile bis zum St. Lorenz-Strom in Kanada von Indianern kultiviert, N. tabacum von Brasilien bis Mexiko und auf den Antillen.

Schon in den ersten Tagen nach seiner Landung auf den Bahamainseln fiel Kolumbus auf, daß manche Indianer trockene Blätter mit sich führten, „die bei ihnen sehr geschätzt sein müssen, weil sie mir in San Salvador das Gleiche brachten".

Was es mit den „trockenen Blättern" auf sich hatte, erfuhr Kolumbus am 6. November 1492 auf Kuba, als seine Kundschafter Rodrigo de Jerez und Luis de Torres aus dem Landesinneren zurückkehrten:

„Den beiden Spaniern waren viele Männer und Frauen begegnet, welche alle eine glühende Kohle in der Hand trugen, die von wohlriechenden Kräutern unterhalten wurde. Es waren das trockene Kräuter, in ein gleichfalls trockenes, breites Blatt eingewickelt; sie waren von der Art der kleinen Musketen, deren sich die spanischen Kinder an Pfingsten bedienen. An einem Ende waren sie angezündet, am anderen Ende saugten die Leute und tranken gewissermaßen durch Einatmung den Rauch. Sie werden davon berauscht, sind aber offenbar dadurch auch vor Müdigkeit geschützt. Die Leute heißen diese Art kleiner Musketen tabacos." (Zitiert nach dem späteren Bericht seines Sohnes Fernando Colón und des Bischofs Las Casas über die Reisen des Kolumbus).

Diese „tabacos", in ein breites Blatt eingewickelte Tabakblätter, waren die Urform der Zigarren. Häuptlinge und Vornehme auf den Antillen benutzten zum Rauchen ein gebogenes und mit einer Y-förmigen Gabel abgestütztes Rohr mit zwei Fortsätzen, die in beide Nasenlöcher führten, wie es in Südamerika auch sonst für das Einatmen von Rauch oder Pulver anderer Rauschdrogen verwendet wird. Tabakspfeifen für geschnittenen Tabak gibt es bei Indianern am mittleren Amazonas und in Nordamerika. Zigarillos, die in ein Maisblatt eingewickelt wurden, scheinen vorzugsweise in den Andenländern gebräuchlich gewesen zu sein. Papier als Hülle wurde zuerst in Peru in der Mitte des 18. Jahrhunderts verwendet: Diese Urform der Zigarette stammt also aus der spanischen Kolonialzeit.

Manche Spanier übernahmen die Sitte des Tabakrauchens, wie die folgende Bemerkung von Bischof Las Casas zeigt: „Ich kenne Spanier, welche es nachahmten, und wenn ich ihnen diese barbarische Sitte verwies, antworteten sie, es stehe nicht in ihrer Macht, sich dem Genusse wieder zu entziehen. Was sie davon für einen Gewinn haben, weiß ich nicht." Mit dem Rauchen kam die Nikotinsucht!

Das Rauchen war in Europa anfangs verpönt, wie Rodrigo de Jerez erfahren mußte, der die Sitte auf Kuba entdeckt hatte (s.o.); er wurde zeitweise von der Inquisition wegen Rauchens eingekerkert, bis es in Spanien mehr Anklang und Duldung fand. Spanische Bezeichnungen für Tabak reichen denn auch von „hierba del diablo" (Teufelskraut) bis zu „hierba santa" (Heiliges Kraut): Extreme der Wertschätzung.

Der Franziskanerpater André Thevet aus Angoulême in Frankreich brachte die ersten Tabaksamen aus Amerika nach Europa. Er hatte 1555 als Kaplan eine Expedition nach Rio de Janeiro begleitet. „Herbe d'Angoulême" (Kraut von Angoulême) war die Art Nicotiana tabacum.

1560 lernte Jean Nicot de Villemain, Botschafter Frankreichs in Portugal, dort aus Virginia eingeführte Tabakpflanzen kennen, und er bot Katharina von Medici Samen und Pflanzen an. Dieses „herbe de l'ambassadeur" (Botschafterkraut) begann man dann in Paris als Zier- und Arzneipflanze zu kultivieren. Adam Lonitzer (Lonicerus) benannte in seinem Kräuterbuch das Kraut nach Jean Nicot „Nicotiana", und Carl von Linné führte diesen Gattungsnamen dann endgültig in die Botanik ein. Das „Botschafterkraut" war die andere Art, Nicotiana rustica.

Erste medizinische Anwendung fand das Kraut in Europa als Schnupftabak, um den Kopf „von aller Art Schleim" zu reinigen, gegen Kopfschmerzen sowie gegen Zahnweh, indem der Tabak mit einem feuchten Tuch aufs Zahnfleisch gerieben wurde: Anwendungen, die den Indianern abgeschaut waren (s.u.).

Die Verwendung als Genußmittel breitete sich aber rascher aus. Sir Walter Raleigh soll die Sitte des Rauchens aus Virginia nach England gebracht haben. Obrigkeitliche Verbote wie das durch König Jakob I. von England 1603, durch Papst Urban VIII., der das Rauchen bei Strafe der Exkommunikation verbot, oder durch den russischen Zaren Michael, der Tabakschnupfern die Nase abschneiden ließ, blieben auf die Dauer wirkungslos; ebenso im Orient die noch drakonischeren Maßnahmen durch den Türkensultan Murad IV. und den persischen Schah Abbas den Großen. Schon 1611 kam der spanische Fiskus auf die Idee, Steuern auf den Tabakimport zu erheben, und 1632 auch auf den Verkauf. Eine neue Steuerquelle war entdeckt!

Bis zur Mitte des 18. Jahrhunderts war Tabakschnupfen große Mode. Das Pfeiferauchen kam im Dreißigjährigen Krieg auf. Die erste Zigarrenfabrik in Deutschland gründete der Hamburger Kaufmann Hans Heinz Schlottmann. Das Zigarettenrauchen wurde im Krimkrieg (1853 - 1856) modern, und erst recht im Ersten Weltkrieg. Schon 1699 schrieb Guy-Crescent Fagon, Leibarzt des französischen Königs Ludwig des XIV., daß „der öftere Gebrauch des Tabaks das Leben verkürzt": damit hatte er recht.

RITUELLER GEBRAUCH DES TABAKS BEI INDIANERN

Bei diesem Thema fällt uns als erstes aus den Büchern von Karl May und anderer romantischer Indianerliteratur die berühmte „Friedenspfeife" nordamerikanischer Indianer ein: ein Ritual, bei dem das gemeinsame Rauchen der heiligen Pfeife friedensstiftende Wirkung haben sollte.

Für Tolteken und Azteken war Tabak ein heiliges Kraut, von der Göttin Cihuacoatl vom Himmel gebracht. Der Regengott Tlaloc erzeugte Regenwolken aus seiner Pfeife oder Zigarre, und so ist es nicht verwunderlich, daß rituelles Tabakrauchen von Priestern der Mexikaner, der Maya, der Quiché in Guatemala und der Talamanca in Costarica für Wettermagie und Regenzauber diente.

Tabakrauchen ist häufig ein Bestandteil von Heilungsritualen indianischer Medizinmänner. Weil Krankheiten nach indianischer Auffassung letzten Endes durch das Eindringen geistig-seelischer Einflüsse in den Körper verursacht sind, sind magische Mittel zur Behandlung vonnöten. Um Ursachen oder Verursacher zu erkennen, muß sich der Schamane („Medizinmann") in Trance versetzen. Das kann durch Rauchen starken Tabaks geschehen oder Einnahme anderer Rauschmittel oder durch beides, begleitet durch Gesang und Getrommel. In vielen Fällen bläst der Medizinmann Tabakrauch über das erkrankte Organ oder den ganzen Leib des Patienten. Dann werden Heilmittel gegeben, evtl. auch „Reinigungsmittel" (z.B. Brechmittel), und der Medizinmann saugt die Krankheit aus dem Körper des Leidenden. Das ganze ist eine Kombination aus Magie und Erfahrung, wobei die zumeist pflanzlichen Heilmittel ebenfalls magische Kräfte haben sollen.

Das Einreiben der Haut mit Tabaksaft war ein verbreitetes magisches Schutzmittel vor dem Aufbruch zu einer großen Jagd oder zu einem Kriege. Bei den Jívaros, den - ehemaligen - Kopfjägern in Ekuador, war es ein Mittel gegen den bösen Blick der von ihnen hergestellten Schrumpfköpfe ihrer Feinde. Und die Jicaques in Honduras kauten grünen Tabak mit Kalk, um sich gegen Krankheitsübertragung durch die Weißen zu schützen: ebenfalls ein rein magischer Abwehrzauber.

Bei den Initiationsriten der jungen Leute, bei der Wahl von Häuptlingen und Schamanen spielt Tabak eine große Rolle. Jívaros und Aguaruna rauchen bei der Initiationsfeier der jungen Männer sehr große Zigarren; bei Stämmen am Rio Vaupés im kolumbianischen Amazonien sind die Zeremonialzigarren bis zu 90 cm lang, und die Riesenzigarre geht von einem zum anderen.

Novizen für die Wahl zum Schamanen bei den Kariben in Guayana nehmen große Mengen Tabak zu sich, damit sie im Rausch besser die Proben aushalten, denen sie sich unterwerfen. Sie erleben dabei Trancezustände, Visionen und Bewußtlosigkeit, - Erlebnisse, die zur Berufung gehören -; im Extremfall kann es zum tödlichen Kollaps kommen, und dann war der Kandidat eben nicht geeignet. Die Iquitos-Schamanen schlucken Tabak und spucken ihn in die Luft als Mittel, um Feinde auf große Distanz per „Verhexung“ umzubringen.

Auch zum Weissagen wird Tabak benutzt. Schon Fernandez de Oviedo y Valdés berichtet über ein Ritual, bei dem brennender Tabak aus dem Mund geblasen wird. „Und wenn der angebrannte Tabak in Form einer Sichel liegenbleibt, ist es ein Zeichen, daß das gut ausgeht, was sie wünschen. Und wenn das Angebrannte gerade liegt, ist es für das, was sie wollen, ein Zeichen für ein Mißlingen.“ Bei den Guajiro entscheidet manchmal die Richtung, in die der Tabakrauch weht, über ein Vorhaben.

TABAK ALS INDIANISCHES GENUSSMITTEL

Der erste Bericht über das Rauchen vom 6. November 1492 (s.o.) deutet darauf hin, daß der Tabak auf Kuba bei Männern und Frauen ein viel verwendetes Genußmittel war. Yves d'Evreux berichtet 1615 aus Nordostbrasilien: „Die Tupinambá glauben, daß der Rauch des Tabaks sie erfreut und den Trübsinn nimmt; sie nehmen ihn zu jeder Stunde und bei allen Gelegenheiten.“ Völkerkundler haben aber bei vielen Stämmen beobachtet, daß das „private“ Rauchen ernst und schweigend geschieht. Der bolivianische Kulturpflanzenforscher Martin Cárdenas schreibt, die bolivianischen Indios rauchten wenig, der schrankenlose Gebrauch von Zigaretten wie von Cocain sei nur bei Weißen verbreitet. Jívaros rauchten vor dem intensiveren Kontakt mit der „Zivilisation“ ausschließlich zu magischen und medizinischen Zwecken. Cherokee und Irokesen in Nordamerika verwendeten das Lobelienkraut (Lobelia inflata) als Mittel zur Tabakentwöhnung, was darauf schließen läßt, daß allzu häufiges Rauchen verpönt war. In der Regel, einige Völker ausgenommen, diente das Rauchen kaum zu privatem Genuß.

Anders ist es mit dem Tabakschnupfen und dem Tabakkauen. Im kolumbianischen Amazonien wird Tabak bei vielen Stämmen zur Erholung geschnupft, bei Festen in großen Mengen, gelegentlich mit Chilipulver oder Ayahuasca (der Rauschpflanze Banisteriopsis caapi) vermischt. Und bei zahlreichen Indianerstämmen wird Tabak als Genußmittel gekaut. Das Rauchen geschieht bei den gleichen Völkern aber meist zeremoniell.

TABAK IN DER INDIANISCHEN VOLKSMEDIZIN

Tabak gilt in der indianischen Volksmedizin fast als Allheilmittel, wie diese Zusammenstellung zeigt. Seine rituelle Verwendung dürfte ihm diesen Ruf eingetragen haben. In der Medizin wird der Tabak nie fermentiert verwendet. Hauptzwecke sind: Schmerzbehandlung, äußerliche Verwendung bei Hautinfektionen, Wunden, Verbrennungen, Prellungen und Bissen, als Mittel gegen Insekten, als Gegengift gegen Tier- und Pfeilgifte, ferner bei Erkältungen, Fieber und Asthma, selten bei Verstopfung, Krämpfen und aus anderen Gründen.

Schon Garcilaso de la Vega, Sohn einer Inkaprinzessin und eines spanischen Adligen, nennt den Schnupftabak als Mittel, „um den Kopf klar zu machen". Häufig werden Tabakblätter als Umschlag bei Kopf- und Zahnschmerzen verwendet. Kallawaya-Wanderheiler empfehlen Schnupftabak gegen Migräne und Soroche (Bergkrankheit, bei der auch Kopfweh auftritt). In Peru wird Tabak von manchen Heilern bei Ohrenschmerzen in den Gehörgang eingebracht, oder als Umschlag bei Rheuma verwendet. In Yucatan wird Tabak bei Rücken-, Herz- und Unterleibsschmerzen aufgelegt. Die Maya geben bei Koliken Klistiere mit einer Tabakabkochung.

Eine äußerliche Behandlung von Geschwüren mit Tabak nennt schon der spanische Arzt Nicolas Monardes im Jahre 1571. Üblich bei Entzündungen, Geschwüren oder Verbrennungen sind Umschläge aus zerquetschten frischen Blättern oder Blattpulver in Kolumbien, Peru, Bolivien, Guayana und Yucatan; in Venezuela behandelt man Hautpilzinfektionen mit einer konzentrierten Tabakabkochung. Auch Quetschungen und Prellungen werden zum Teil so behandelt, von Kallawaya-Heilern wie bei den Tukano in Kolumbien. Auf Insektenstiche legt man zerkaute Blätter. Vereinzelt werden auch Warzen mit Tabak zu kurieren versucht (in Peru), und die Maya probierten das sogar bei Syphilis und Pocken.

Von einer Verwendung von Tabakumschlägen bei Schlangenbissen hat bereits Oviedo y Valdés 1535 berichtet. Die Rezepte lauten auf gekauten Tabak in Kolumbien, Tabaksaft bei den Jívaros oder Tabakblätter in Venezuela, äußerlich und meist zugleich auch innerlich, oder nach Maya-Handschriften nur innerlich. Tabaktinktur ist in Peru ein Hausmittel bei Stichen von Skorpionen und Bissen von Spinnen. Auf Puerto Rico wurde Tabak früher sogar als Gegenmittel für Pfeilgifte genommen.

Die insektentötende Wirkung von Tabak wurde zuerst von Bernabé Cobo 1654 notiert. In Peru ist Tabaktee ein Kopfwaschmittel bei Verlausung, in Guayana und Yucatan versucht man Zecken mit einer Tabaktinktur zu entfernen; die dortige Benutzung von Blattpulver zur Behandlung von Geschwüren, die von Maden befallen sind, dürfte gleichfalls den insektentötenden Effekt des Nikotins ausnutzen. Bei Flußfahrten war früher das Tabakrauchen das einzige Mittel gegen Moskitos.

Bei Erkältungen und Bronchitis wird Tabak gelegentlich verwendet, als Schnupftabak bei kolumbianischen Indios, in Zuckersirup bei den Maya, als leicht erwärmter Umschlag auf Brust und Rücken von den Kallawaya-Wanderheilern. Manchmal versucht man auch Fieber mit Tabaktee zu behandeln, Asthma mit Schnupftabak oder - bei den Maya - durch Inhalation von Dämpfen aus grünen Tabakblättern und anderen Heilpflanzen.

Selten sind Anwendungen von Tabak bei Verstopfung, geraucht oder getrunken, bei Krämpfen, Seitenstechen, Harninkontinenz oder äußerlich bei Haarausfall, mit Palmöl verrieben. Der Genuß starker Zigarren soll die Stimme verstärken, meint man in Peru.

TABAK ALS ARZNEIMITTEL IN MITTELEUROPA

Gegen Ende des 16. Jahrhunderts wird Tabak zum erstenmal als Arzneimittel im Nürnberger Dispensatorium genannt. 1698 führt das Brandenburger Dispensatorium Tabakblätter, -sirup, -öl, -salbe und -saft auf. 1828 isolierten Karl Ludwig Reimann und Christian Wilhelm Posselt in Heidelberg erstmalig den Hauptwirkstoff: das Nikotin.

In die frühere Verwendung von Tabak als Arzneimittel gibt die „Encyklopädie der Volksmedizin“ von Friedrich Most 1843 einen Einblick. Es war eine Zeit, in der das Klistier sich großer Beliebtheit erfreute, und so wird das zuerst von den Maya bei Koliken verwendete Tabakklistier für verschiedene Krankheiten empfohlen: Bei „krampfhafter Darmeinklemmung" und Verstopfung, aber auch gegen „schmerzhafte Gonorrhöe und Blasenkrampf", bei Engbrüstigkeit Erwachsener (alle neun Tage) und bei Gesichtsschmerzen. Gegen den Scheintod sei es aber gefährlich. Schnupftabak wird gegen Migräne empfohlen, und er „....ist, rein und guth bereitet, auch als Hausmittel gegen Stockschnupfen, rheumatische Kopf- und Zahnschmerzen, gegen schwache, blöde, triefende Augen etc. als heilsam bekannt." Bei Keuchhusten wird eine Handvoll Tabak in Wasser heißgemacht und in die Herzgrube gelegt (das war ein Rezept der Volksmedizin in Niedersachsen); Kinder bekommen dreimal täglich bei Keuchhusten einen Teelöffel mit Tabaksirup. In Form von Umschlägen und Bädern kann man Tabak auch bei Wundstarrkrampf (!) verwenden, und gegen Zahnschmerzen hilft Rauchen. Und: „Vieles Rauchen und Schnupfen des Tabaks stumpft die Zeugungskraft ab, ist daher bei jungen, sehr verliebten Leuten als Antiaphrodisiakum zu empfehlen."

Ein großes Problem waren damals Verfälschungen des Tabaks. Augenscheinlich gab es schon in der „guten alten Zeit" Vorläufer der Drogenmafia, denn bei Rauchtabaksaucen wurde nach Most viel Mißbrauch getrieben: Von gewissenlosen Fabrikanten wurden

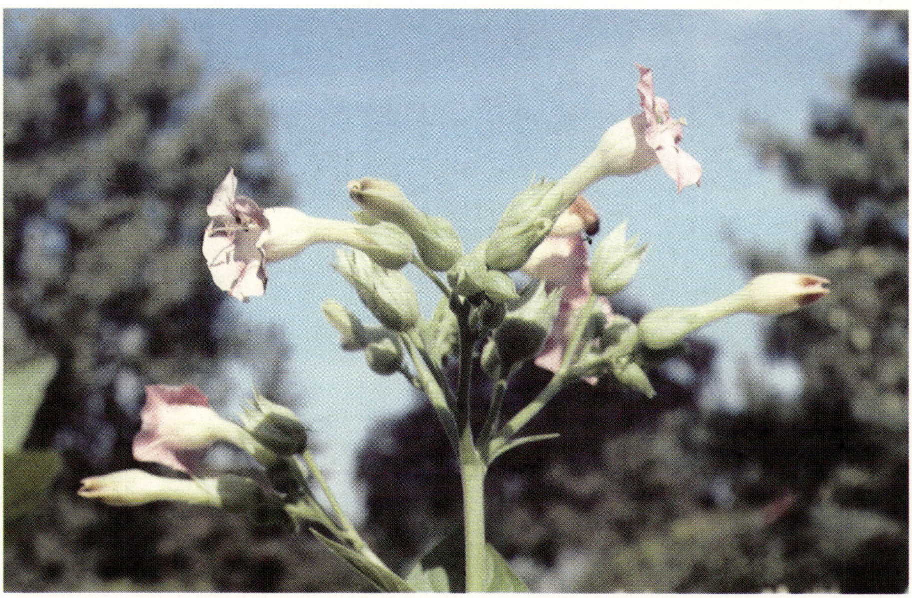

Abb. 1 Tabak (Nicotiana tabacum). Teil eines Blütenstandes.

Sumpfporst, Bilsenkraut, Stechapfel, ja Opium zugesetzt, um leichten Tabak stärker und betäubender zu machen. „Ein guter Rauchtabak muss beim Verbrennen nicht puffen (detoniren), und der Rauch darf nicht zu schwarz und russig sein. Die Tabaksasche muss eine weisse Farbe haben, wie bei allen guten Cigarren, und der Gebrauch darf keinen Schwindel erregen."

Most war sich darüber im klaren, daß auch der Tabak zu den „betäubenden Pflanzen" gehört. Für die von ihm aufgeführten Anwendungen ist Tabak nach heutiger Auffassung entweder wegen der hohen Giftigkeit des Nikotins zu gefährlich, oder sinnlos.

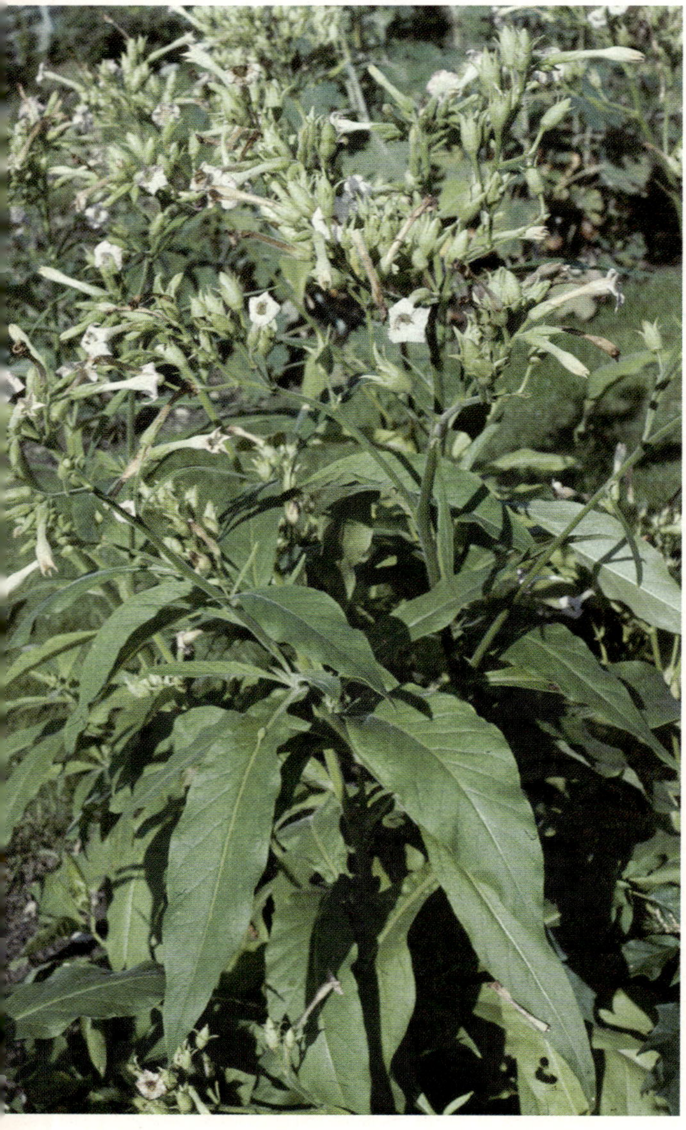

Abb. 2 Tabakpflanzen von Nicotiana tabacum. Vorn sind die großen älteren Blätter zu sehen.

Die Pflanzen

Stammpflanzen sind die beiden Nachtschattengewächse (Familie Solanaceae) Nicotiana tabacum L., der Tabak (Abb. 1 und 2) und N. rustica L., der Bauerntabak (Abb. 3), sowie deren Bastarde und Varietäten. Es gibt nikotinarme Varietäten für leichte Tabake. Es sind einjährige Kräuter mit dickem Stengel und wenigen aufrechten Verzweigungen. Der Tabak wird 1 - 3 Meter hoch, der Bauerntabak nur bis 1,5 Meter. Die 10 - 35 cm langen Blätter sind oval bis lanzettlich und zeigen eine sehr deutliche Nervatur (Abb. 2). Die nach außen erweiterten röhrenförmigen Blüten haben fünf Kronzipfel; sie stehen in endständigen Rispen und sind bei Nicotiana tabacum weiß, rosa oder rot, bei N. rustica grünlichgelb, und 2 - 3 cm lang. Die braune, etwa 2,5 cm lange Kapselfrucht enthält zahlreiche braune Samen.

Anbau

Die Pflanzen werden aus Samen gezogen und die Blätter im gleichen Jahr geerntet. Der Ertrag liegt zwischen 600 und 2 500 kg getrockneten Blättern pro Hektar. Die Tabakarten werden heute in allen wärmeren Gegenden der Welt kultiviert, auch in Mitteleuropa (z.B. Pfalz, Baden, Franken, Eichsfeld, Niederösterreich). Die Weltproduktion beträgt mehr als 6 Millionen Tonnen pro Jahr. Hauptproduzenten sind China (1,7 Millionen t), USA (vor allem einige Oststaaten: Virginia, Maryland), Indien, Brasilien, GUS, Türkei, Indonesien, Italien, Griechenland, Japan, Bulgarien und Simbabwe (alle über 100 000 t).

Die Droge

Für medizinische Zwecke:

Blätter oder Kraut, an der Luft getrocknet und nicht fermentiert.

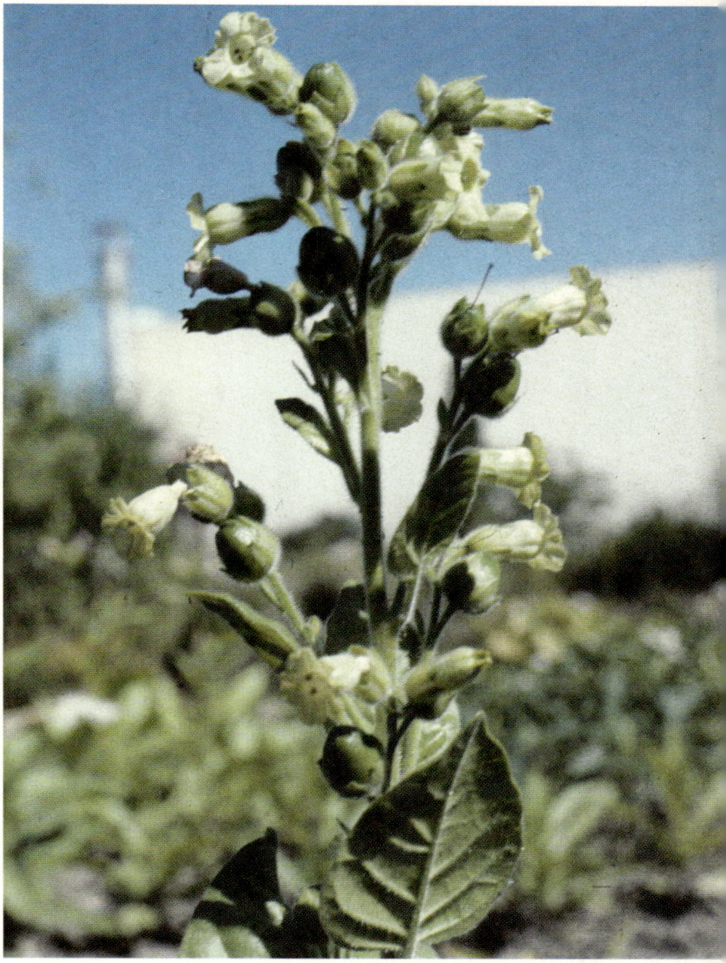

Abb. 3 Bauerntabak (Nicotiana rustica). Er wird nicht so hoch und hat gelblichgrüne Blüten. Sein Nikotingehalt ist höher (z.B. Machorkatabak).

Für Rauch-, Kau- und Schnupftabak:

Luftgetrocknete Blätter werden übereinandergeschichtet und so monatelang fermentiert. Die Farbe verändert sich allmählich zu gelbbraun, es entstehen Aromastoffe, und die Nikotinmenge nimmt ab. Durch Schwefeln läßt sich der Tabak hellgelb färben. Eine Veredlung des Geschmacks wird durch „Saucieren“ mit wäßrigen Auszügen von Zuckerprodukten, Gewürzen und Salzen erreicht; auch die Färbung kann damit geändert werden. Kautabak wird aus „schweren“ Tabaksorten durch einen erneuten Gärungsprozeß mit Tabaklaugen hergestellt, Schnupftabak gleichfalls aus nikotinreichen Sorten; hier wird eine Saucierung mit Extrakten von Gewürzen, Kalmus, Wacholderbeeren, Sassafrasholz etc. vorgenommen.

Wirkstoffe

Hauptwirkstoff der Tabakblätter ist das Alkaloid Nikotin, das je nach Sorte mit einem Gehalt von 0,05 - 10 % vorkommt, in Nicotiana rustica bis zu 18 %. Weitere Alkaloide sind Anabasin und das weniger giftige Nornikotin, die in nikotinarmen Tabaksorten überwiegen, sowie fast zwanzig andere Alkaloide in geringen Mengen. Ferner kommen in den Blättern Amine, Flavonoide und Cumarine vor. Fermentierter Tabak enthält etwa 0,4 % Nicotinsäure (ein Vitamin des B_2-Komplexes). Eine Zigarette enthält circa 1 g Tabak mit 5 - 10 Milligramm Nikotin; „leichte“ Zigaretten unter 0,6 Milligramm.

Wirkungen

Nikotin bewirkt Erhöhung der Herzfrequenz, Anstieg des Blutdrucks, Dämpfung des Hungergefühls durch Hyperglykämie (= Anstieg des Zuckerspiegels im Blut), und Anstieg der freien Fettsäuren im Blut. Die Wirkungen der anderen Alkaloide sind schwächer oder fallen nicht ins Gewicht.

„Rauchen gefährdet Ihre Gesundheit.“ So steht es bei uns auf jeder Zigarettenschachtel: sehr klein gedruckt, denn der Staat hebt zwar den Zeigefinger, kassiert aber mit der anderen Hand die Tabaksteuer.

Nikotin wirkt in einer gewissen Dosis zugleich anregend und beruhigend. Der Raucher ist deshalb bestrebt, die Droge so zu dosieren, daß sie eine möglichst angenehme Wirkung hat. Die Rauschwirkung beim rituellen Tabakgebrauch der Indianer hat bei uns keine Nachahmung gefunden.

Nikotin wird über die Schleimhäute schnell aufgenommen und wirkt fast augenblicklich. Ein Teil des Nikotins wird beim Brennen des Tabaks zerstört; die verbleibende Menge wird nicht vollständig aufgenommen, sondern ein Teil wird wieder ausgeatmet. Im Körper eines Rauchers wird Nikotin rascher abgebaut als bei einem Nichtraucher (Gewöhnungseffekt). Das Nikotin erzeugt Abhängigkeit bei Dauergebrauch, was sich bei der Tabakentwöhnung zeigt. Jede Sekretärin, deren Chef sich das Rauchen abgewöhnt, macht die Erfahrung, daß der Vorgesetzte 4- 6 Monate lang „ungenießbar" ist.

Bei Tabakarbeitern können Allergien und Asthmaanfälle auftreten, denn Nikotin dringt durch die Haut. Merkmale einer akuten Nikotinvergiftung sind Übelkeit, Schwindel, Speichelfluß, Erbrechen, Händezittern, Schwächegefühl, kalter Schweiß; in schweren Fällen Kollaps, Krämpfe, Bewußtlosigkeit, Atemlähmung und Herzstillstand. Eine Einzeldosis von 50 - 100 Milligramm Nikotin ist tödlich für den Erwachsenen.

Bei chronischem Nikotinmißbrauch kommt es zu Herzstörungen (Angina pectoris), Arteriosklerose, Gastritis, Magengeschwüren, Gefäßverkrampfungen und evtl. zum Gangrän („Raucherbein", das dann amputiert werden muß). Der Raucherhusten ist wohl mehr durch Kohlenmonoxid, Benzpyrene, Nitrosamine, Ketone und Aldehyde, auch Formaldehyd, in der Glimmzone bedingt. Nitrosamine, Benzpyrene und manche anderen Teerprodukte im Kondensat sind Krebsgifte; Lungenkrebs ist vor allem eine Krankheit der Kettenraucher, aber auch Lippenkrebs, Kehlkopfkrebs sowie Magenkrebs sind bei ihnen häufiger. Nichtraucher sind durch die flüchtigen Giftstoffe im Rauch mitgefährdet.

Das Geburtsgewicht von Säuglingen rauchender Mütter ist niedriger als normal, die Mißbildungsrate bei neugeborenen Kindern rauchender Eltern erhöht. Im Tierversuch ist Tabak deutlich teratogen (= fördert Mißbildungen) und Fehlgeburten sind häufiger. Die Kleinkinder leiden auch unter erhöhter Krankheitsanfälligkeit und ihre Lernfähigkeit ist beeinträchtigt. Rauchende Eltern gefährden ihre Kinder!

Verwendung

In der Medizin:

Nur in der Homöopathie, entsprechend gering dosiert, werden Tinkturen etc. aus Tabak noch verwendet, während der Tabakentwöhnung und bei Blutdruckabfall, Angina pectoris sowie Brechdurchfall. Nicotiana tabacum ist Droge des Homöopathischen Arzneibuchs. Im übrigen machen die Eigenschaften des Nikotins eine sinnvolle therapeutische Anwendung nach heutigen Maßstäben unmöglich. Das bedeutet auch, daß die Anwendung von Tabak in der Indianermedizin grundsätzlich riskant ist.

Nikotin ist Ausgangsmaterial für die Herstellung der Vitamine Nicotinsäure und Nicotinamid. Nicotinsäure wirkt gefäßerweiternd und wird bei peripheren Durchblutungsstörungen, Angina pectoris, Hypercholesterolämie und Asthma verwendet; Nicotinsäureester sind in Einreibemitteln auch für Rheuma enthalten.

In der Schädlingsbekämpfung:

Nikotinsulfat und Tabaklaugen, in denen die Alkaloide als freie Basen vorliegen, sind hochwirksame Insektenvertilgungsmittel. Nornikotin ist dabei noch wirksamer als Nikotin. Schutzkleidung ist wegen der Giftigkeit erforderlich. Die Bekämpfung von Hautparasiten mit Tabak in der Indianermedizin ist also gleichfalls riskant, weil Nikotin durch die Haut dringt.

Als Genußmittel bzw. Genußgift:

Es gibt Raucher, die sich am Abend gemütlich hinsetzen und ihre Pfeife oder eine Zigarre anzünden, um sich von des Tages Mühen zu erholen. Da kann man Tabak wohl als Genußmittel einstufen. Und es gibt andere, die beim täglichen Streß immer wieder zur Zigarette greifen, zwanzigmal, vierzigmal: Zeichen einer Sucht, und dann ist Tabak ein Genußgift, das das Risikobewußtsein überspielt. Besonders gefährlich ist das Inhalieren des Rauches (was bei Zigarren wegen des hier alkalischen Rauchs kaum geht, bei Zigaretten um so besser), weil dann die Leber als Entgiftungsorgan umgangen wird und das Nikotin mit jedem Zug Herz und Gehirn erreicht.

Das Argument, zahlreiche Kettenraucher würden trotzdem alt, gleicht dem eines bekannten preußischen Soldatenliedes: „Eine jede

Kugel die trifft ja nicht.“ Sollte man nicht vernünftigerweise in Deckung gehen bzw. die Gefährdung vermeiden ?

Erschreckend ist, daß immer früher mit dem Rauchen begonnen wird: Schon 1980 hatte ein Viertel aller 12-jährigen Zigaretten probiert, mit 16 Jahren schon 60 %, - soviel wie der Prozentsatz der Erwachsenen. Es geschieht nur selten aus Trotz, mehr in Nachahmung. Hier ist das Vorbild der Erwachsenen gefordert! Raucher, die vor dem 15. Lebensjahr anfangen, sterben später mit vierfach höherer Wahrscheinlichkeit an Lungenkrebs als Menschen, die das Rauchen erst mit 25 oder später beginnen (Schmidbauer und vom Scheidt, Handbuch der Rauschdrogen).

Wurmkraut (Spigelia)
Heute ein Herz- und Migränemittel

VOLKSMEDIZIN UND GESCHICHTE

Das Wurmkraut, auf spanisch Lombricera (Spigelia anthelmia), wird in vielen Ländern des tropischen Amerika von Brasilien bis Mexiko und Florida in der Volksmedizin als Wurmmittel verwendet, vor allem gegen Band- und Spulwürmer (der Artname „anthelmia" bedeutet „gegen Würmer"). Entweder wird die ganze frische oder getrocknete Pflanze gekocht, oder nur die Wurzel oder die Samen. Die Pflanze ist stark giftig: Die Cree in Florida geben ihren Kindern bei einer Wurmkur daher weniger von der Droge als den Erwachsenen, und ebenso halten es die schwarzen Amerikaner auf Jamaika.

Manche Völker nehmen Wurmkraut auch bei anderen Erkrankungen. Den Chocó-Indianern in Kolumbien dienen Abkochungen als Abführmittel, und die Kuna an der Küste und auf den Inseln Panamas verwenden kleine Mengen der Wurzel bei Magenschmerzen sowie eine Abkochung der ganzen Pflanze zum Baden bei Hautinfektionen und bei Augenbindehaut-Entzündungen. Im kolumbianischen Amazonien wird ein warmer Wurzelaufguß benutzt, um Kinder darin zu baden, als Beruhigungsmittel und damit sie einschlafen und kalt als kühlendes Getränk, wenn Kinder an „Hitze im Körper" leiden.

Die Giftigkeit der Pflanze ist der Grund für die Nutzung in Surinam als Fischgift, in Kolumbien zum Töten von kranken oder gefährlichen Hunden und bei den Kuna in Panama zur Hinrichtung von Verbrechern. Die Blätter dienen dort auch als Insektenvertreibungsmittel für Fliegen und Schaben (Kakerlaken).

Die Kreolen in Cayenne nennen das Wurmkraut „Brinvillière", in Anspielung auf den Namen der berühmten Giftmörderin Brinvilliers im Zeitalter König Ludwigs XIV.. Carl von Linné benannte die Pflanze zu Ehren des flämischen Botanikers und Anatomen Adriaan van den Spieghel (Spigelius, 1578 - 1625).

In Europa diente die ganze Pflanze seit 1754 als Wurmmittel und schweißtreibendes Mittel. 1798 wurde sie in das Württembergische Arzneibuch aufgenommen. Später wurde sie - bis heute - homöopathisch bei bestimmten Herzleiden und Schmerzen verwendet. In den

USA war die verwandte nordamerikanische Art Spigelia marylandica lange Zeit gleichfalls Wurmdroge. Nachdem sich S. anthelmia auch in den Tropen der Alten Welt ausgebreitet hat, dient sie in Westafrika dem gleichen Zweck.

Die Pflanze

Das Wurmkraut, Spigelia anthelmia L., ist ein Brechnußgewächs (Familie Loganiaceae) wie die Pfeilgiftliane Strychnos toxifera (vgl. Kapitel „Curare“). Es ist eine krautige Pflanze mit einem aufrechten, hohlen, fleischigen Stengel von 20 - 50 cm Höhe. Die Pflanze ist nur wenig verzweigt; sie wurzelt mit einem Büschel dünner faseriger Wurzeln.

Auffällig ist die scheinbar quirlständige Anordnung von vier Blättern am oberen Stengelende (Abb. 1); es sind in Wirklichkeit zwei Laubblätter und zwei ähnlich große verwachsene Nebenblätter. Die ganzrandigen länglich-ovalen Blätter sind dünn und auf der Oberseite etwas rauh; sie sind etwa 10 (3 - 15) cm lang.

Die ährenförmigen Blütenstände scheinen dem oberen Blattquirl einzeln oder zu mehreren zu entspringen. Die weiß, rosa oder violett

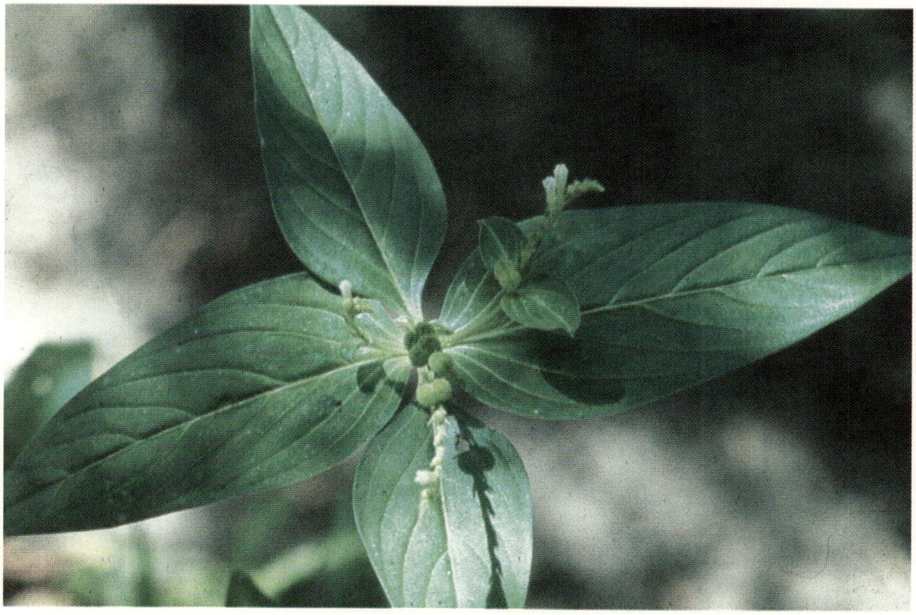

Abb. 1 Wurmkraut (Spigelia anthelmia). Charakteristisch sind die vier großen oberen Blätter und die einseitswendigen Blütenähren. Foto: Prof. Dr. H. Wagner

gefärbten Blüten sind in der Ähre alle nach einer Seite hin orientiert (Abb. 1). Sie sind fünfzählig und haben eine glockenförmige Blütenkrone; pro Blütenstand sind es bis zu 30 Blüten. Die kleinen, breit herzförmigen Kapselfrüchte zerfallen bei der Reife in zwei Teilfrüchte mit jeweils mehreren braunen, eiförmigen Samen.

Vorkommen

Im tropischen Amerika von Brasilien und Peru bis Mexiko und Südflorida verbreitet, in feuchten Dickichten, in Gräben, an Straßenrändern und ähnlichen Standorten bis 300 m Höhe. Das Wurmkraut ist inzwischen auch in den Tropen der Alten Welt eingebürgert.

Die Droge

Spigelia anthelmia ist bei uns Droge des Homöopathischen Arzneibuchs. Verwendet werden die getrockneten oberirdischen Teile der Pflanze.

Wirkstoffe

Die Pflanze ist eine Alkaloiddroge. Sie enthält zwei flüchtige Alkaloide, Isochinolin und eine sehr kleine Menge eines mit Actinidin isomeren Monoterpenalkaloids; außerdem quartäre Basen: Cholin und dessen Ester Benzoylcholin und 3,3-Dimethyl-acryloylcholin. Weiterhin sind der Bitterstoff Secologanin, Flavonoide (Hyperosid, Quercetinglykoside), Kaffee-, Chlorogen- und Protocatechusäure und verwandte Stoffe enthalten.

Wirkungen

Für die wurmwidrige Wirkung reicht Isochinolin zur Erklärung aus. Die Herzwirkung, die heute im Vordergrund des Interesses steht, wird auf Isochinolin und die Cholinester zurückgeführt. Isochinolin steigert die Kontraktionskraft des Herzmuskels; die durch den Extrakt der Droge bewirkte deutliche Blutdrucksteigerung ist wahrscheinlich durch Cholinester bedingt. Actinidin selbst wirkt baldrianartig, sein Isomer ist bei Spigelia aber nur in sehr geringer Menge vorhanden. Neue pharmakologische Tests an Versuchstieren mit Extrakten oberirdischer Pflanzenteile zeigten bei einer Extraktfraktion eine Verlangsamung des Herzschlags und erniedrigten Blutdruck, bei zwei anderen Extraktfraktionen kurzdauernden Bluthochdruck, also unterschiedliche Wirkungen. Extrakt der ganzen Pflanze führte bei Ratten zu einer Reduktion ihrer Aktvität und wirkte schmerzlindernd.

Eine Überdosierung der Droge hat Erregungszustände, Schwindel, Pupillenerweiterung, Erbrechen, Krämpfe, Delirium und im Extremfall den Tod durch Herz- und Atmungslähmung zur Folge. Für das Weidevieh ist die Pflanze ebenfalls giftig.

Verwendung

In der Homöopathie werden Tinkturen und andere Darreichungsformen bei akuter Herzentzündung, Herzschmerzen und -stichen, Angina pectoris, überhöhter Herzschlagfrequenz sowie bei Nervenschmerzen, Kopfschmerzen und außerdem bei Wurmbeschwerden verordnet. Gute Erfolge wurden bei Peri- und Endokarditis (Herzentzündungen), Gesichtsneuralgien und Migräne erzielt.

Diese Anwendungen erscheinen durch Wirkstoffe und experimentell beobachtete Wirkungen hinreichend begründet, ebenso die Mehrzahl der Verwendungen in der indianischen Volksmedizin; die als Abführmittel dürfte aber im toxischen Bereich liegen. Die äußerlichen Anwendungen sind bei uns nicht untersucht.

„Der heilende Wald“

SÜDAMERIKA, QUELLE FÜR NEUE NATURHEILMITTEL

Aus Südamerika kennt man bisher mehr als 100 000 Arten höherer Pflanzen (Samenpflanzen und Farngewächse i.w.S.). Allein im Amazonasgebiet wachsen schätzungsweise 60 - 80 000 Arten, und es sind längst nicht alle bekannt. Dieser Artenreichtum stellt für Pharmazie und Medizin eine keineswegs ausgeschöpfte Quelle für neue Heilpflanzen und Wirkstoffe dar. Die drohende Zerstörung der Wälder gefährdet dieses künftige Potential der Arzneimittelforschung, denn nur wenige Prozent der Pflanzenarten sind bislang näher untersucht. Zugleich verlieren mit der Erschließung dieser Gebiete die Indianerstämme ihre bisherige Kultur, und damit geht auch das Wissen ihrer Medizinmänner über Heilpflanzen verloren.

Die Wissenschaft der Ethnobotanik, der Pflanzenkunde der Völker, versucht diese Kenntnisse zu retten. Altmeister dieses Faches ist Richard Evans Schultes, der sich in jahrzehntelanger Feldforschung, vor allem im nordwestlichen Amazonasgebiet, mit den von Indianern genutzten Pflanzen befaßt hat. Er hat seine Ergebnisse in mehreren Büchern zusammengefaßt: „The healing forest“, gemeinsam mit R. F. Raffauf, „Pflanzen der Götter“ und „The botany and chemistry of hallucinogens“, zusammen mit Albert Hofmann, und mit „Where the Gods Reign“ und „Vine of the Soul“ (zusammen mit R. F. Raffauf) hat er verständnisvolle Einblicke in die Welt der Indianer und ihrer Payés (Medizinmänner) gegeben.

Zahlreiche weitere Arbeitskreise sind bei der Erforschung der Wirkstoffe und Wirkungen südamerikanischer Pflanzen tätig; in Südamerika vor allem an den Universitäten Brasiliens und Chiles, sowie Arbeitsgruppen in Nordamerika und Europa (auch in Deutschland). Eine wachsende Zahl von Arzneipflanzenbüchern, in denen die Pflanzen und ihre volksmedizinischen Verwendungen registriert werden, erscheint unter anderem in Kolumbien, Peru, Bolivien, Chile, Argentinien und Brasilien.

Richard Evans Schultes hat in den letzten Jahren auf zwei Drogengruppen hingewiesen: Auf Rauschdrogen, die bei Indianern als Heilpflanzen auch zu ganz anderen Zwecken verwendet werden und auf indianische Mittel zur Behandlung von Altersdemenz, dem geistigem Verfall im Alter.

RAUSCHDROGEN MIT NÜTZLICHEN HEILWIRKUNGEN

Die Bekämpfung des in Europa und Nordamerika grassierenden Drogenmißbrauchs verstellt häufig den Blick auf solche Arzneipflanzen. Schultes weist besonders auf Virola-Arten hin, die bei Indianern unter den Namen Yakée, Paricá oder anderen Bezeichnungen gebräuchlich sind (Pflanzen aus der Familie der Muskatnußgewächse (Myristicaceae)). Es sind kleine bis mittelgroße Bäume mit länglich-eiförmigen bis lanzettlichen Blättern und mit Rispen kleiner Blüten. Viele Arten enthalten in ihrer inneren Rindenschicht einen roten Saft, der nach Trocknung als halluzinogenes Pulver geschnupft oder geschluckt wird. Verantwortlich für die Rauschgiftwirkung sind Alkaloide (Tryptamin- und β-Carbolin-Derivate).

Den getrockneten Saft verschiedener Virola-Rinden benutzen die Indios aber auch gegen Hautentzündungen, Krätze, Erysipel (Rose), als Blutstillungsmittel und zur Wundheilung, speziell den von Virola calophylla Warburg und V. theiodora (Spr. ex Benth.) Warburg bei Hautpilzinfektionen. Der Saft der frisch abgelösten Rinde dieser beiden Arten wird von vielen Indianervölkern im nordwestlichen Amazonien und in Surinam zwei Wochen lang täglich auf die infizierte Hautregion gestrichen. Man läßt ihn antrocknen, bis die Symptome der Pilzinfekion verschwinden. Die Wirksamkeit wurde bestätigt, weshalb die Gattung Virola nun genauer untersucht wird. Bisher weiß man, daß bei manchen Virola-Arten außer Alkaloiden Neolignane vorkommen, die auch in ihren Samen nachgewiesen sind; V. sebifera Aubl. enthält zusätzlich Dibenzylbutyrolactone.

Der frische Saft aus Verletzungen der Rinde von Virola sebifera wird bei uns in der Homöopathie in Präparaten zur Behandlung von Vereiterungen eingesetzt. Das „Ucuhuba“-Fett aus den Samen dient in Brasilien zu technischen Zwecken. Es gibt also Möglichkeiten, die Rauschgift-Gattung Virola sinnvoll zu nutzen. Vielleicht wird aus ihr einmal ein neues Mittel gegen Hautpilzinfektionen gewonnen.

INDIANISCHE DROGEN ZUR BEHANDLUNG VON ALTERSLEIDEN

Geistiger Verfall im Alter (Altersdemenz) ist vor allem in Form der Alzheimer-Krankheit bekannt, an der allein in Deutschland eine Million alter Menschen leiden. Schultes hat auf einer Tagung in Uppsala 1992 fünfundzwanzig indianische Arzneipflanzen vorgestellt, die ihm bei Indianern als Mittel bei Alzheimer-Krankheit, Parkinsonismus und ähnlichen Erscheinungen begegnet sind. Leider ist noch keine dieser Pflanzen näher untersucht, und nur in wenigen Fällen gibt es Vermutungen über die stofflichen Grundlagen ihrer möglichen Wirkung. Die Indianer respektieren das Alter, und so gut sie können, kümmern sie sich um alte Menschen, die nicht mehr für sich selbst sorgen können.

Von der Gattung Justicia, Kräutern aus der Familie der Akanthusgewächse mit gegenständigen Blättern und zweilippigen Blüten mit nur zwei Staubblättern, verwenden die Kofán die Art Justicia ideogenes Leonard bei einer Art Schüttellähmung, und zwar eine Abkochung der ganzen Pflanze. Man weiß, daß Lignane wichtige Inhaltsstoffe dieser Gattung sind, Naphthalidlignane mit einer Wirkung gegen Herzrhythmusstörungen und Depressionen, Furofuranlignane mit Antistreßwirkung. Bei manchen Arten sind auch Flavonoide, Cumarine, Alkaloide vom Chinazolintyp, aromatische Amine, Saponine und ätherisches Öl gefunden worden. Für Justicia ideogenes sind noch keine Wirkstoffe bekannt. Lignane sind auch in mehreren anderen Pflanzen zu finden, die Indianer bei Hinfälligkeit, körperlicher und geistiger Schwäche alter Menschen verwenden.

Ein Teil der bei Altersdemenz benutzten Pflanzenarten ist alkaloidhaltig; darunter sind auch zwei Pfeilgiftpflanzen, nämlich Chondrodendron tomentosum (siehe Kapitel „Curare") und Unonopsis veneficiorum (Mart.) R.E. Fries, ein Rahmapfelgewächs (Familie Annonaceae). Dieses ist ein kleiner Baum mit großen lanzettlichen Blättern, in Büscheln angeordneten Blüten und gestielten roten Früchten. Die Puinave am Rio Vaupés kennen die Pfeilgiftwirkung nicht; einer ihrer Medizinmänner erzählte Schultes von einer anderen Anwendung. Sie mischen zerkleinerte getrocknete Blätter dieses Baumes in die Speisen alter Menschen, die „vergessen, wie man spricht". Curarepflanzen sind ja bei der Aufnahme durch den Mund kaum giftig. Leider hat man bei den Pfeilgiftpflanzen fast immer nur die Gifte untersucht und andere Stoffe außer acht gelassen.

BRASILIANISCHER GINSENG

Auch Ginseng wird vielfach von alten Menschen eingenommen. Bei echtem Ginseng handelt es sich um die saponinhaltigen Wurzeln der ostasiatischen Art Panax Ginseng C. A. Mayer und der nordamerikanischen P. quinquefolius (Familie Efeugewächse, Araliaceae), die als Tonikum und Adaptogen verwendet werden. Adaptogene nennt man Substanzen, die die physische Leistungsfähigkeit, die Merkfähigkeit des Gehirns und das Reaktionsvermögen verbessern. Auch in Südamerika gibt es Ginsengverwandte, so den Baum Didymopanax morototoni (Aubl.) Decne., dessen in Cayenne üblicher Name „Saint Jean" eine Verballhornung des französisch ausgesprochenen Wortes „Ginseng" ist. Er enthält aber nur eine mäßige Menge Saponine, weshalb der „Morototó" wohl kaum große Bedeutung bekommen wird.

„Brasilianischer Ginseng" ist etwas botanisch ganz anderes: Bei dieser Droge handelt es sich um die Wurzeln zweier Fuchsschwanzgewächse (Familie Amaranthaceae), Pfaffia paniculata Kuntze und P. iresinoides Spreng. Es sind strauchige Pflanzen mit gegenständigen Blättern und rispigen Blütenständen, die auch angepflanzt werden. In Japan und Brasilien werden sie auf ihre Wirkstoffe untersucht.

Wie der echte Ginseng enthalten sie zahlreiche Saponine vom Triterpentyp in einer Menge bis zu 11%, mit etwas abweichendem Grundgerüst (Nortriterpene), die Pfaffoside A - F. Ein anderes Triterpen ist sogar mit einem aus der Gattung Panax identisch. Außerdem sind Steroide aufgefunden worden, die mit dem Häutungshormon der Insekten verwandt sind (Ecdysteron und Verwandte), sowie Flavonoide.

Die Wurzeldroge hat ginsengartige Wirkungen. In der Volksmedizin Brasiliens wird sie als Tonikum, Aphrodisiakum und bei Zuckerkrankheit gebraucht, bei Indianern zur Förderung der peripheren Durchblutung (eine zu geringe Durchblutung nennen sie „Aufnahme von Wind durch die Haut"). Eines der Nortriterpene fördert die periphere Durchblutung und die Zellregeneration. Die Pfaffoside A und C und ihr Grundkörper, die Pfaffiasäure, haben nach japanischen Untersuchungen eine Hemmwirkung auf Tumorzellen (Hautkrebs in Zellkultur). Seit 1972 ist Pfaffiasäure in Japan patentiert; zur Anwendung ist es aber nicht gekommen, denn fast alle Antitumorsubstanzen sind für eine Therapie ungeeignet.

Die kosmetische Industrie interessiert sich für den brasilianischen Ginseng, weil Saponine einen hauterweichenden Effekt haben sollen und die vorhandenen Mineralsalze die Feuchtigkeit regeln helfen. In der Droge enthaltene Aminosäuren sollen schlaffe Haut festigen. Phytosterine (Sitosterol, Stigmasterol) gelten ebenfalls als Hautpflegestoffe.

HAUTPFLEGEMITTEL UND BADEZUSÄTZE AUS PALMEN

Palmen werden von südamerikanischen Indianern vielfältig genutzt: Das Holz mancher Arten als Baumaterial, wie Palmwedel zum Dachdecken, Blattspindeln für Zäune und Blasrohre, Fasern für Hängematten, Netze und Besen, Körbe und Hüte, das Öl der Murumurú-Palme als Koch- und Leuchtöl, und manche Arten liefern Arzneidrogen. Die öl- und stärkehaltigen Früchte und Samen sind wichtige Nahrungsmittel.

Die nordamerikanische und europäische Industrie nutzen das Öl der Murumurú- und Tucumã-Palme für Margarine und Seife. Neuerdings ist man darauf gekommen, daß die Blüten, manchmal auch andere Organe von Palmen, häufig Aminosäuren, Flavonoide, Phytosterine, Carotinoide und Mineralsalze enthalten, sowie teilweise ätherisches Öl, Saponine und Gerbstoffe: Stoffe, die oft für Hautpflegemittel, Bäder und Shampoos von Interesse sind und auch gut mit dem Öl aus Früchten und Samen kombiniert werden können.

Das Fruchtfleisch der Murumurú-Palme (Astrocaryum murumuru Mart.) gilt in Amazonien als leichtes Aphrodisiakum. Aufgüsse von Blüten dieser Palme dienen Indianern zur äußerlichen Anwendung bei manchen Hautleiden und zur Reinigung von fettigem Haar. Der Blütenextrakt wird heute empfohlen in Cremes und Lotionen für fettige Haut und in Haarpflegemitteln für fettiges Haar; zusammen mit dem Öl findet der Samen auch für Badezusätze Verwendung.

Das Öl aus Früchten und Samen der Tucumã-Palmen (Astrocaryum tucuma Mart. und A.vulgare Mart.) wird bei den Yanomami und anderen Indianerstämmen des tropischen Brasiliens ebenfalls zur Haarpflege benutzt. Die Blüten sind reich an ätherischem Öl und Flavonoiden, die die periphere Durchblutung fördern. Die Kombination von ätherischem Öl und emulgiertem fettem Öl wird zu entspannenden Bädern empfohlen, und der Blütenextrakt dient als Zusatz zu Haut- und Haarpflegeprodukten. Das Öl aus der Fruchtwand von Astrocaryum vulgare enthält übrigens dreimal mehr Provitamin A als unsere Mohrrüben, der höchste bekannte Gehalt im ganzen Pflanzenreich!

Die Inajá-Palme (Maximiliana regia Mart.), in Bolivien Huacava genannt, hat riesige, bis acht Meter lange Blätter. Bolivianische Tieflandindianer behandeln Blutergüsse und schlecht heilende Schnittwunden mit Zubereitungen aus Blüten und Nüssen dieser Palme. Hier enthalten die Blüten Flavonoide, Mineralsalze, Aminosäuren und Phytosterole. Dieses Stoffgemisch soll Hautzellen aktivieren.

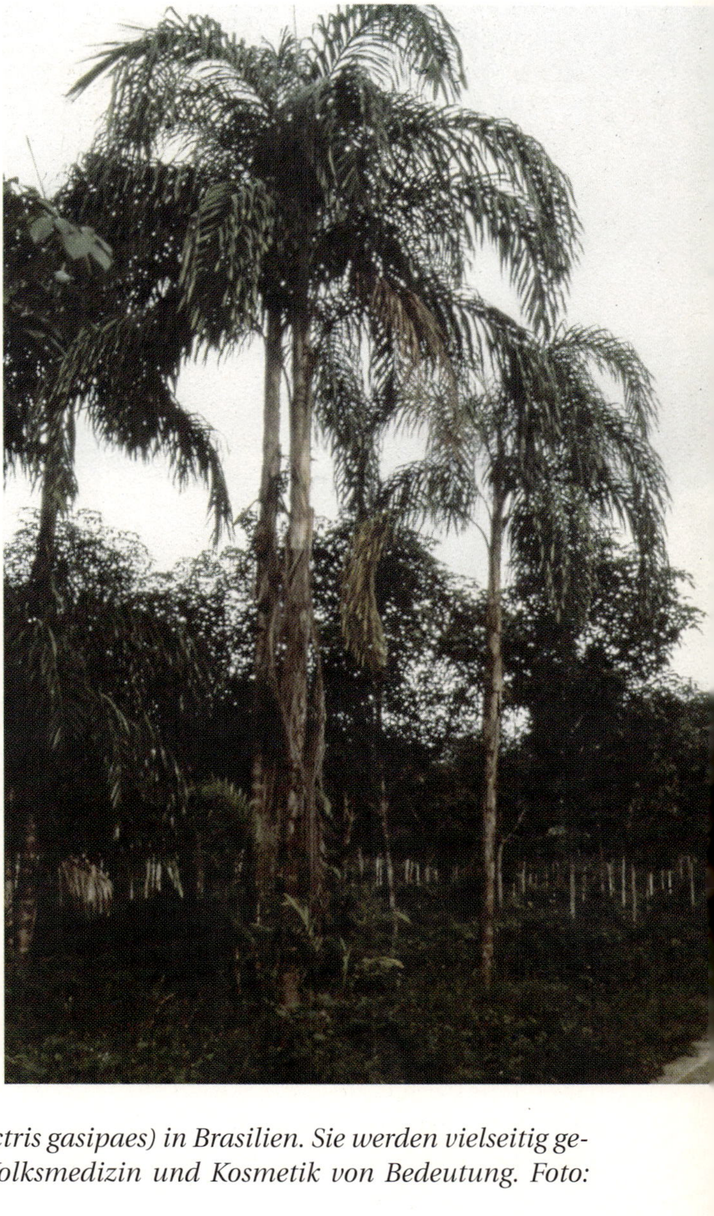

Abb. 1 Pfirsichpalmen (Bactris gasipaes) in Brasilien. Sie werden vielseitig genutzt und sind auch in Volksmedizin und Kosmetik von Bedeutung. Foto: Prof. Dr. R. Lieberei.

Yuyu Chonta (Euterpe precatoria Mart.), in Brasilien Açai-Palme genannt, liefert in Peru Drogen für Wundheilung, gegen Rheuma und Menstruationsstörungen. Die Chácobo im bolivianischen Tiefland verwenden einen Blattdekokt bei Brustschmerzen. Der Blütenextrakt enthält, außer den für die Inajá-Palme genannten Stoffen, ein bei äußerlicher Anwendung stimulierend wirkendes ätherisches Öl für Badepräparate, das vermutlich auch der Grund für die volksmedizinische Benutzung bei Rheuma ist.

Eine der wichtigsten Palmen des tropischen Amerika ist die Pfirsichpalme oder Pupunha auf brasilianisch (Bactris gasipaes H.B.K., syn. Guilielma speciosa Mart.; Abb.1). In Costarica, wo die hier Pejibaye genannte Palme in Plantagen gepflanzt ist, erntet man bis zu 68 kg Früchte pro Baum im Jahr - ergiebig wie eine Dattelpalme - ; das Fruchtfleisch ist ebenfalls süß, und die im Unterschied zur Dattelpalme eßbaren Samen schmecken kastanienartig. Indianer nutzen Fruchtauszüge als Sonnenschutzmittel und zum Erweichen verhärteter Haut. Fruchtextrakte enthalten Saponine, Kaliumsalze, Aminosäuren, sehr viel Provitamin A und Nicotinamid; verwendet in der Kosmetik für feuchtende Cremes (Kaliumsalze, Saponine), und, in Kombination mit dem Öl aus den Früchten für hautstraffende Präparate.

PURUÍ-GRANDE, EIN SONNENSCHUTZMITTEL DER INDIANER

Puruí-Grande heißen in Brasilien manche Arten aus vier Gattungen der Krappgewächse (Familie Rubiaceae), Alibertia, Thieleodoxa, Amaioua und Duroia. Thieleodoxa (Alibertia) sorbilis (Hub.) Ducke, Th. verticillata Ducke und Th. stipularis Ducke werden von Indianern im südwestlichen Amazonasgebiet als Fruchtbäume gepflanzt. Es sind kleine Bäume oder auch Sträucher mit gegenständigen, glattrandigen, breit lanzettlichen Blättern, weißen Blüten und rundlichen gelben Früchten bis 2,5 cm Größe. Die Früchte enthalten eine Pulpa, ein weiches zerfließendes Fruchtfleisch (der Artname „sorbilis" bedeutet „schlürfbar"), weswegen sie in Brasilien einfach „Marmelada" genannt werden. Mit einer Paste aus Blüten und Fruchtpulpa reiben Indios am Rio Purús ihre Haut ein, wenn sie lange Bootsfahrten in praller Sonne unternehmen. Die Sonnenschutzwirkung dieser Paste wird Zimtsäureestern und Anthrachinonglykosiden zugeschrieben: Stoffgruppen, die UV-Licht absorbieren. In der Frucht sind Schleim und Phytosterole enthalten. In Japan stellt man Sonnenschutzpräparate aus Puruí-Grande, für Leute, die in den Tropen und im Orient arbeiten, her.

PERUANISCHES DRACHENBLUT

Drachenblut (Abb. 2) heißt der rote Saft, der beim Anritzen oder Anschneiden der Rinde bestimmter Bäume herausfließt. Er wird aufgefangen und entweder frisch oder getrocknet verwendet; man kann ihn auch zu einer Art Harz umschmelzen. Drachenblut ist an sich eine alte Droge, die von vier ganz verschiedenen Pflanzengattungen dreier Weltgegenden stammt: Von dem auf den Kanarischen Inseln beheimateten Drachenbaum (Dracaena draco), der südasiatischen Drachenblutpalme (Daemonorops draco), dem westindischen Hülsenfrüchtler Pterocarpus draco und einigen Arten der Gattung Croton in Lateinamerika. Die dort am weitesten verbreitete Art, die Drachenblut (Sangre de drago) liefert, ist Croton draco; weitere Arten gibt

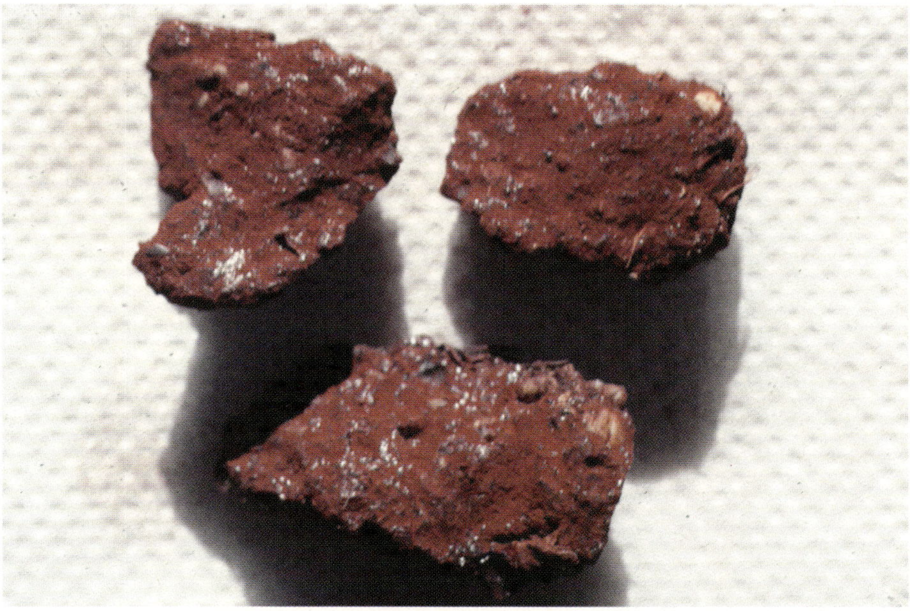

Abb. 2 „Drachenblut" heißen rotgefärbte Säfte aus der Rinde bestimmter Pflanzenarten der Alten und Neuen Welt, die beim Trocknen harzartig fest werden. Nachdem sie in der Medizin längst außer Gebrauch waren, ist jetzt „Sangre de drago" aus Croton lechleri wieder aktuell geworden.

es in Brasilien, Nordargentinien, Paraguay und Peru (zum Aussehen von Croton s. Kapitel „Cascarilla").

In der amerikanischen Volksmedizin hat Drachenblut zahlreiche Anwendungen, so bei Entzündungen, Geschwüren, zum Blutstillen, bei Syphilis, Hämorrhoiden, Zahnfleischentzündungen, Mundfäule, Magenbeschwerden, Durchfall, Rheuma, Fieber und Krebs. Das peruanische Drachenblut von Croton lechleri (L.) Schlecht. findet in der Volksmedizin Gebrauch bei schlecht heilenden Wunden, Hämorrhoiden, bei Brüchen, Rheuma, Krebs, und in der Frauenheilkunde zu Vaginalwaschungen, bei Ausfluß und im Wochenbett.

Bei uns verwendete man früher Drachenblut, sowohl aus Ost- wie Westindien, bei Durchfall, Ruhr und, äußerlich, als blutstillendes, austrocknendes Mittel. Heute ist es ein wenig benutzter Farbstoff für Reagenzien, in der Kosmetik und für Beizen und Lacke: also als Arzneidroge vergessen. Seit einigen Jahren jedoch macht Croton lechleri aus dem peruanischen Amazonasgebiet von sich reden und wird intensiv erforscht, vor allem von Phillipson und Mitarbeitern in London.

C. lechleri ist ein bis 30 Meter hoher Baum, der etwa drei Liter Rindensaft liefert. Gut 90% des getrockneten roten Saftes bestehen aus Proanthocyanidinen (Flavonoiden, die Vorstufen für Gerbstoffe wie für Pflanzenfarbstoffe sein können); Grundkörper sind Catechine und Gallocatechine, die an der Luft miteinander reagieren und zu Polymeren aus bis zu 20 ihrer Moleküle kondensieren können. Vermutlich führt dieser Prozeß zur Bildung eines Überzuges auf Wunden, gewissermaßen zu einem natürlichen Wundpflaster.

Auch das Alkaloid Taspin im peruanischen Drachenblut ist ein aktives Wundheilungsprinzip. In tierischen Zellkulturen (Fibroblasten) beobachtete man, daß Taspin eine aktive Wanderungsbewegung der Zellen veranlaßt, wodurch künstlich erzeugte Lücken in der Zellschicht geschlossen werden. In einem anderen Testsystem (Venen-Endothelzellen) war Taspin allerdings nicht aktiv.

Außerdem enthält der rote Saft aus Croton lechleri antibiotische Stoffe. Die Diterpene Korberin A und B hemmen das Bakterienwachstum nur wenig schwächer als Penicillin V. Einfache Phenole mit bakterientötender Wirksamkeit sind vorhanden, ebenso wie Benzofuranlignane, die an der Wundheilung beteiligt sind. Eine spezielle

Substanz aus dieser Stoffklasse könnte vielleicht die volksmedizinische Verwendung von Drachenblut bei Krebs einsichtig machen, denn 3,4-o-Dimethylcedrusin hemmt die Synthese eines bestimmten Nukleinsäurebausteins (Thymin) des Zellkerns (das ist leider ein stark toxischer Wirkungsmechanismus !). Dagegen fehlen C. lechleri im Unterschied zu vielen anderen Croton-Arten krebserzeugende Diterpene, so daß das peruanische Drachenblut in dieser Hinsicht unbedenklich ist. Also ein "neues" Wundheilungsmittel, zusammengesetzt aus verschiedenartig wirkenden Substanzen, - ein „altes" der Indianer in Peru.

KRALLENDORN, EINE PFLANZE MIT VIELEN WIRKSTOFFEN

Im peruanisch-amazonischen Regenwald wächst eine Liane, die auf spanisch „uña de gato", Katzenkralle, genannt wird. Ihre Wurzel wird in der Volksmedizin bei Arthritis, Magenschleimhautentzündung, Zuckerkrankheit, Krebs und als entzündungshemmendes Mittel verwendet. Weil im tropischen Südamerika mehrere verschiedene Pflanzen „uña de gato" genannt werden, hat es lange gedauert, bis man herausfand, daß es sich um den botanisch längst bekannten Krallendorn, Uncaria tomentosa (Willd.) DC. (Familie Krappgewächse, Rubiaceae), handelt. Die Pflanze hat doldenförmige Blütenstände, gegenständige, etwas zugespitzte, eiförmige Blätter und an den Knoten ihrer Sproßachsen gekrümmte Dornen (daher der Name!).

In den achtziger Jahren wurde Krallendorntee auch bei uns von Krebskranken getrunken, aber bis heute ist kein Wirkstoff in klinischer Anwendung. Gleichzeitig begann jedoch die Erforschung der Inhaltsstoffe durch die Arbeitsgruppen von J. D. Phillipson in London, H. Wagner in München, italienischen und anderen Teams. Heute ist eine Reihe von Substanzen mit verschiedenen Wirkungen bekannt.

Die Wurzeln sind alkaloidhaltig, und zwar wurden verschiedene Oxindol-Alkaloide isoliert und experimentell pharmakologisch untersucht. Rynchophyllin senkt den Blutdruck, wirkt fiebersenkend und gebärmuttererregend. Hirsutin beeinflußt die Reizübertragung im vegetativen Nervensystem; es hemmt die Kontraktion quergestreifter Muskeln, Mitraphyllin wirkt harntreibend. Pteropodin und drei weitere Alkaloide steigern die Phagocytose, die Tätigkeit weißer Blutkörperchen, und fördern damit die körpereigene Abwehr.

Eine zweite Wirkstoffgruppe sind Triterpensaponine, hier Glykoside der Chinovasäure; sehr ähnliche kommen auch als Bitterstoffe bei den verwandten Chinarindenbäumen vor. Die Chinovasäureglykoside des Krallendorns wirken entzündungshemmend und experimentell gegen einige Viren, nämlich einen Verwandten des Schnupfenerregers und einen Erreger von Mundschleimhautentzündung.

Nach neuen Ergebnissen italienischer Arbeitsgruppen bewirkt Rindenextrakt auch eine Verringerung der Anzahl von Mutationen; das betrifft auch die mutationserzeugende Wirksamkeit von Zigarettenrauch-Produkten im Harn eines Rauchers, der 15 Tage lang mit Uncaria-Rindenextrakt behandelt wurde. Vermutlich enthält die Rinde Substanzen, die die Oxidation von Vorstufen krebserzeugender Stoffe aus Zigarettenteer verringern.

Ob Wirkstoffe des Krallendorns eines Tages in die Therapie eingeführt werden könnten, müssen klinische Erprobungen zeigen.

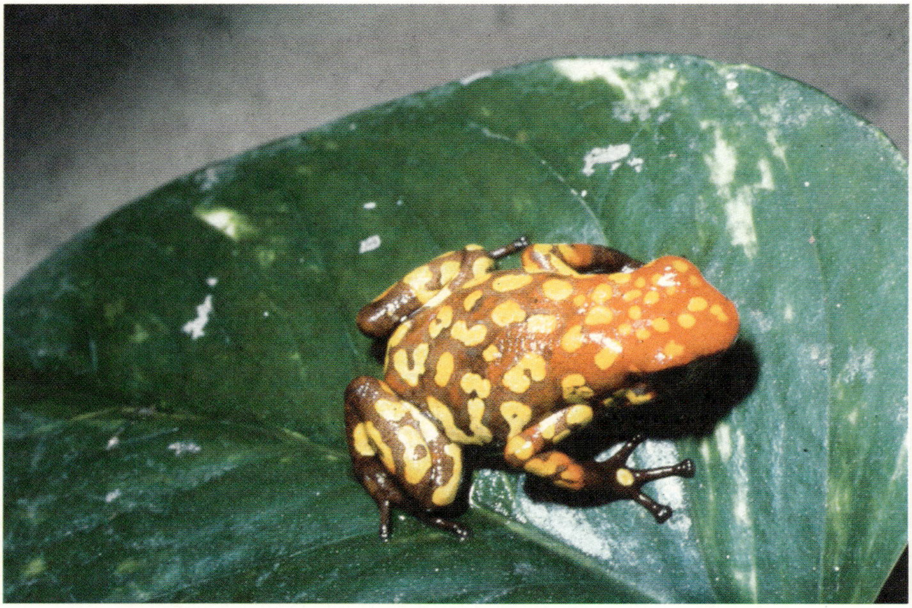

Abb. 3 Dendrobates histrionicus, ein Färberfrosch aus der Familie der Dendrobatidae. Diese Tiere bilden ein hochgiftiges Hautsekret, das als Pfeilgift dient. Ihre auffällige Färbung ist ein Warnsignal für ihre Freßfeinde (wie die schwarzgelbe Färbung unserer Feuersalamander und Wespen). Foto: Prof. Dr. D. Mebs

SCHMERZMITTEL VON EINEM PFEILGIFTFROSCH

Kröten, Unken und Feuersalamander unserer heimischen Tierwelt verfügen über giftige Hautsekrete als Abwehrstoffe. Solche gibt es auch bei tropischen Fröschen. Die bunten südamerikanischen Färberfrösche (Familie Dendrobatidae; Abb. 3) enthalten in ihrer Haut hochwirksame Gifte, die einige Indianerstämme als Pfeilgifte nutzen. Es sind Nervengifte wie z.B. das Alkaloid Batrachotoxin, das zu Lähmung und Herzstillstand führt. Die Indianer halten diese Giftfrösche mit einem spitzen Stück Holz über ein Feuer. Unter Hitzeeinwirkung tritt aus den Hautdrüsen ein giftiges Exkret aus, das in ein Gefäß abgestrichen wird. Man taucht dann die Pfeilspitzen in die Flüssigkeit und läßt sie antrocknen. So präparierte Giftpfeile töten Vögel und kleine Affen nahezu sofort. Verblüffend ist, daß in Terrarien gezogene Giftfrösche praktisch giftfrei sind. Es wird diskutiert, ob die Gifte vielleicht von Bakterien synthetisiert werden, die im Körper der Frösche, jedoch nur unter den Bedingungen des tropischen Urwalds, leben.

1992 wurde aus der ekuadorianischen Färberfroschart Epipedobates tricolor ein neuartiges chlorhaltiges Alkaloid isoliert, in einer Menge von 24 Milligramm aus 750 Fröschen. Die Epibatidin genannte neue Substanz hat eine sehr hohe Wirksamkeit bei Schmerzen und ist etwa 200mal stärker wirksam als Morphin aus dem Opium. Weil Epibatidin chemisch nicht mit den Opiaten verwandt ist, hofft man, ein Schmerzmittel entdeckt zu haben, das nicht süchtig macht. Es ist noch nicht klar, ob diese Froschart das Epibatidin selbst synthetisiert, es mit der Nahrung aus der Umwelt aufnimmt, oder ob es von Bakterien stammt, die in ihrem Körper leben.

Inzwischen ist einer Firma in England die chemische Synthese von Epibatidin in einer Menge von einigen Gramm gelungen, so daß man nun an die eingehende pharmakologische Untersuchung gehen kann. Für jedes Gramm Epibatidin hätte man sonst 31 250 Frösche fangen und töten müssen !

Die chemische Synthese schont also den Bestand dieser Froschart in Ekuador. Vielleicht wird wieder ein Pfeilgift wie Curare zum Anstoß eines medizinischen Fortschritts. Zu hoffen wäre, daß darüber die Weisheit der Natur und Erfahrung der Völker nicht vergessen wird.

Erläuterung von Fachausdrücken

(Bemerkung zur botanischen Nomenklatur: Nach dem Gattungs- (z.B. Quassia) und Artnamen (z.B. amara) wird immer der gültige Autorenname genannt, weil zahlreiche Pflanzen mehrfach beschrieben sind. L. bedeutet Linné, H.B.K. Humboldt, Bonpland und Kunth, Mart. Martius und so weiter. Bei mehrfach beschriebenen Pflanzen sind häufig noch verwendete Synonyme als „syn." vermerkt).

Acetylenderivat Chemische Verbindung mit Dreifachbindungen zwischen ihren Kohlenstoffatomen; meist sehr reaktionsfähig, häufig giftig.

alkalisch basisch (in der Chemie Gegenteil von sauer); Alkalien oder Basen schmecken meist laugenhaft und wirken in höherer Konzentration ätzend (z.B. Natronlauge).

Alkaloide basisch reagierende Substanzen mit stickstoffhaltigem Ringsystem im Molekül; stark wirksame, meist giftige und bitter schmeckende Naturstoffe. Mit unterschiedlicher chemischer Struktur: Indol-, Chinolin-, Isochinolinalkaloide u.a.

Aminosäuren Stickstoffhaltige organische Säuren; sehr viele sind Molekülbausteine von Eiweißkörpern.

Anämie Blutarmut.

Angina Jede Krankheit, bei der krampfartige und schmerzhafte Atemnot auftritt; z.B. Angina pectoris mit zeitweiligen Herzschmerzen.

Anthracenderivate Substanzen mit dem Grundgerüst des aromatischen Kohlenwasserstoffs Anthracen. Oxidierte Formen: Anthrachinone; deren Zuckerverbindungen (Glykoside) wirken meist abführend.

Beriberi Durch Vitamin-B_1-Mangel hervorgerufene Erkrankung mit Ödemen, Lähmung peripherer Nerven und Herzmuskelschwäche.

Blausäureglykosid Zuckerverbindung einer „cyanogenen" Molekülstruktur, aus der bei Hydrolyse Blausäure (Cyanwasserstoff) frei wird Blausäure ist stark giftig.

Carotinoide Gelb, orange oder rot gefärbte Kohlenwasserstoffe (z.T. oxidierte) mit 40 Kohlenstoffatomen; verbreitete Naturfarbstoffe (z.B. in der Mohrrübe).

Catechine Bestimmter Typ von Flavonoiden; zugleich Grundsubstanzen von kondensierten Gerbstoffen.

Cellulose Farbloses, kettenförmiges Polysaccharid aus Traubenzucker (Glucose), das die Zellwände hauptsächlich aufbaut.

Cumarine Oft stark riechende (Waldmeister !) Derivate der Hydroxyzimtsäure; manche Cumarine wirken bei Ultraviolettbestrahlung hautreizend.

Dekokt Abkochung von Pflanzenteilen, um Wirkstoffe in Lösung zu bringen (im Unterschied zum Teeaufguß mit bloßem Überbrühen der Droge).

Derivat Chemische Verbindung, die sich von einem bestimmten Grundgerüst ableitet.

Dermatitis Hautentzündung; kann allergisch bedingt sein.

Dextrine Abbauprodukte von Stärke; Moleküle noch aus 7 - 8 Zuckern bestehend.

dimer Zweiteilig; wenn ein Molekül aus zwei gleichen Hälften besteht.

Diphtheriemembran Bei Diphtherie bildet sich häufig ein Häutchen auf den Stimmbändern, das zu starker Atemnot und Erstickungsanfällen führt.

Diterpene Substanzen mit 20 Kohlenstoffatomen in bestimmter, großenteils ringförmiger Anordnung (vgl. Mono- und Triterpene).

Enzyme Als „Biokatalysatoren" wirksame Eiweißkörper, Beschleuniger biochemischer Reaktionen im Stoffwechsel.

Epidermis Oberhaut, äußerste Zellschicht des Pflanzenkörpers.

Erysipel Rose; schnell eintretende, durch Bakterien verursachte Hautentzündung.

Ester Chemische Verbindungen von Alkoholen mit Säuren.

Ethnobotanik Studium der Benutzung von Pflanzen bei einem Volk.

Exkret Stoffwechselausscheidung von Zellen oder vom Körper einer Pflanze oder eines Tieres.

fermentieren, Fermentation Chemische Veränderung von Substanzen oder Substanzgemischen durch Gärung, teilweisen Abbau oder Oxidation.

Fixateur Substanz, die in einem Parfüm die Duftstoffe bindet, damit sie sich nicht zu rasch verflüchtigen.

Flavonoide Phenolische Verbindungen mit sauerstoffhaltigem Ring im Molekül; oft an Zucker gebunden (Flavonglykoside), meist gelb gefärbt (flavus = gelb).

Fluidextrakt Drogenextrakt, der noch einen Teil des Lösungsmittels (Alkohol-Wasser) enthält.

Gerbstoffe Phenolische Substanzen mit Gallussäure oder Catechin als Bausteine. Gerbwirkung = Verwandlung tierischer Haut in Leder; Gerbstoffe wirken in der Regel antiseptisch und im Darm stopfend bei Durchfall.

Glucosid Verbindung eines Nichtzuckers mit Traubenzucker (Glucose).

Glykogen Ein aus Traubenzucker aufgebautes Polysaccharid von Pilzen und Tieren; „tierische Stärke", in der Leber auf Vorrat gehalten.

Glykoproteid Eiweiß mit Anteil von Kohlehydrat.

Glykosid Verbindung eines Nichtzuckers (Aglykon) mit einem oder mehreren Zuckermolekülen.

Gonorrhöe Tripper, Geschlechtskrankheit durch Gonokokken (Bakterien); mit erst wäßrigem, dann eitrigem Ausfluß.

hämolytisch Rote Blutkörperchen zerstörend.

Halbstrauch Ausdauernde Pflanze, die nur unten holzig, oben krautig ist.

halbsynthetisch (teilsynthetisch) Hergestellt aus einem Naturstoff mit rein chemischer Veränderung am Molekül.

Halluzinogen Ruft subjektive optische oder akustische Erscheinungen (Visionen u.ä.) hervor.

Homöopathie Von Samuel Hahnemann (1775 - 1843) entwickelte Heilmethode, benannt nach der Ähnlichkeitsregel (griechisch homoios = ähnlich): Krankheiten sollen durch solche Arzneimittel geheilt werden, die bei gesunden Menschen Symptome hervorrufen, die denen im vorliegenden Krankheitsfall ähnlich sind. Die Mittel werden in Verdünnung verabreicht („potenziert": D1 = 1:10, D2 = 1:100, D3 = 1:1000 u.s.w.), bei der eine gerade genügende Heilanregung erfolgen kann. Der Kranke soll jeweils nur ein Arzneimittel erhalten. Die Homöopathie wird von der „Schulmedizin" oft heftig kritisiert.

Hydrolyse Spaltung von Verbindungen unter Wasseraufnahme.

Hypercholesterolämie Zuviel Cholesterol im Blut; führt durch Ablagerung zu Verengungen von Blutgefäßen.

Insektengallen Verschieden geformte Gewebewucherungen an Pflanzen, hervorgerufen durch die Eiablage eines Insekts.

Iridoide Monoterpenderivate mit einem aus 5 (statt 6) Kohlenstoffatomen bestehenden Ringsystem.

Isoflavone Mit Flavonoiden verwandte Stoffe, nur mit anderer Verknüpfung der Ringstrukturen im Molekül.

isomer Substanzen gleicher chemischer Zusammensetzung und mit sehr ähnlicher Molekülstruktur; die biochemischen Eigenschaften können aber sehr verschieden sein (z.B. bestehen Eiweiße nur aus L-Aminosäuren, nie aus den isomeren D-Aminosäuren).

Kolik Schwerer Schmerz in den Eingeweiden.

Kollaps Schock; plötzlicher Schwächeanfall infolge zu geringer Hirndurchblutung und Versagen des peripheren Kreislaufs.

Koma Bewußtlosigkeit, die durch äußere Reize nicht zu durchbrechen ist.

Latex Milchsaft. Wäßrige Emulsion von polymeren Stoffen (z.B. Kautschuk), meist milchig weiß (z.B. Wolfsmilch, Löwenzahn); tritt bei Verletzung aus der Pflanze aus.

Lektin Pflanzliches Glykoprotein oder Protein, das häufig giftig ist; manche L. bewirken eine Verklumpung von Blutzellen, manche regen die Zellteilung an.

Lignane Dimere (s. dort), oft über ihre am Benzolring ansetzenden Seitenketten verknüpfte aromatische Verbindungen. Norlignane mit weniger Methyl (-CH_3) - Gruppen; Neolignane sind Isomere von anderen Lignanen.

mazerieren Eine Droge mit kaltem Wasser oder einer anderen kalten Flüssigkeit ausziehen (nicht heiß wie Tee oder Abkochung).

Monoterpen Organische Substanz mit 10 Kohlenstoffatomen in bestimmter Anordnung (z.B. Menthol aus Pfefferminze).

Neuralgie Heftiger und plötzlicher Schmerz eines Nervs.

Nikotinsäure, -amid Vitamine der B-Gruppe, die chemisch einem Teil des Nikotinmoleküls ähnlich sind.

Nukleinsäuren Vererbungssubstanzen in den Chromosomen des Zellkerns (Desoxyribonukleinsäuren) oder Matrizen der Eiweißsynthese (Ribonukleinsäuren).

Ödem Unnatürliche Ansammlung serumartiger Flüssigkeit in Körpergeweben.

östrogene Wirkung Wirkung wie weibliches Sexualhormon.

oral durch den Mund aufgenommen.

Oxalsäure Die einfachste organische Säure mit zwei sauren Gruppen; auch „Kleesäure", weil ihr Kaliumsalz im Sauerklee (Gattung Oxalis) vorkommt.

Oxidation Reaktion einer Substanz mit Sauerstoff; Verbrennung (kann auch „kalt" verlaufen).

Parkinsonismus Schüttellähmung (Alterskrankheit).

Peptidoglykan Polysaccharid, verbunden mit Aminosäuren.

Phagocyten Weiße Blutkörperchen, die Fremdkörper und Fremdzellen verzehren und zerstören („Freßzellen“).

Pharmakologie Wissenschaft, die sich mit der Wirkung natürlicher und synthetischer Stoffe auf lebende Systeme befaßt.

Pharmakopöe Arzneibuch.

Phenole Aromatische Ringverbindungen mit alkoholischer Gruppe (OH-Gruppe) am Ringsystem; reagieren leicht sauer, wirken oft antiseptisch.

Phenolcarboxysäuren Organische Säuren mit Phenolgerüst (z.B. Salicylsäure).

Phytosterin (-sterol) Pflanzliches Sterin, Alkohol der Steroidreihe (bekanntes tierisches Sterin: Cholesterol).

Polyacetylene Verbindungen (oft Kohlenwasserstoffe), die mehrere Dreifachbindungen zwischen ihren Kohlenstoffatomen aufweisen. Meist flüchtig und leicht zersetzlich, oft giftig.

Polymer Stoff, der aus einer großen Zahl gleicher oder zumindest gleichartiger kleinerer Molekülbausteine zusammengesetzt ist.

Polysaccharid Polymere Zuckerverbindungen, meist lange Molekülketten (Cellulose, Stärke, Schleime).

Protein Eiweiß; aufgebaut aus Aminosäuren.

Psoriasis Chronische Hautkrankheit, charakterisiert durch schuppige Flecken.

quartär Mit vierwertigem, positiv geladenem Stickstoffatom.

Radiokarbondatierung Datierung von Vorgeschichtsfunden mit Hilfe der Zerfallszeit des radioaktiven Kohlenstoffisotops 14_C.

Rhizom Unterirdische Sproßachse, meist wagerecht im Boden, an den Knoten bewurzelt und mit Niederblättern versehen. „Wurzelstock“.

Rose s. Erysipel.

Saponine Glykoside von Triterpenen oder Steroiden, die seifenartig (sapo = Seife) schäumen und – in die Blutbahn gebracht – fast stets hämolytisch wirken.

Senföle Durch Zerfall ihrer Glykoside entstehende, scharf schmeckende (Rettich z.B.), hautreizende Ester der Isothiocyansäure (stickstoff- und schwefelhaltig).

Serumspiegel Konzentration eines Stoffes im Blutserum.

Sesquiterpene Kohlenwasserstoffe, Alkohole etc. mit 15 Kohlenstoffatomen; meist Bestandteil ätherischer Öle.

Signaturenlehre Früher verbreitete Meinung, daß die Natur uns direkte Zeichen gibt; z.B. sollten die dreilappigen „leberförmigen“ Blätter des Leberblümchens auf eine Wirksamkeit bei Lebererkrankungen hinweisen.

Sklerosierung Verödung, z.B. von Venen.

Skrofulose Alte Bezeichnung für Haut- und Lymphknotenerkrankungen im Kindesalter.

Splintholz Weiches jüngeres Holz (im Unterschied zum älteren sehr harten Kernholz).

standardisiert, Standardisierung Auf einen bestimmten Wirkstoffgehalt eingestellt.

Steroide Verbindungen, die mit Triterpenen verwandt sind, aber weniger Kohlenstoffatome haben. Hierzu gehören die Geschlechtshormone, Phytosterine, manche Saponine und andere.

sukkulent Mit viel Wasserspeichergewebe, fleischig-saftig und verdickt (z.B. Sproßachsen der Kakteen).

Summenformel Zusammensetzung eines Stoffes aus seinen Elementen mit Angabe der Zahl der verschiedenen Atome (z.B. Wasser = H_2O).

Syphilis Geschlechtskrankheit durch das Bakterium Treponema pallidum; erfaßt in späteren Stadien außer Haut und Schleimhäuten der Geschlechtsorgane auch Nervensystem, Knochen und andere Organe.

Tertiär Geologisches Zeitalter vor 60 - 2 Millionen Jahren; „Erdneuzeit".

Testosteron Männliches Sexualhormon.

tetraploid Mit vierfachem Chromosomensatz (Keimzellen haben den einfachen, sind haploid, Körperzellen sind normalerweise diploid mit doppeltem Chromosomensatz).

Tinktur Alkoholischer Auszug aus einer Pflanze, der so als Medikament eingesetzt wird oder zu Medikamenten verarbeitet werden kann.

Tonikum Anregende oder kräftigende Substanz oder Droge oder Getränk, vor allem für Magen oder Nerven.

Toxin, toxisch Gift, giftig.

Trigeminus Nerv im Bereich der Gesichts-, Augen-, Lippen- und Kaumuskulatur.

Triterpene Ringverbindungen mit 30 Kohlenstoffatomen, oft als zuckerfreier Teil von Saponinen oder Bestandteil mancher Harze.

Ulkus Magengeschwür

Urogenitaltrakt Harn- und Geschlechtsorgane.

Vaginalfluor Milchiger oder gelblicher zäher Ausfluß aus der Scheide, verursacht durch Schleimhautentündung der Scheide oder der Gebärmutter.

Varietät Untergruppe einer Art; z.B. sind Stangenbohne und Buschbohne Varietäten der Art Phaseolus vulgaris.

Zimtsäurederivate Stoffe, die chemisch mit Zimtsäure, einer aromatischen organischen Säure, verwandt sind.

Bücher und Zeitschriftenartikel zum Thema

1. Über südamerikanische Indianer, ihr Leben, ihre Medizin

Bastien, J.W.: Healers of the Andes. Kallawaya Herbalists and their Medicinal Plants. Univ. Utah Press, Salt Lake City (USA), 1987.

Girault, L.: Kallawaya. Guérisseurs itinérants des Andes. Ed. L'Orstom, Paris, 1984.

Kroeger, A., Ruiz Cano,W. (Hrsg.): Conceptos y tratimientos populares de algunas enfermedades en Latinoamerica. Centro Medicina Andina, Cusco (Peru), 1988.

Lindig,W., Münzel, M.: Die Indianer. Kulturen und Geschichte der Indianer Nord-, Mittel- und Südamerikas. Wilhelm Fink Verlag, München, 1976.

Lira, J.A.: Medicina andina, farmacopea y rituales. Centro de Estudios Rurales Andinas "Bartolomé de las Casas", Cusco (Peru), 1985.

Palza S., E.: Indios Americanios. Supersticiones, hechicerías, práticas curativas, adivinatorias y otras. Bd. 1-2: Catálogo de Plantas Medicinales. Cochabamba (Bolivien), 1946.

Prance, G.T., Kallunki, J.A. (Hrsg.): Ethnobotany in the Neotropics (Symposium). New York Botanical Garden, Bronx/N.Y. (USA), 1984.

Rätsch, C.: Indianische Heilkräuter, Tradition und Anwendung. Ein Pflanzenlexikon. Eugen Diederichs Verlag, Köln, 1987.

Schultes, R.E.: Where the Gods Reign. Plants and Peoples of the Colombian Amazon. WWF, Synergetic Press, Oracle/Ariz. (USA) u. London, 1988.

Schultes, R.E., Raffauf, R.F.: Vine of the soul. Synergetic Press, Oracle/Ariz. (USA), 1992.Schultz, H.: Hombu. Urwaldleben der brasilianischen Indianer. Belser, Stuttgart, 1962.

Trupp, F.: Die letzten Indianer. Kulturen Südamerikas. Perlinger Verlag, Wörgl (Österreich), 1981.

Valdizán, H., Maldonado, A.: La Medicina Popular Peruana. 3 Bde., Imprenta Torres Aguirre, Lima (Peru), 1922.

2. Heilpflanzen und ihre volksmedizinische Nutzung

Alcorn, J.B.: Huastec Mayan Ethnobotany. Univ. Texas Press, Austin/Texas (USA), 1984.

Arenas, P.: Etnobotanica Lengua-Maskoy. Fundación para la Educación, la Ciencia y la Cultura, Buenos Aires, 1981.

Arillaga, B.: Plantas medicinales. Nuestra Tierra, Montevideo (Uruguay), 1969.

Ayensu, E.S.: Medicinal Plants of the West Indies. Reference Publ., Algonac/Mich. (USA), 1981.

Backhaus, A.: Heilen ohne Pillen und Spritzen. Verlag H. Bauer, Freiburg, 1975. (Luffa).

Bastien, J.W.: Siehe unter 1.

Boom, B.M.: Ethnobotany of the Chácobo Indians, Bení, Bolivia. New York Botanical Garden, Bronx/N.Y. (USA), 1987.

Browner, C.H., Ortiz de Montellano, B.R.: Herbal emmenagogues used by women in Colombia and Mexico. In: Etkin, N.L. (s. dort).

Crovetto, R.M.: Plantas utilizadas en medicina en el NO de Corrientes. Fundación Miguel Lillo, Tucumán (Argentinien), 1981.

Da Mata, R.: Flora médica Brasiliense. Imprensa Municipal, Manaos (Brasilien), 1913.

De Ferreyra, E.C.: Plantas medicinales. Boletin Lima (Peru), 1982.

Duke, J.A., Vasquez, R.: Amazonian Ethnobotanical Dictionary. CRC Press, Boca Raton und Ann Arbor (USA), London, Tokyo, 1994.

Emperaire, L.: La Caatinga du Sud-est du Piauí, Brésil. Étude ethnobotanique. Ed. Recherche sur les Civilisations, Paris, 1983.

Etkin, N.L. (Hrsg.): Plants in indigenous Medicine and Diet. Redgrave Publ. Comp., Bedford Hills/N.Y. (USA), 1986.

Ford, K.Cowan: Las yerbas de la gente: A study of Hispano-American Medicinal Plants. Univ. Michigan, Ann Arbor/Mich. (USA), 1975.

Franquemont, Ch., Plowman, T., u.a.: The ethnobotany of Chinchero, an Andean Community in

Southern Peru. Fieldiana No. 24. Field Museum of Natural History, Chicago/Ill. (USA), 1990.

Freise, F.W.: Plantas Medicinaes Brasileiras. Boletím de Agricultura (São Paulo), Sér. 34 a, S. 252-494 (1933).

García Barriga, H.: Flora medicinal de Colombia. 3 Bde., 2. Aufl., Tercer Mundo Editores, Bogotá (Kolumbien), 1992.

Girault, L.: Siehe unter 1.

González Patiño, D.J.: Utilización terapeutica de nuestras plantas medicinales. Un resumen de Materia Medica. Ed.Tercer Mundo, Bogotá (Kolumbien), 1984.

Gonzalez Torres, D.M.: Catálogo de Plantas Medicinales y Alimenticias y Utiles usadas en Paraguay. Editorial Comuneras, Asunción (Paraguay), 1981.

Grenand, P., Moretti, Ch., Jacquemin, H.: Pharmacopées traditionelles en Guyane. Créoles, Palikur, Wayãpi. Ed. L'Orstom, Paris, 1987.

Grimé, W.E.: Ethno-Botany of the Black Americans. Reference Publ. Inc., Algonac/Mich. (USA), 1979.

Gupta, M.P., u.a.: Medicinal plant inventory of Kuna Indians. Part 1. Journal of Ethnopharmacology 40, 77-104 (1993).

Heckel, E.: Les Plantes Médicinales et Toxiques de la Guyane Française. Protat Frères, Macon (Frankreich), 1897.

Henman, A.R.: Guaraná (Paullinia cupana var. sorbilis): Ecological and social perspectives on an economic plant of the Central Amazon Basin. Journal of Ethnopharmacology 6, 311-338 (1982).

Hirschhorn, H.H.: Botanical Remedies of South and Central America and the Caribbean: An archival analysis. Part I and II. Journal of Ethnopharmacology 4, 129-158 (1981) und 5, 163-180 (1982).

Hodge. W.H., Taylor, D.: The Ethnobotany of the Island Caribs of Dominica. Webbia 12, 513-644 (1957). Instituto Botanico dell' Università, Florenz, 1957.

Hoehne, F.C.: Vegetães anthelminthicos. Serv. Sanitario do Estado São Paulo, N. Ser. No. 11; Weiszflog Irmãos, S. Paulo u. Rio (Brasilien), 1920.

Hoffmann, A., Farga, C., Lastra, J., Veghazi, J.: Plantas Medicinales de Uso comun en Chile. 2. Aufl., Ed. Fundación Claudio Gay, Santiago (Chile), 1992.

Honychurch, P.N.: Caribcean Wild Plants and their Uses. 2. Aufl., Macmillan Publ., London and Basingstoke, 1986.

Houghton, P.J., Manby, J.: Medicinal plants of the Mapuche. Journal of Ethnopharmacology 13, 89-103 (1985).

Houghton, P.J., Osibogun, I.M.: Flowering plants used against snakebite. Journal of Ethnopharmacology 39, 1-29 (1993).

Johns, T., Kitts, W.D., Newsome, F., Towers, G.H.N.: Anti-reproductive and other medicinal effects of Tropaeolum tuberosum. Journal of Ethnopharmacology 5, 149-161 (1982).

Le Cointe, P.: Amazonia Brasileira III: Arvores e plantas uteis (Indigenas e aclimadas). 2. Aufl., Comp. Editora Nacional São Paulo (Brasilien), 1947.

Loza-Balsa, G.: Enciclopedia de la Medicina Aymará Bd.II: Etnobotanica. Serie Medicina, Vol. 11. La Paz (Bolivien), 1988.

Manfred, L.: 7000 Recetas Botanicas a base de 1300 Plantas Medicinales Americanas. 13. Aufl., Ed. Kier, Buenos Aires, 1982.

Montes, M., Wilkomirsky, T.: Medicina Tradicional Chilena. Ed. Universidad de Concepción, Concepción (Chile), 1985.

Moreira Filho, H.: Plantas Medicinaes I. Imprensa Univ. Federal do Paraná, Curitiba (Brasilien), 1972.

Morton, Julia F.: Atlas of Medicinal Plants of Middle America. Bahamas to Yucatan, Ch.C. Thomas Publ., Springfield/Ill. (USA), 1981.

Murillo, A.: Plantes Médicinales du Chili. Exposition universelle Paris, 1889.

Nuñez, L.V.: Algunos aspectos actuales sobre el uso de plantas medicinales en la costa peruana. Anales cientificos, 32-52, 1973.

Nuñez Melendez, E.: Plantas medicinales de Puerto Rico. Boletin 176, Univ. Puerto Rico, Rias Piedras (Puerto Rico), 1964.

Nuñez Melendez, E.: Plantas medicinales de Costa Rica y su folklore. Ed. Univ. de Costa Rica, San José (Costarica), 1986.

Oblitas Poblete, E.: Plantas medicinales de Bolivia. Ed. Los Amigos del Libro, Cochabamba u. La Paz (Bolivien), 1969.

Ohem, N.: Auf den Spuren des Mate. Deutsche Apotheker Zeitung 130, 1764-1773 (1990).

Ohem, N., Hölzl, J.: Der Mate - eine Genuß- und Heilpflanze aus dem mittleren Süd-amerika. Pharmazeutische Zeitung 136, 2737-2746 (1990).

Onions, A.: Material Wealth from the Amazon. SPC, 65-72, Feb. 1993.

Paniagua Chavez, F.: Manuel práctico de plantas medicinales en Bolivia. Gráfica Boliviana, Cochabamba (Bolivien), 1980.

Penna, M.: Dicionario Brasileiro de plantas medicinais. Descripção das plantas medicinais indígenas e das exóticas aclimadas no Brasil. 3. Aufl., Eichner, Rio de Janeiro u. São Paulo, 1946.

Perez-Arbelaez, F.: Plantas medicinales y venenosas de Colombia. Estudio botanico, etnico, farmaceutico, veterinario y forense. Salazar, Medellín (Kolumbien), 1975.

Pompa, G.: Medicamentos indígenas: Collección extraida de los reinos vegetal, animal y mineral. 4. Aufl., Ed. America, Miami/Fla. (USA), 1977.

Prance, G.T., Kallunki, J.A.: Siehe unter 1.

Rätsch, C.: Siehe unter 1.

Ratera, E.L., Ratera, M.0.: Plantas de la flora argentina empleada en la medicina popular. Ed. Hemisferio Sur, Buenos Aires, 1980.

von Reis-Altschul, S.: Drugs and Foods from Little-Known Plants. Harvard Univ. Press, Cambridge/Mass. (USA) u. London, 2. print., 1975.

Reiche, K.: Los productos vegetales indígenas de Chile. Impr. Cervantes, Santiago (Chile), 1901.

Roersch, C., van der Hoogte, L.: Plantas medicinales del Surandino del Peru. Centro Medicina Andina, Cusco (Peru), 1988.

Roig, J.T.: Plantas Medicinales, Aromaticas o Venenosas de Cuba. 2 Bde., 2. Aufl., Ed. Cientifico-Tecnica, La Habana (Kuba), 1988.

Roys, R.L.: The Ethno-Botany of the Maya. Tulane Univ. of Louisiana, New Orleans (USA), 1931.

Rutter, R.A.: Catalogo de plantas útiles de la Amazonia Peruana. 2. Aufl., Instituto Linguístico de Verano, Yarinacocha, Pucallpa (Peru), 1990.

Saggese, D.: Yerbas Medicinales Argentinas. 10. Aufl., Rosario (Argentinien), 1959.

San Martín A., J.: Medicinal plants in Central Chile. Economic Botany 37, 216-227 (1983).

Schneider, E.: Arzneipflanzen der Neuen Welt - 500 Jahre Entdeckung Amerikas. Pharmazie in unserer Zeit 22, 15-24 (1993).

Scholz, E.: Guaraná. Ein Tonikum der Neotropen. Naturwissenschaftliche Rundschau 47, 177-180 (1994).

Schultes, R.E., Raffauf, R.F.: The healing Forest. Medicinal and Toxic Plants of the Northwest Amazonia. Dioscorides Press, Portland/Or. (USA), 1990.

Schultes, R.E.: Plants in treating senile dementia in the Northwest Amazon. Journal of Ethnopharmacology 38, 129-135 (1993).

Seaforth, C.E., Adams, C.D., Sylvester, T.: A Guide to the Medicinal Plants of Trinidad and Tobago. Revd.version. Commonwealth Secretariat, London, 1983.

Soraru, St.B., Bandoni, A.L.: Plantas de la Medicina Popular Argentina. Albatros,

Buenos Aires, 1978.

Stehlé, H., Stehlé, M.: Flore Médicinale Illustrée (Flore Agronomique des Antilles Françaises, Vol. IX). Imprim. Parisienne Anibal Lautric, Pointe-â-Pitre (Guadeloupe), 1962.

Teixeira da Fonseca, E.: Plantas medicinaes brasileñas. Inst. Nacional do I.ivro, Rio de Janeiro, 1940.

Torres Romero, J.H.: Contribución al Conocimiento de las Plantas Tánicas registradas en Colombia. Univ. Nacional de Colombia, Bogotá (Kolumbien), 1983.

Torres Romero, J.H.: Contribución al Conocimiento de las Plantas tintoreas registradas en Colombia. Univ. Nacional de Colombia, Bogotá (Kolumbien), 1983.

Toursarkissian, M.: Plantas medicinales de la Argentina. Sus nombres botanicos, vulgares, usos y distribución geografica. Ed. Hemisferio Sur, Buenos Aires, 1980.

Valdizán, H., Maldonada, A.: Siehe unter 1.

Vélez-Salas, F.: Plantas medicinales de Venezuela. Ed. Las Novedades, Carácas (Venezuela), 1959.

White, A.: Hierbas de Ecuador: Plantas Medicinales. Ed. Libri Mundi, Quito (Ecuador), 1976.

Wilhelm de Mösbach, E.: Botanica indígena de Chile. (Hrsg.: Aldunate, C., Villagran, C.). Ed. Andres Bello, Santiago de Chile, 1992.

Wolters, B.: Jahrtausende vor Kolumbus. Indianische Kulturpflanzen und Arzneidrogen. Deutsche Apotheker Zeitung 132, 2067-75 (1992).

Wolters, B.: Arzneipflanzen und Volksmedizin Chiles. Deutsche Apotheker Zeitung 134 (im Druck, 1994).

Zamore, R., Ebroin, A.: Vertus et sécréts des plantes médicinales des Antilles. 4 Bde., Fort-de-France (Martinique), 1984.

Zin, J.: La salud por medio de las plantas medicinales especialmente de Chile. Santiago (Chile), 1918.

3. Über Giftpflanzen, Gifttiere und Rauschdrogen

Aguilar Contreras. A.A., Zolla, C.: Plantas tóxicas de México. Instituto Mexicano del Seguro Social, Mexiko, 1982.

Bisset, N.G.: War and hunting poisons of the New World. Part 1. Journal of Ethnopharmacology 36, 1-26 (1992).

Blohm, H.: Poisonous Plants of Venezuela. Wiss. Verlagsgesellsch., Stuttgart, 1962.

Coca and Cocaine 1981; Symposium (Hrsg. L.Rivier): Erythroxylon - New Historical and Scientific Aspects. Quito, Ecuador, 3.-5. Dez . 1979. Journal of Ethnopharmacology 4, 111-379 (1981).

Frohne, D., Pfänder, H:J.: Giftpflanzen. Ein Handbuch für Apotheker, Ärzte, Toxikologen und Biologen. Wiss. Verlagsges., Stuttgart, 1984.

Hein, W.-H.: Die Geschichte der Curare-Forschung. In: Hein, W.-H. (Hrsg.): Botanical Drugs of the Americas in the Old and New Worlds (Symposium). Wiss. Verlagsgesellsch., Stuttgart, 1984.

Lohs, K., Martinetz, D.: Gift. Magie und Realität, Nutzen und Verderben. Callwey, München, 1986.

Martinetz, D.: Rauschdrogen und Stimulantien. Geschichte - Fakten - Trends. Urania-Verlag, Leipzig, Jena, Berlin, 1994.

Mebs, D.: Gifttiere. Wiss. Verlagsgesellsch., Stuttgart, 1992.

Plowman, T., Gyllenhaal, L.0., Lindgren, J.E.: Latua pubiflora. Magic plant from Southern Chile. Botanical Museum Leaflets, Harvard University, Vol. 23, 61-92 (1971).

Plowman, T.: Ethnobotany of Coca. (In Prance u. Kallunki, s. unter 1).

Rätsch, C.: Lexikon der Zauberpflanzen. Akademische Druck- und Verlagsanstalt, Graz, 1988.

Roth, L., Daunderer, M., Kormann, K.: Giftpflanzen - Pflanzengifte. 3. Aufl., ecomed, Landsberg/Lech, 1988.

Schleiffer, H.: Sacred Narcotic Plants of the New World Indians. An Anthology of Texts from the 16th Century to date. Hafner Press, New York, 1973.

Schmidbauer, W., vom Scheidt, J.: Handbuch der Rauschdrogen. 7. Aufl., Nymphenburger in F.A. Herbig Verlag, München, 1988.

Schultes, R.E., Hofmann, A.: Pflanzen der Götter. Hallwag, Bern, 1980.

Schultes, R.E., Hofmann, A.: The Botany and Chemistry of Hallucinagens. 2. Aufl., Ch.C. Thomas, Springfield/Ill. (USA), 1980.

Teuscher, E., Lindequist, U.: Biogene Gifte. G. Fischer, Stuttgart u. New York, 1987, 2. Auflage 1994.

Wagner, H.: Rauschgift-Drogen. Springer, Berlin/Heidelberg/New York, 1969.

Weil, J.: Beyond the Mystique of Cocaine: Coca in Andean Cultural Perspective. (In: N.L. Etkin, siehe unter 2).

4. Über Geschichte von Heilpflanzen

(Oviedo, Monardes, Cobo und andere Autoren der spanischen Kolonialzeit wurden zitiert nach Girault, Patiño oder Valdizán und Maldonado).

Caesar, W.: Kolumbus und die Folgen. Deutsche Apotheker Zeitung 132, 2107-2113 (1992).

Daems, W.F.: Radix Ratanhiae - die Droge mit einer gesicherten Geschichte. Deutsche Apotheker Zeitung 121, 46-52 (1981).

Diepgen, P.: Das Märchen von der Chinarinde. Deutsche Apotheker Zeitung 92, 740-741 (1952).

Dragendorff, G.: Die Heilpflanzen der verschiedenen Völker und Zeiten. Ferd. Enke, Stuttgart, 1898.

Flückiger, F.A., Hanbury, D.: Pharmacographia. A History of the principal Drugs of vegetable origin met within Great Britain and British India. (1886). Reprint: Internat. Book Distributors, Dehra Dun (Indien), o.J.

Girault, L.: Siehe unter 1.

Heymanns, W.-W.: Die amerikanischen Drogen im deutschen Arzneibuch VI. Ein

Beitrag zu ihrer Geschichte im deutschen Arzneischatz. Ebering, Berlin, 1938. Kraus Reprint, Nendeln/Liechtenstein, 1977.

Hultin, E., Wassén, S., Bordeson, W.: Papain in Moche blood ceremonies. Journal of Ethnopharmacology 19, 227 (1987).

Martyr von Anghiera, P.: Acht Dekaden über die Neue Welt. (Madrid 1530). Übers. H. Klingelhöfer. 2 Bde., Wiss. Buchgesellschaft, Darmstadt, 1972/73.

Most, G.F.: Encyclopädie der Volksmedizin. Brockhaus, Leipzig, 1843. Neuaufl.: Akad. Druck- und Verlagsanstalt, Graz, 1973.

von Navarette, Don M.F.: Die Reisen des Christof Columbus (1826). Deutsche Übersetzung, Hinrichs'sche Buchhandlung, Leipzig, 1890.

Patiño, V.M.: Plantas Cultivadas y Animales domésticos en America Equinoccial. 6 Bde., Imprenta Departamental, Calí (Kolumbien) 1963-74.

Plotkin, M.J., Boom, B.M., Allison, M.: The ethnobotany of Aublet's Histoire des Plantes de la Guiane Françoise (1775). Missouri Bot. Garden (USA), 1991.

Roys, R.L.: The Ethno-Botany of the Maya. (siehe unter 2).

von Spix, J.B., von Martius, C.F.Ph.: Reise in Brasilien (1817-20). 3 Bde., Brockhaus, Stuttgart, 1980.

Strotzki, F.E.: Pilocarpin - der Weg einer Pflanze in die Medizin. Pharmazeutische Zeitung 136, 282-286 (1991).

Towle, M.A.: The Ethnobotany of pre-columbian Peru. Aldine Publ. Comp., Chicago/Ill. (USA), 1961.

Tschirch, A.: Handbuch der Pharmakognosie. 3 Bde. u. Generalregister. Tauchnitz, Leipzig, 1909- 1927.

Valdizán, H., Maldonado, A.: Siehe unter 1.

Vöttiner-Pletz, P.: Lignum sanctum. Zur therapeutischen Verwendung des Guajak vom 16. bis 20. Jahrhundert. Govi-Verlag, Frankfurt am Main, 1990.

5. Arznei- und Nutzpflanzen Südamerikas und der Welt

Brücher, H.: Useful Plants of Neotropical Origin and their World Relatives. Springer, Berlin/Heidelberg/New York, 1989.

Cárdenas, M.: Manual de Plantas economicas de Bolivia. 2. Aufl., Ed. Los Amigos del Libro W. Guttentag, La Paz u. Cochabamba (Bolivien), 1989.

Duke, J.A.: CRC Handbook of medicinal herbs. CRC Press, Boca Raton/ Fla. (USA), 6. Aufl., 1988.

Esdorn, I., Pirson, H.: Die Nutzpflanzen der Tropen und Subtropen in der Weltwirtschaft. 2. Aufl., Fischer, Stuttgart, 1973.

Font Quer, P.: Plantas Medicinales. El Dioscórides renovado. 13. Aufl., Editorial Labor, Barcelona, 1992.

Franke, G.: Nutzpflanzen der Tropen und Subtropen. 3 Bde., 4. Aufl., Hirzel, Leipzig, 1975-84.

Franke, W.: Nutzpflanzenkunde. Thieme, Stuttgart, 1992.

Hagers Handbuch der Pharmazeutischen Praxis. 5. Aufl.; Bd. 4: Drogen A - Z, Bd. 5: Drogen E - O, Bd. 6: Drogen P - Z. Hrsg. R. Hänsel u.a., Springer, Berlin etc., 1992-94.

Hoehne, F.C.: Plantas e Substancias vegetais, toxicas e medicinais. Graphicars, São Paulo u. Rio de Janeiro, 1939 (Neudruck 1978).

Hoehne, F.C.: Frutas Indígenas. Inst. Botanica, São Paulo, 1946 (Neudruck 1979).

Keller, W., Greiner, S., Stockbrand, P.: Homöopathische Arzneimittel. Materialien zur Bewertung. Govi-Verlag, Frankfurt/Main, 1993.

Kunkel, G.: Plants for human consumption. Koeltz Scientific Books, Königstein/Ts., 1984. (Lexikon)

Mors, W.B., Rizzini, C.T.: Useful plants of Brazil. Holden-Day, San Francisco (USA), 1966.

Morton, Julia F.: Major Medicinal Plants. Botany, Culture and Uses. Ch.C. Thomas Publ., Springfield/Ill. (USA), 1977.

Morton, Julia F.: Fruits of Warm Climates. Creative Resource Systems Inc., Winter-ville/N.C. (USA), 1987.

National Research Council: Lost Crops of the Incas. Little-known Plants of the Andes with Promise for worldwide Cultivation. National Academy Press, Washington D.C. (USA), 1989.

Palmengarten Sonderheft: Bromelien - Tropische Lebenskünstler in Gefahr ? Bearb.: G. Zizka. Stadt Frankfurt a. M., 1988. (Ananasgewächse).

Palmengarten Sonderheft 18: Faserpflanzen. Verf.: G. Renz-Rothfelder. Stadt Frankfurt a. M., 1992.

Perez-Arbelaez, E.: Plantas útiles de Colombia. 3. Aufl., Litografía Arco, Bogotá (Kolumbien), 1978.

Pesce, C.: Oil Palms and other Oilseeds of the Amazon. (Hrsg.: D.V. Johnson). Reference Publ. Inc., St. Clair River Drive/Mich. (USA), 1985.

Pinheiro, C.U.B., Balick, M.J. (Hrsg.): Brazilian Palms. New York Botanical Garden, Bronx/N.Y. (USA), 1987.

Pio Corrêa, M.: Diccionário das plantas uteis do Brasil e das exóticas cultivadas. 5 Bde., Minist. da Agricultura e IBDF, Rio de Janeiro, 1926-52.

Pittier, H.: Manual de las plantas usuales de Venezuela. Litografia del Comercio, Carácas (Venezuela), 1926.

Rehm, S., Espig, G.: Die Kulturpflanzen der Tropen und Subtropen. 2. Aufl., Ulmer, Stuttgart, 1984.

Rizzini, C.T., Mors, W.B.: Botánica económica brasileira. EPU/EDUSP, São Paulo (Brasilien), 1976.

Schaffner, W., Häfelfinger, B., Ernst, B.: Phytopharmaka Kompendium. Arboris-Verlag, Hinterkappelen/BE (Schweiz), 1992.

Stahel, G.: De nuttige Planten van Suriname. Paramaribo (Surinam), 1944.

Teixeira da Fonseca, E.: Frutas do Brasil. Inst. Nacional do Livro, Minist. Educação e Cultura, Rio de Janeiro, 1954.

Uphof, J.C.Th.: Dictionary of Economic Plants. Verlag J. Cramer, Lehre, 1968.

Usher, G.: A dictionary of plants used by man. Constable and Co., London, 1974.

Villaroel, F.S.: Manual de Plantas Alimenticias, Medicinales e Industriales de Bolivia. Escuelas Graficas Salesianas, Sucre (Bolivien), 1950.

Wichtl, M.(Hrsg.): Teedrogen. 2. Aufl., Wiss. Verlagsgesellsch., Stuttgart, 1989.

Wiesenauer, M.: Homöopathie für Apotheker und Ärzte. Deutscher Apotheker Verlag, Stuttgart, 1991.

6. Über Chemie und/oder Pharmakologie von Drogen und Wirkstoffen

(siehe auch Bücher und deren Literaturverzeichnisse von Grenand u.a., Montes u. Wilkomirsky, Morton, Schultes u. Raffauf unter 2; Frohne u. Pfänder, Roth u.a., Schultes u. Hoffmann, Teuscher u. Lindequist unter 3; Duke, Hagers Handbuch, Wichtl unter 5).

a) Bücher

Fintelmann, V., Menßer, H.-G., Siegers, C.-P.: Phytotherapie Manual. 2. Aufl., Hippokrates-Verlag, Stuttgart, 1993.

Haas, H.: Arzneipflanzenkunde. B.I. Wissenschaftsverlag, Mannheim/Wien/Zürich, 1991.

Hänsel, R.: Phytopharmaka. 2. Aufl., Springer, Berlin etc., 1991.

Harnischfeger, G., Stolze, H.: Bewährte Pflanzendrogen in Wissenschaft und Medizin. notamed Verlag, Bad Homburg/Melsungen, 1983.

Hegnauer, R.: Chemotaxonomie der Pflanzen. Bd. 1 - 10. Birkhäuser, Basel, 1962-92.

Muñoz, 0.: Química de la flora de Chile. Univ. de Chile, Santiago (Chile), 1992.

Rimpler, H.: Pharmazeutische Biologie II: Biogene Arzneistoffe. Thieme, Stuttgart, 1990.

Romo de Vivar, A.: Productos naturales de la flora mexicana. Editorial Limusa, Mexico, 1985.

Schneider, G.: Arzneidrogen. B.I. Wissenschaftsverlag, Mannheim/Wien/Zürich, 1990.

Steinegger, E., Hänsel, R.: Pharmakognosie. 5. Aufl. von R. Hänsel. Springer, Berlin etc., 1992.

Wagner, H.: Pharmazeutische Biologie 2. Drogen und ihre Inhaltsstoffe. 5. Aufl., Fischer, Stuttgart/New York, 1993.

b) Zeitschriften-Artikel

Arrhenius, S.P., u.a.: Sesquiterpenes in leaf pocket resins of Copaifera species. Phytochemistry 22, 471-472 (1983).

Aquino, R., u.a.: Plant metabolites. Structure and in vitro antiviral activity of quinovic acid glycosides from Uncaria tomentosa and Guettarda platypoda. Journal of Natural Products 52, 679-685 (1989).

Aquino, R., u.a.: Plant metabolites. New compounds and antiinflammatory activity of Uncaria tomentosa. Journal of Natural Products 54, 453-459 (1991).

Cai, Y., u.a.: Polyphenolic compounds from Croton lechleri. Phytochemistry 30, 2033-2040 (1991).

Cai, Y., Chen, Z.P., Phillipson, J.D.: Clerodan diterpenoids from Croton lechleri. Phytochemistry 34, 265-268 (1993).

Catalano, S., u.a.: Cordifoliol: A new Iridoid from Mentzelia cordifolia. Planta medica 58, Suppl. 1, A 717 (1992).

Cerri, R., u.a.: New quinovic acid glycosides from Uncaria tomentosa. Journal of Natural Products 51, 257-261 (1981).

Champney, R., Ferguson, N., Ferguson, G.: Selected pharmacological studies of Luffa operculata. Pharmaceutical Science, 942-943 (1974).

Cruz, A.: Untersuchung über die klinische Wirksamkeit und Verträglichkeit eines peruanischen Magentees bei Funktionsstörungen im Magen-Darm-Bereich. Erfahrungsheilkunde 6, 406-408 (1991). (Angurаté).

Gerth, B.: Nasenspülung - ein bewährtes Heilverfahren weiterentwickelt. natura med. 3, 620-621 (1988). (Luffa).

Jensen, S.R., u.a.: Iridoid Mono- and Di-Glycosides in Mentzelia. Phytochemistry 20, 71-83 (1981).

Jiang, Y., u.a.: Structure of a new saponin from the seed of Mimosa pudica. Planta medica 56, 555 (1990).

Kuballa, B., Lugnier, A.A.J., Anton, R.: Phlogogen constituents of Dieffenbachia. Planta medica 39, 250-251 (1980).

Kwasniewski, V.: Über die Inhaltsstoffe von Mentzelia cordifolia Dombey. Deutsche Apotheker Zeitung 118, 1049-1050 (1978).

Langmann, J.: Ein Tee als Therapiealternative bei Dyspepsie und Gastritis. Natura med 4, 11 (1989). (Angurаté).

Matos, F.J.A., u.a.: Pharmacological screening of some Brasilian plants. Pharmacy and Pharmacology 22, 116-122 (1970). (Luffa).

Neues Alkaloid aus tropischem Frosch. Naturwissenschaftliche Rundschau 46, 356 (1993).

Neues Schmerzmittel aus Pfeilgift. Chemie in unserer Zeit 27, 242 (1993).

Nishimoto, N., u.a.: Pfaffosides and nortriterpenoid saponins from Pfaffia paniculata. Phytochemistry 23, 139-142 (1984).

Nishimoto, N., u.a.: Ecdysteroids from Pfaffia iresinoides and reassignment of some 13C NMR chemical shifts. Phytochemistry 26, 2505-2507 (1987).

Pieters, L.A.C., Van den Berghe, D.A., Vlietinck, A.J.: Biologically active constituents of Sangre de Drago, a traditional South American drug. Planta medica 56, 564 (1990).

Pieters, L., u.a.: Biologically activities of 3'-4-0-Dimethylcedrusin and Taspine; two constituents from Sangre de Drago. Planta medica 57, 112-113 (1991). (Croton lechleri).

Rizzi, R., u.a.: Mutagenic and antimutagenic activities of Uncaria tomentosa and its extracts. Journal of Ethnopharmacology 38, 63-77 (1993).

Russo, E.B.: Headache treatments by native peoples of the Ecuadorian Amazon: a preliminary cross-disciplinary assessment. Journal of Ethnopharmacology 36, 193-206 (1992).

Schilling, E., Heiser, C.B.: Flavonoids and the systematics of Luffa. Biochem. Systematics and Ecology Vol. 9, 263-265 (1981).

Schwabe, W.: Esponjilla = Luffa purgans Reinigungsschwämmchen. Erfahrungsheilkunde, 74-76 (1963).

Shiobara, Y., u.a.: Iresinoide, a yellow pigment from Pfaffia iresinoides. Phytochemistry 31, 953-956 (1992).

Shiobara, Y., u.a.: Pfaffan-type Nortriterpenoids from Pfaffia pulverulenta. Phytochemistry 31, 1737-1740 (1992).

Stahl, E., Ittel, I.: Neue lipophile Benzofuranderivate aus Ratanhiawurzel, Planta medica 42, 144-154 (1981).

Vaisberg, A.J., u.a.: Taspine is the cicatrizant principle in Sangre de Grado extracted from Croton lechleri. Planta medica 55, 140-143 (1989).

Wagner, H., Kreutzkamp, B., Jurcic, K.: Die Alkaloide von Uncaria tomentosa und ihre Phagocytose-steigernde Wirkung, Planta medica 51, 419-423 (1985).

Wagner, H., u.a.: Cardiotone Wirkstoffe aus Spigelia anthelmia. Planta medica 52, 378-381 (1986).

Wagner, H., u.a.: Preliminary pharmacologic evaluation of Spigelia anthelmia. Journal of Pharmacognosy 31, 7-14 (1993).

Werner, C.: Wirksamkeit und Verträglichkeit eines Magentees bei funktionellen Magen-Darm-Beschwerden. Phytotherapie 12, 192-194 (1991). (Anguraté).

Yepez, A.M., u.a.: Quinovic acid glycosides from Uncaria guianensis. Phytochemistry 30, 1635-1637 (1991).

Zapata, O., u.a.: Pharmakognostische und pharmakodynamische Studie über Mentzelia cordifolia Dombey. Urs Freund Verlag, Greifenberg/Ammersee, 1985. (Orig. in: Revista del viernes medico, 1954).

In Vorbereitung:

Bruno Wolters

VON AGAVE BIS ZAUBERNUSS

NORD- UND MITTELAMERIKANISCHE HEILPFLANZEN

Mit diesem Buch setzt Dr. Wolters das vorliegende Werk fort. Er beschäftigt sich darin mit den Heilpflanzen Nord- und Mittelamerikas, ihrer Geschichte und Verwendung bei den Indianern: Naturheilkunde aus dem Land der roten Sonne, für Fachleute wie für wissenschaftlich interessierte Laien informativ aufbereitet.